临床药物应用研究

梁婵婵 等 主编

吉林科学技术出版社

图书在版编目（CIP）数据

临床药物应用研究 / 梁婵婵等主编 . -- 长春 : 吉林科学技术出版社 , 2024.6. --ISBN 978-7-5744-1505-8

Ⅰ. R97

中国国家版本馆 CIP 数据核字第 2024VK3742 号

临床药物应用研究

主　　编　梁婵婵　等
出 版 人　宛　霞
责任编辑　练闽琼
封面设计　刘　雨
制　　版　刘　雨
幅面尺寸　185mm × 260mm
开　　本　16
字　　数　308 千字
印　　张　14.25
印　　数　1~1500 册
版　　次　2024 年 6 月第 1 版
印　　次　2024 年12月第 1 次印刷

出　　版　吉林科学技术出版社
发　　行　吉林科学技术出版社
地　　址　长春市福祉大路5788 号出版大厦A 座
邮　　编　130118
发行部电话/传真　0431-81629529 81629530 81629531
81629532 81629533 81629534
储运部电话　0431-86059116
编辑部电话　0431-81629510
印　　刷　廊坊市印艺阁数字科技有限公司

书　　号　ISBN 978-7-5744-1505-8
定　　价　81.00元

前 言

临床药学是药物学与临床医学紧密结合的一门学科。临床药学注重药物学与临床医学的紧密联系，是以药物在临床治疗中的实际应用为目标的。随着生命科学理论和技术的迅猛发展，临床药学在许多方面取得了重大突破，尤其在临床药学和临床药物治疗学方面有了一系列的新进展。

本书用简洁的笔法、直观的视角、实用的技巧，着重突出了与药学相关的管理制度、操作规程、操作实例等，形成了具有临床药学所需要的科学实用的管理参考书籍。本书内容包括绪论、药物治疗的基本原则、抗菌药物、静脉药物治疗、呼吸系统疾病合理用药、内分泌代谢疾病合理用药、肾脏内科疾病合理用药和肿瘤科疾病合理用药。

由于我们的知识水平有限，书中失误与不足之处在所难免，恳望读者给予指正。

目录

第一章 绪 论

在人类生存繁衍的漫长历史里，人类从未停止过与疾病的抗争，而疾病的药物治疗，则是人类在这场战役中最重要的方法。药品的应用成为人类健康最有效的保护手段。伴随着社会的发展，工业化、城镇化、老龄化及环境问题，导致今日我们面对越加复杂的疾病、人数众多的患者与越加复杂的药物治疗。人们对健康的需求越加强烈，合理用药成为社会关注的焦点。临床药学学科与临床药师职业应运而生并逐渐发展起来。在促进合理用药的研究与实践过程中，临床药学工作者实现着自身的价值，也体现着药学学科的价值。

第一节 临床药学产生的背景

一、人类的健康需求

人类对健康的需求是临床药学产生的根本原因。

健康是指一个人在身体、精神和社会等方面都处于良好的状态。在这种状态下人体查不出任何疾病，其各种生物参数都稳定地处在正常变异范围之内，对外部环境（自然的和社会的）日常范围内的变化有良好的适应能力。健康的人，表明其生理、心理和社会适应性三个最重要的方面处于生命存在的最佳状态，是人与自然、社会最和谐的相处。

疾病是在一定病因的损害性作用下，机体自稳调节紊乱而发生的异常生命活动过程，是人健康状态的偏离。在此过程中，机体对病因及其损伤产生抗损伤反应；组织、细胞发生功能、代谢和形态结构的异常变化；患者出现各种症状、体征及社会行为的异常，对外部环境（同样包含自然的和社会的）的适应能力降低和劳动能力减弱甚至丧失。疾病是健康的对立面，疾病患者在生理、心理和社会适应性等方面处于生命存在的不良状态，是人与自然、社会不和谐的相处。

以心脑血管疾病、恶性肿瘤、糖尿病、慢性呼吸系统疾病为代表的慢病是迄今威胁人类健康的最主要疾病，也成为世界上最主要的公共卫生问题。2008 年全球有 5700 万人死于慢病，占所有死亡人数的 63%，预计到 2030 年将上升到 75%，全球约 1/4 的慢病相关死亡发生于 60 岁以下的劳动力人群。我国因慢病死亡的人数已经占我国居民总死亡人数的 85%，45% 的慢病患者死于 70 岁前，全国因慢病过早死亡的人数占过早死亡人数的 75%，慢病造成的疾病负担占我国总疾病负担的 70%。《中国心血管病报告 2011》披露，我国心血管病患者约为2.3亿，每10个成年人中就有2人患心血管病，我国每年约350万人死于心血管病，每天因心血管病死亡9590人，估计每10秒就有1人因心血管病而死亡。2012年底，全国肿瘤登记中心发布的《2012中国肿瘤登记年报》显示，我国每年新发肿瘤病例约为312万例，平均每天8550人，全国每分钟有6人被诊断为癌症。2013年9月，我国的一个研究团队在JAMA上发表研究论文称，中国已成为糖尿病患者大国，成人糖尿病患者数量估计超过1亿，可能已达“警戒级别”，专家认为，糖尿病患者群不断增多，将对中国社会与公共卫生构成挑战。

疾病成为人类生命与健康的最可怕威胁，也是人类社会发展的巨大障碍。

健康是人的基本权利，是生活质量保障的基础，是人生最宝贵的财富。健康不仅是个人的追求，也成为社会的奋斗目标。但疾病则是人类面临的重大挑战，在人类发展的历史长河中，保护人类健康、消除疾病成为永恒的话题。尽管疾病的处置有众多的方法，但药物治疗是其中最重要、最常用的方法。人类对健康的需求，既导致了对高质量、高效率的药品保障的需求，也导致了对高质量、高效率的药学服务的需求。以药品保障与药学服务促进人类健康与社会和谐发展已成为药学学科在新时代的社会任务，也催生和促进了临床药学的产生与发展。

二、药品应用面临严峻的问题

人类面临的严峻用药问题是临床药学产生的重要动因之一。

严峻的用药问题源于威胁人类的疾病谱不断发生变化以及药品与药物信息的快速增加。这使药物临床应用越来越复杂，对药物临床应用技术提出了更大挑战。

疾病谱的改变对药物治疗提出了更高的要求，使药物治疗面临新的困难。20世纪初，威胁人类健康的主要疾病是急性和慢性传染病、营养不良性疾病以及寄生虫病等。而今，以心脑血管疾病、恶性肿瘤、糖尿病、慢性呼吸系统疾病为代表的慢病是威胁人类健康的最主要疾病，也成为世界上最主要的公共卫生问题。慢病是一种长期存在的疾病状态，表现为逐渐的或进行性的器官功能降低，治疗效果不显著，有些慢病几乎不能治愈。慢病对于个人而言，主要造成脑、心、肾等重要脏器的损害，易造成伤残，影响劳动能力和生活质量，且医疗费用极其昂贵，增加家庭的经济负担。慢病对于社会而言，则阻碍经济增长，增加社会负担，降低国家发展的潜力。慢病通常是终身性疾病，具有患者数量多、医疗成本高、患病时间长、服务内容更加依赖于合理用药等特点。在疾病的药物治疗中，药物的长期暴露、多药联用等特点，使药品安全问题越加严峻，加大了药品应用的技术难度。针对慢病的特殊性，医疗保健体系正在从治疗疾病的急性发作转向预防控制，预防与治疗的逐渐融合使得药物治疗手段变得更加复杂。

近30年来，随着科学技术的进步，药品研究与开发能力得到长足发展，药品的品种和数量均以惊人的速度增加。图1-1显示了1990—2012年美国FDA批准上市的新化学药数量。与新药品种增加同步，药学研究文献浩如烟海。临床药物治疗面临的药品选择越发丰富并且困难。

面对复杂的疾病及高难度的药物治疗，药品应用的安全性问题日渐严峻。药源性疾病的死亡人数是主要传染病死亡人数的10倍，且有逐年增长的趋势。

2013年，国家药品不良反应监测网络共收到药品不良反应/事件报告131.7万余份，比2012年增长9.0%。其中，新的和严重的药品不良反应/事件报告29.1万份，占同期报告总数的22.1%。目前，国家药品不良反应监测数据库累计收集药品不良反应/事件报告已达500万余份。

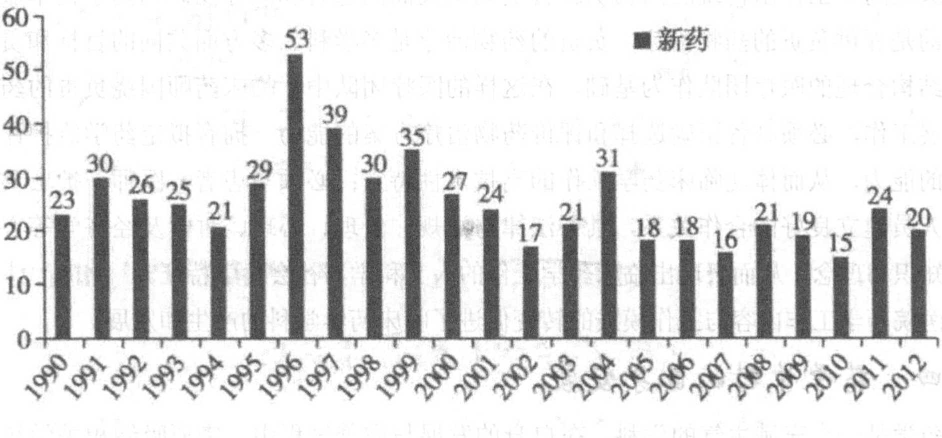

图1-1 1990—2012年美国FDA批准上市的新化学药数量

2012年3月16日，世界卫生组织(WHO)总干事陈冯富珍在哥本哈根会议上，向全世界发出了滥用抗生素的风险警告。她说：“由于抗生素的滥用，有许多细菌产生了对抗生素的耐药性。受耐药性细菌感染的疾病病死率比原来增加了50%。如果不制止抗生素的滥用，人类将面临擦破膝盖都可能致命的风险。”

WHO统计资料显示，各国住院患者药物不良反应发生率为10%～20%，5%因用药不当死亡，在全世界死亡人口中有1/3死于不合理用药，而不是疾病本身。

上述情况无不表明，药品应用面临着严峻的问题，合理用药已是当务之急。针对药物应用中出现的各种问题开展研究工作，在医疗机构中构建结构合理的医疗团队以促进药物的合理使用，将药物安全性问题带来的威胁降至最低，已成为社会发展的需求。正是这种社会需求促使临床药学学科与临床药师职业迅速发展起来。临床药师开展药物应用方法研究，参与药物治疗活动，为患者与医疗团队提供专业的药学服务，为促进合理用药，整体地提高医疗技术水平发挥着积极的作用。

三、医院药学工作模式的转变

医院药学工作是医院医疗工作的重要组成部分，是实现合理用药的重要条件。以药物提供为特点的传统医院药学工作模式，曾经为解决缺医少药问题发挥了积极的作用。但是，面对药品应用的新挑战，传统医院药学工作内容与模式已经不能适应社会发展的需要。现代医学模式和医药科技的发展，以及医疗体制改革和公众健康需求的发展，要求医院药学工作重心从“药”转向“人”；工作模式从传统的“供应保障为主”向“技术服务为主”转变；医院药学工作者的主要工作内容向临床药学服务转变，由此产生了药学监护工作模式。药学监护是以维护用药者健康、提高其生活质量为目的而提供的直接的、负责的、全程的药学服务。因此，以服务于患者为宗旨的临床药学工作内容和药学监护工作模式，促使医院药学工作融入医疗机构的医疗实践主流，成为医院药学的主要发展方向。

医院药学工作由传统的药物供应转变为直接面向患者和医疗团队的药学技术服务，其目的是提供负责的药物治疗，负责的药物治疗是多学科、多方面共同的目标和责任，需要结构合理的医疗团队作为基础。在这样的医疗团队中，临床药师围绕负责的药物治疗开展工作，必须具备正确选择和评价药物治疗方案的能力，拥有拟定药学监护计划并实施的能力，从而体现临床药学工作的高技术性特点；必须与患者、医师、护士及医疗管理人员建立良好的合作关系，具备法律与法规、伦理、心理、哲学及经济学等方面的必需知识和理念，从而表现出临床药学工作的人文科学与社会科学特征。

医院药学工作内容与工作模式的转变促进了临床药学学科的产生和发展。

四、药学学科的自身发展

药学是一个充满生气的学科，在自身的发展与完善过程中，需要吸纳相关学科发展所取得的成果，寻求新的增长点和新的研究内容，从而担负起促进社会发展和科学技术进步的学科责任。

药学作为生命科学的重要组成部分，越来越多地利用生命科学的研究成果，讨论药物与机体的相互关系问题，在药学研究中，也越来越多地选择了生命科学的研究思路、方法与技术。在科学发展的大环境下，更多地关注疾病、关注药物在疾病处置中的作用、作用规律和作用结果，已成为药学学科发展的必然选择。在药学学科发展的现阶段，其与医学尤其是临床医学的联系越来越密切。临床药学将药学学科的关注点由药品转移到人，将学科视野扩大到药物应用环节与应用结果，为药学学科提供了更加广阔的发展空间。临床药师越来越多地参与药物临床应用工作，加速了临床医学与药学的学科融合，这种融合在药学研究的思路、方法及内容上都将产生出新的学科增长点。

临床药学实践对临床药师的需求，从药学教育的角度对药学学科定位提出了改革要求。药学是一个综合性的应用技术学科，其职业领域涵盖药物发现、研究开发、生产、流通、使用、宽量控制与药品管理等不同特点的药学实践环节，可想而知，药品的工业生产与药品的临床使用由同一个专业的学生去承担，将面临极大的困难。传统的临床药学教育定位为学“药”，通过对药品特性的了解，实现对人类健康提供优良药品的目标，以研究型、创新型专业人才培养为主，重视学生在药品研究开发、质量控制、生产流通等环节的能力培养，但对药品应用与应用结果关注不足。临床药学教育则定位为学“用药”，通过对药品与机体、疾病相互关系的了解，实现对人类健康提供优良药学服务的目标，以应用型和技能型专业人才培养为主，强调服务意识与责任意识，突出职业教育的特点。临床药学教育提倡生物—心理—社会模式，既强调良好的科学精神与技能培养，又强调良好的人文素养培养。

最后，在临床药学发展过程中产生和发展起来的临床药物治疗学、临床药理学、临床药动学、生物药剂学、药物经济学、药物流行病学、循证药学等新学科，一方面完善了药学学科体系，促进形成更加完整的药学概念。另一方面这些新学科的研究方法、研究思路与研究结果对药学学科基础理论的完善也将起到积极的推动作用。

第二节 临床药学与临床药师

一、概述

临床药学是以提高临床用药质量为目的，探索药物与机体、疾病相互关系，研究和实践药物临床合理应用方法的综合性应用技术学科。学科的基本社会任务是提供药学服务，促进合理用药。

临床药师是以系统临床药学专业知识为基础，熟悉药物性能与应用，了解疾病治疗要求和特点，参与药物治疗方案制定、实施与评价的专业技术人员。

临床药学作为医药结合的桥梁，是药学领域中产生的新学科，以探索药物与机体、疾病相互关系作为学科的科学内涵，关注用药者，关心用药方法与用药结果。临床药师则是以系统的临床药学知识为背景，以满足人们的健康需求，适应医疗机构药学工作模式转变而产生的药学新职业。他们参与药物临床应用，关注药物应用结果，提高临床用药水平，从而对药学学科与药学职业进行了新的阐释，在医药学领域发挥着越来越积极的作用。

在临床药学研究领域，从宏观到微观地揭示影响药物应用结果的影响因素与影响规律，以探索药物与机体、疾病相互关系为基础，药物临床应用方法研究为核心的药学新学科正在产生并发展起来，临床药物治疗学、临床药理学、临床药动学、生物药剂学、药物经济学、药物流行病学、循证药学等新学科，促进着临床药学学科体系的完善，推动着药学学科的发展，并以此提高医疗技术的整体水平。

在临床药学的实践领域，医疗机构中的临床药师通过直接参与临床药物治疗活动，向患者、医师、护士和管理人员提供最新的药物信息和合理用药咨询，提高临床药物治疗水平，减少毒副反应和降低医疗费用支出。临床药师正在成为医疗团队中不可缺少的重要成员，承担为患者与社会提供药学服务的重要责任，在健康教育、慢病管理诸多环节发挥专业作用，与临床医师、护理人员等专业技术人员组成的现代医疗团队，共同推动着医疗水平发展。

临床药学学科与临床药师职业是社会发展与科学技术进步的必然结果，尽管其发展的过程漫长而艰难，但新学科与新职业显现的蓬勃生机与科学诱惑力是显而易见的。目前，临床药学已成为药学学科最具活力的方向，临床药师也正在成长为药学学科发展的中坚力量。

二、临床药学的发展

(一)国外临床药学的发展简况

美国是临床药学的主要发源地，美国药学院校联合会 (AACP) 在 1948 年提出以合理用药为核心的临床药学体制和设立临床药师岗位的建议。1957 年，美国密歇根大学药学院 Donald Francke 教授建议，医院药师需要实行 6 年制药学博士 (Pharm.D) 培训计划，并强调生物医学的教学内容，临床药学专业就此设立。1990 年，美国的 Hepler 和 Strand 两位专家提出了药学服务的新模式 —— 药学监护，其核心就是倡导以患者为中心的药学服务模式代替以药物为中心的传统医院药学工作模式，Pharm.D 专业教育成了实践以患者为中心的药学服务新模式的必然选择。因此，美国药学教育委员会通过了 Pharm.D 专业教育实施程序认证标准指南，规定从 2000 年 6 月 1 日起，全面实施 Pharm.D 专业教育。经过美国药学教育委员会认证的所有药学院都要在 2004 年前将传统的 4 年制药学教育改为 6 年制的 Pharm.D 学位教育，并在 2005 年后停止传统的药学教育，至此，6 年制的 Pharm.D 学位教育成为美国药学教育的主流。Pharm.D 成为美国执业药师的准入学位要求。

美国医院药师协会依据临床药学工作内容的变化，将美国临床药学的发展过程分为 3 个阶段。第一阶段是 20 世纪 50 ～ 80 年代，即以医院药学被动服务为主的临床药学阶段，此阶段药师主要在医院里开展工作，通过药物提供与质量控制，确保临床所用药物的质量，药师对患者的药物治疗结果不承担直接责任；第二阶段是 20 世纪 80 ～ 90 年代，为从临床药学向药学监护的过渡时期，临床药学工作范围逐渐扩大，临床药师参与对患者的具体治疗工作，注重直接对患者提供服务，并开始将目光转向院外患者的药物治疗，如在健康中心开展合理的用药工作；第三阶段为药学监护阶段，即 20 世纪 90 年代以后，临床药师的职业观念发生了根本改变，以药物为中心的工作模式，转变为了以患者为中心的工作模式，药师的职能进一步扩展。与此同时，美国的临床药师队伍随着该学科的发展而逐渐产生并壮大，成为医疗机构不可缺少的专业技术人员之一，具有法定的职称。

在英国，临床药学的开展与国民医疗保障体制和报销制度结合紧密。英国国家保健服务系统 (NHS) 管理着全英国的公立医院。由于英国实行全民享受免费的医疗服务，所以保证患者生命健康安全和充分合理使用 NHS 预算，是英国公立医院高度重视的问题。而临床药学工作的开展，对提高医疗技术水平、保障药物合理使用、节约医疗卫生资源都具有积极作用。因此，临床药学在医院的开展受到高度重视。1978 年，英国第一个临床药学硕士培训班在曼彻斯特(Manchester)创立。药学本科毕业后继续学习1～2年的课程，学生可获得临床药学研究生文凭。20世纪90年代，英国设立了药学硕士(M.Pharm)荣誉学位，大学本科直接攻读，学制为4～5年，学生毕业后直接参加皇家药学会的药师资格认证。2005年一份调查显示，NHS管辖的公立医院中，94%的医院提供临床药学服务，对所有的病房进行药师查房的医院占2/3；大多数的医院许可药师对处方中药物的名称、计量、用药途径进行修改而不需事前与处方者联系。

日本“二战”后各方面的发展几乎与美国亦步亦趋。1962年，日本引入美国药物信息服务的理念，并逐渐意识到药师的真正角色和专业职责。根据日本《国家卫生保险标准》，临床药学服务包括检查药物制度、药物治疗监测、指导患者用药、为住院患者配药等内容。2002年，日本公立、私立药学院协会和日本药学会筹划新的药学教育课程，侧重临床药学，包括实习训练。2004年，日本政府通过立法增加了6年制药学教育模式，开始了药学教育的新纪元。新的药学教育体系分为临床药学和药学科研。前4年的课程相同，4年级结束时分流为临床药学和药学科研两个方向。只有选择临床药学类型的学生毕业后可以考取药师执照。二者的主要区别是4年后的实践课程内容，临床药学方向必须完成6个月的临床实习训练，以医疗活动中的药学服务为主，培养临床药物应用的技能，以适应医疗卫生事业发展对药师社会职责提出的新要求。

（二）我国的临床药学发展简况

我国的临床药学学科从20世纪60年代提出到现在，已经走过了50年的路程。

早在1964年的全国药剂学研究工作经验交流会上，老一代医院药学工作者就提出了在医院开展临床药学工作的建议。在20世纪70年代末至80年代初，一些医院开始开展临床药学工作，药师开始到病房了解药物使用情况，并给予一定的建议。1978年，国内正式提出了以患者为中心，以合理用药为核心的临床药学发展方向。1982年，卫生部在“全国医院工作及医院药剂条例”中首次列入临床药学的内容。1983年，中国药学会在黄山召开了全国首届临床药学学术研讨会。在20世纪80年代，原华西医科大学、原上海医科大学、原北京医科大学、原南京药学院等医药院校举办了多届临床药学学习班，积极地推动了我国医院临床药学工作的开展。1989年，原华西医科大学药学院（现为四川大学华西药学院）开始探索5年制临床药学本科教育。1991年，原卫生部在医院分级管理中首次规定三级医院必须开展临床药学工作，并将其作为考核标准之一。

21世纪以来，临床药学学科和临床药师职业进入快速发展阶段。2002年，我国颁布的《医疗机构药事管理暂行规定》第10条规定：“药学部门要建立以病人为中心的药学管理工作模式，开展以合理用药为核心的临床药学工作，参与临床疾病诊断、治疗，提供药学技术服务，提高医疗质量。”并明确要求“逐步建立临床药师制”。2004年，四川大学华西药学院放弃此前药剂学专业下设临床药学研究方向的研究生培养方式，开始了临床药学专业的硕士与博士学位研究生教育。针对我国严重缺乏临床药师的问题，原卫生部自2005年底，设置了19个医院作为临床药师培训基地，开始了临床药师培训试点工作，截至2014年5月，共设置有153家临床药师培训基地和13家带教师资培训基地，共培训结业2825名临床药师。2006年7月，全国高等医药教材建设研究会与卫生部教材办公室成立了“全国高等学校临床药学专业(方向)教材评审委员会”，开始了有规划的临床药学教材建设。2010年11月，原卫生部启动了临床药学国家临床重点专科建设项目。2012年9月教育部正式颁布实施的《普通高等学校本科专业目录(2012年)》将5年制临床药学专业作为国家特设专业和国家控制布点专业列入，至2014年5月，经教育部备案，招收临床药学专业本科学生的院校达24所。因此，21世纪初是我国临床药学学科确立和临床药师职业产生的时期。

三、临床药学的学科特色

临床药学是一门以促进合理用药为己任的学科。

合理用药是以安全、有效、经济、适当为指标，适时对药品信息、疾病信息和患者信息进行综合分析、权衡利弊后，选择和实施的临床药物治疗。

合理用药的概念，伴随着我们对药品特性和对药物治疗特点的认识不断深化而不断完善。由概念可知，合理用药是社会和医疗团队在药物治疗中追求的目标，但无论从临床指标，还是时间与空间上来讲，合理用药都具有相对性。通常，每一次药物治疗决策，都是通过对疾病信息、患者信息与药品信息的收集、评估，结合临床治疗目标，综合分析、权衡利弊而得到。因此，每一次药物治疗都类似于一次科学研究，临床药学实践是技术性显著的创作活动。在针对临床药物应用问题开展的研究工作基础上，通过临床药物应用实践，形成了临床药学学科体系。伴随着临床药学的研究与实践活动，临床药学的学科体系逐渐发展和完善起来。与药学领域中的其他学科比较，临床药学的学科特色可以概括为创新性、综合性、实践性和社会性4个方面。

(一)创新性特色

临床药学将传统药学的关注点从“药”转向“人”，促使药学形成以药品保障与药学服务促进人类健康与社会和谐发展的新目标。这种社会责任的转变和关注点的转变，无疑导致学科内涵、学科思路、学科方法和学科体系的创新。同时，建立在临床药学学科基础上的药学新职业——临床药师，无论从工作职责、工作内容、工作方法上都有别于原有药学职业，是一个创新的职业。临床药学学科发展与临床药师职业发展都呼唤药学教育的改革，人才标准、培养目标、课程设置、课程内容、教学方法等都需要有所创新。无疑，只有用开拓创新的思维和胆略才能构建好这一创新的学科。

(二)综合性特色

临床药学是药学与医学结合的产物，还涉及社会学、法学、经济学、心理学、管理学等多个学科，内涵丰富、涉及面广，是一门综合性很强的应用技术学科。同时，学科目的、药物治疗、临床药学实践各方面都决定了临床药学学科的综合性特色。

临床药学学科的目的是促进“合理用药”，实现此目标的途径一方面是针对药物临床应用问题开展的临床药学研究，另一方面是参与药物治疗活动，提供药学服务。围绕药物与机体、疾病相互关系来研究药物临床合理应用方法，所涉及的科学问题非常广泛，需要综合性地采用各种相关学科的方法与技术在一项具体的研究工作中，也需要在研究思路、研究方法及研究结果的解释上创造性地运用各种相关学科的成功经验。临床药学需要从相关学科中汲取营养来完善自身的理论体系，这一特点决定了临床药学综合性的学科特色。

药物治疗是以实现控制疾病发展、促进身体康复为目的，运用药物对人体或病原体的形态和功能进行干预的过程。

通常影响药物治疗结果的因素可以概括为机体、药物和药物应用方法 3 个方面。机体方面的因素包括遗传、年龄、性别、精神、心理、生理、疾病类型与疾病状态等。药物方面的因素包括药品结构表现出的所有性质与制剂特点，主要涉及构效关系与构动关系。药品应用方法主要包括给药途径、给药剂量、给药时机、给药频率、疗程及联合用药等。这些因素不仅可使药物效应在强弱与持续时间上存在差异，有时也可表现为质的不同。在临床药物应用过程中，面对不同的个体、不同的疾病、不同的疾病分型和病程、不同的病因，每一项药物治疗决策都各具特点，加之上述内容对同一患者而言，在不同时间都发生着变化，使治疗决策更加困难。参与药物治疗、提供药学服务，临床药学学科需要构建临床药学思维所需的理论体系与知识系统，让临床药学工作者具有临床药学思维能力。临床药学思维是指通过收集和评价药物、疾病、患者信息，综合分析三者关系对治疗结果的影响，从而不断优化药物治疗方案与药学监护计划的决策思维过程。临床药学要达到促进合理用药的目的，必须充分应用药学与临床医学的研究方法和研究成果，充分掌握与药物治疗相关的药品信息、患者信息、疾病信息的完整内容；在实践中不仅应该具备药品信息、患者信息、疾病信息的收集与评价能力，而且还应该具备将这些纷繁复杂的信息进行综合分析、判断，形成药物治疗决策和药学监护计划的能力，因此，其综合性特点是十分显著的。

此外，药物治疗是一个动态的发展过程，包括设计、执行、监测、评价并修改（完善）患者药物治疗方案，如此往复循环。任何一个步骤都是收集、解释和应用药物、机体、疾病的实时信息做出正确判断的过程。此判断过程，是药学理论与临床医学理论综合应用的过程。

临床药学以提高临床用药质量为目的，而药物治疗水平的提高是多学科、多方面共同的目标和责任。临床药学实践是直接面向患者与医疗团队的药学技术服务。作为现代医疗团队中的成员之一，临床药师需要与医师、护士等医疗保健专家建立良好的关系，同时积极地通过健康教育的方式提高患者对疾病和药物的认知，提高患者的依从性，进而促进合理用药。这都要求临床药师具备丰富的社会学理论知识和交流沟通技能，涉及内容包括法律与法规、伦理学、心理学、管理学及经济学等，可见，临床药学的实践需要综合技能。

（三）实践性特色

临床药学的实践性是由学科目的决定的，促进合理用药的过程必然是在临床药物应用实践中，目的是否达到也必然是通过关注临床药物应用结果来进行评价的。

临床药学的学科价值是临床药师通过临床实践而展现出来的。临床药师的临床实践内容构成了临床药学的核心部分，离开了临床药师的临床实践，临床药学学科就失去了存在与发展的基础。因此，相对于药学领域的其他学科而言，临床药学是一门临床实践性很强的应用技术学科，掌握丰富临床药学知识的临床药师直接面向患者，活跃在药物治疗的第一线，在疾病的药物治疗过程中发挥着关键而不可替代的作用。

在临床药物应用中发现科学问题、针对临床药物应用发现的科学问题进行研究，是临床药学研究工作的特点。由此可见，没有临床实践，就没有临床药学的研究。临床药学通过临床实践开展科学研究，通过临床实践来实现学科的目的，在临床实践中体现学科的价值。因此，临床药学学科的重要特点之一是实践性。

（四）社会性特色

临床药学的产生和发展，体现了丰富的人性关怀，学科的内涵也具有丰富的人文思想。

临床药学关注的对象是同时具有自然属性和社会属性的人。无论是临床药学研究还是实践，都体现出与社会的紧密联系，社会因素影响临床药学学科发展和临床药学实践。

伴随着社会、科学、文化与经济的发展，医学模式经历了神灵主义模式、自然哲学医学模式、生物医学模式和生物——心理——社会模式等不同阶段。心理、社会因素对人类健康的影响日益受到重视，人们对健康标准和医疗服务要求不断提高，促使临床医学服务模式从传统的“一个医师、一个患者、开一个处方、做一个手术”的单纯治疗型向“群体、保健、预防主动参与”模式转变。医疗服务从以疾病为主导向以健康为主导转变；从以单个患者为中心向以各种群体乃至全体人群为中心转变；从以医院为基础向以社会为基础转变；从以诊断治疗为重点向以预防保健为重点转变；从单纯依靠医学科技和医疗卫生部门自身向依靠众多学科和全社会参与转变；从以疾病防治与身心健康为目标向以身心健全及其与环境和谐统一为目标转变。临床药学作为医疗服务中的重要学科之一，其研究工作与临床实践已不仅仅是以人的生物属性为基础，更重要的是考虑人的社会性，关注心理、环境、社会等因素对药物应用结果的影响。

医疗服务是一个多部门协作、紧密衔接、共同以患者的健康为主导进行的工作。同时，提供优质的临床药学服务，要求临床药师具有高尚的职业道德，而具有丰富的人性关怀与人文素养是高尚的职业道德的重要内涵。

此外，临床药学研究，不论是药物的临床评价，还是药物应用方法，都涉及法律与法规、伦理学、心理学、管理学及经济学等。因此，临床药学学科具备鲜明的社会性。

四、临床药师的职业特征

临床药学学科产生的背景、临床药学学科的特征以及临床药师的工作任务决定了临床药师的如下职业特征。

(一)临床药师的专业特征

原卫生部、国家中医药管理局和总后勤部卫生部颁发的《医疗机构药事管理规定》中指出："药学部门具体负责药品管理、药学专业技术服务和药事管理工作，开展以病人为中心，以合理用药为核心的临床药学工作，组织药师参与临床药物治疗，提供药学专业技术服务。"其中，提出医疗机构药师工作职责包括以下8点。

(1) 负责药品采购供应、处方或者用药医嘱审核、药品调剂、静脉用药集中调配和医院制剂配制，指导病房(区)护士请领、使用与药品管理。

(2) 参与临床药物治疗，进行个体化药物治疗方案的设计与实施，开展药学查房，为患者提供药学专业技术服务。

(3) 参加查房、会诊、病例讨论和疑难、危重患者的医疗救治，协同医师做好药物使用遴选，对临床药物治疗提出意见或调整建议，与医师共同对药物治疗负责。

(4) 开展抗菌药物临床应用监测，实施处方点评与超常预警，促进药物合理使用。

(5) 开展药品质量监测，药品严重不良反应和药品损害的收集、整理、报告等工作。

(6) 掌握与临床用药相关的药物信息，提供用药信息与药学咨询服务，向公众宣传合理用药知识。

(7) 结合临床药物治疗实践，进行药学临床应用研究，开展药物利用评价和药物临床应用研究，参与新药临床试验和新药上市后安全性与有效性监测。

(8) 其他与医院药学相关的专业技术工作。

可见，在药品供应保障的基础上，药品应用的技术服务与管理已成为如今医疗机构药师的主要职责。

从目前我国的临床药师转岗培训内容与结业考核内容可知，作为医疗机构药师中的一员，临床药师的职责可以大体上归纳为以下8点。

(1) 参与临床药物治疗，参与药物治疗方案的设计、评价与实施。

(2) 对特殊的生理、病理患者开展药学查房，实施药学监护。

(3) 参加查房、会诊、病例讨论和疑难、危重患者的医疗救治。

(4) 参与医疗机构药品应用管理。

(5) 开展合理用药宣传与患者用药指导。

(6) 承担临床药学教学和实习带教等工作。

(7) 结合临床药物治疗实践，开展临床药学研究。

(8) 承担其他与临床药师相关的药学技术工作。

针对患者实时状况，充分考虑其个体特征拟定和实施的药物治疗被称为个体化用药而拥有临床药学思维能力，利用 TDM 及基因检测技术实现个体化用药则成为临床药师最突出的专业特征。

临床药师的核心任务是提供负责的药物治疗，改变患者生活质量，包括治愈疾病、消除或减轻症状、阻止或延缓疾病进程、防止疾病或症状发生。临床药师的工作内容、工作方式和专业特长有助于其与医、药、护之间的密切合作。同时，在平等、关怀和信任的基础上与患者建立起的开放式沟通关系，使临床药师成为现代医疗团队中的重要成员。

（二）临床药师的服务特征

临床药学这一新兴学科把传统的药学工作重点由“药”转向“人”。药学服务成为贯穿临床药学工作的主要特征。临床药师的工作对象是人，工作内容是将高度综合的临床药学知识直接服务于个体或群体，以达到促进合理用药、促进人类健康的目标。

1. 服务于用药者

在 2011 年我国开始施行的《医疗机构药事管理规定》中，明确了“医疗机构药事管理，是指医疗机构以病人为中心，以临床药学为基础，对临床用药全过程进行有效的组织实施与管理，促进临床科学、合理用药的药学技术服务和相关的药品管理工作”。要求“医疗机构应当配备临床药师。临床药师应当全职参与临床药物治疗工作；对患者进行用药教育，指导患者安全用药”。药学部门“开展以患者为中心，以合理用药为核心的临床药学工作，组织药师参与临床药物治疗，提供药学专业技术服务”。此外，面对慢病对人类健康的影响，药学服务不仅局限在医院的各个科室，还应该拓展到养老院、社区医疗、家庭病床等社会保健机构。

不论是在医疗机构还是在社区药房中的临床药师，所开展的临床药学工作主要是直接对用药者提供服务。药学服务内容包括以下 5 个方面。

(1) 通过交流获取患者的疾病情况、过敏史、用药史及当前用药信息，了解患者用药的依从性。

(2) 为患者设计合理的给药方案，提醒患者用药的注意事项，告知可能发生的药物不良反应以及预防、避免药物不良反应发生的措施，告知预期的治疗效果，以提高患者用药的依从性。

(3) 提供药学监护，随访药物应用结果，尤其是不良反应的发生情况，对药物治疗做出综合评价，及时调整给药方案，及时纠正药物不良反应。

(4) 对自我药疗的患者进行药学教育，开展非处方药的推介及宣传工作。

(5) 解答用药者提出的有关药物应用相关的问题。

2. 服务于现代医疗团队

随着临床药学学科的发展，医疗机构的临床药师不仅通过实验室和药学情报资料室的工作为临床服务，而且更多是通过直接参与临床药物应用，在查房、会诊、疑难病例讨论和治疗药物监测工作中为临床提供药学服务。在医师、药师、护士组成的现代医疗团队中，临床药师提供的主要服务包括以下 5 个方面。

(1) 综合分析药品、患者及疾病信息，为优化给药方案出谋划策。

(2) 选择并实施适宜用药方法以促进合理用药目标的实现。

(3) 发现、解决、预防潜在的或实际存在的用药问题。

(4) 为医疗团队解答药物治疗中的问题。

(5) 检索收集药学信息，提供最新的药学情报。

在医疗团队为患者提供服务的同时，医师、药师、护士的相互交流与沟通也促进了学科融合，为临床药学围绕临床工作开展科学研究，用研究结果服务于医师、药师、护士的医疗团队创造了条件。

3. 服务于社会

临床药学学科与临床药师职业是为满足日益增长的人类健康需求而产生和发展起来的，通过各种途径为社会提供健康相关的药品应用知识，是临床药师的基本任务之一。

临床药师通过在临床药物治疗学、临床药理学、临床药动学、生物药剂学、药物流行病学、药物经济学、循证药学和药物临床评价等方面的研究工作，为新药开发研究、基本药物目录制定、医疗保险用药目录制定、临床治疗指南制定及卫生政策的决策等方面提供重要的科学依据，并通过在卫生政策、医疗保险政策、药品政策及药物开发与应用等方面的影响，服务于社会。

(三) 临床药师的社会心理特征

由于临床药师承担的社会角色不同，服务的社会群体不同，产生了相应的社会心理特征。

医疗机构和社会药房中的临床药师基本社会角色是相近的，都关注药物应用的全过程，关注患者的用药结果，都有直接服务于患者的责任，但二者执业的社会心理又各有侧重。相同的是，二者都要掌握将临床药学知识用易于患者理解的语言进行表述，增强与患者交流沟通的能力，关心患者疾病状况与心理活动，尊重和保护在职业活动中所获得信息的机密性，获得患者的信任，以便顺利开展药学服务。

临床药师应有效地关注用药者在用药过程中和用药结束时的状况，及时获取患者反馈的信息；对重点患者实施药学监护，针对已经出现或可能出现的用药问题提出可行的解决方法，及时化解可以避免的药患纠纷。同时，医疗机构中的临床药师还应注重在医疗团队中所起的作用，要恰当地处理与医学、护理及相关专业人员的关系，会营造专业互补互利的协作氛围，使临床药学知识得以在医疗团队中充分发挥作用。社会药房中的临床药师则更侧重于药物咨询、OTC 药物推介、药物相互作用及药物不良反应等方面的药学服务。

正确理解临床药师服务于患者的服务特征，有助于培养临床药师的服务意识和理念，使其具备以人为本、高度人文关怀的社会心理。在临床药学服务中，临床药师需要维护患者的生命权、隐私权，尊重患者的知情权和选择权，规范执业行为。

当临床药学专业人士参与卫生部门、医疗保险部门、药品监管部门等国家管理机构的药物相关政策决策时，服务对象是社会群体，应本着全社会的立场进行科学的方案设计与研究，获得公正、科学、客观、真实的结果，以便于决策者的决策把握，促进有限的卫生资源合理分配。

药物研发机构、合同研究组织及药品流通领域中的临床药学专业人员，其工作重心应着眼于新药市场调研、新药研究开发、临床研究、注册申报、药物经济学评价、市场推广及药物上市后的再评价等。由于其所处的立场不同，表现出不同的社会心理特征，有的偏重科学、客观、真实地调查了解市场需求、进行市场预测及开展药物经济学评价；有的偏重科学、伦理、规范、经济、如期地完成新药临床研究及申报工作；也有的偏重医师用药的心理与习惯，熟悉药品推介宣传的多种形式，通过新药的发布、推介、学术推广和宣传为临床提供新药信息。

临床药学专业人员的各种社会心理特征是与其所承担的不同职业相联系的，因此，也应该在变换社会角色时及时地转变执业心理，以适应社会的需求。

第三节　临床药学与相关学科的关系

临床药学与临床医学、药学有着密不可分的紧密联系，但各自的侧重点不同。临床医学的侧重点在于对疾病的了解；药学的侧重点在于对药物的了解。临床药学则是以药品、疾病、患者间关系的探索，研究和实施药物治疗方法的新学科。临床药学以系统的药学知识直接服务于临床，以药物为武器解决临床问题，因此，临床药学是连接药学与临床医学两大学科的桥梁。

一、临床药学与药学

如前所述，临床药学的产生和发展，得益于药学学科的自身完善。而临床药学的产生和发展又完善了药学学科体系，拓宽了药学学科的视野，扩展了学科研究范畴，从而影响着药学学科发展思路与研究思路，促进了药学学科的整体发展。

临床药学充分展示了药学学科的人性关怀。临床药学重点关注药物临床合理应用，以提高药物临床治疗水平为学科宗旨，因此，它首先改变了以药为本的传统药学观念，侧重于以人为本，倡导与临床医学、临床护理学等学科一样承担为患者健康服务的责任。其次，由于对药物应用结果的关注，导致临床药学的研究内容、研究思路及研究方法都发生了改变，更多地运用生物学、临床医学和社会学方法从微观到宏观进行药物与机体相互关系的探索，以解决临床药物应用问题。最后，临床药学的产生和发展，使药学有了新时代的完整表达，药学是探索药物与人体、健康、疾病相互关系，围绕药物的发现、开发、生产、流通、使用与管理进行研究与实践的科学。也使药学学科的社会任务有了新时代的完整表达，以药品保障与药学服务促进人类健康与社会和谐发展。

临床药学的产生与发展促进了药学教育改革，导致药学教育在人才标准、培养目标、课程设置、课程内容、教学方法等都需要有所创新。临床药学教育定位为应用型与技能型人才培养，其重要特征在于以培养临床合理用药能力为核心，强调服务理念与责任意识。为满足临床药学的学科发展，培养合格的临床药师，临床药学专业的学生在掌握药学专业知识的同时，必须加强对疾病的认识，并重视临床实践能力以及与患者、医护人员交流沟通能力的培养。只有将药学与医学有机地结合，熟练地运用临床药学专业知识为患者、医师、护士和管理人员提供高水平药学服务，才能寻求良好的职业发展。

临床药学促使药学在学科发展中，更多地思考药物临床应用问题，更多地利用临床研究结果改善和提高药物治疗水平，在职业发展中，倡导临床药师主动地为患者服务、为患者用药承担责任。

临床药学的基础是药学相关学科。对药品的深刻认识是通过药学相关学科的研究来完成的，如果没有系统的药学理论，就没有临床药学。传统药学学科揭示的药物分子结构、药物理化性质、药物剂型、药品质量控制方法、药物作用机制、构动关系、构效关系、量效关系、药物相互作用以及药物体内动态变化规律等药学理论知识，成为构建合格临床药师的基础，也成为临床药师参与合理用药、设计与评价给药方案和药学监护计划所必需的知识。在医疗团队与各类专业人员的合作中，这些知识成为临床药师的优势，有利于为其他专业人员提供更多技术支持，提高团队的药物治疗水平，更好地为患者服务。

临床药学以关注药物应用结果、提高药物治疗水平对药学学科进行了新的阐释，它的发展也可以促进药学相关学科的进步。同时，临床药学的实践，也实现了药学学科与药学人员的社会价值，展示了药学学科的人性关怀。临床药学与药学相关学科之间具有紧密的联系，存在着互为支持、互为促进的关系。在面对临床药物应用环节的众多科学问题时，首先是解决这些科学问题的有效需求对药学研究提出了更高的要求；其次是在解决这些科学问题中产生了药学研究的新课题、新思路和新方法；最后临床药学的研究结果应用于药学研究的各个领域，促进了药学学科整体水平的提高。

二、临床药学与医学

临床药学关注药物应用结果，临床药师参与药物临床应用过程，促进了药学与临床医学的紧密结合。

临床药学以提高临床药物治疗水平为学科宗旨，对疾病的认识就必然是学科的基础。临床药师通过医学相关课程了解人体生理结构与功能、了解病理和病因知识；通过临床实践培养临床药学思维、培养疾病处置技能。无论是临床药学的理论体系构建，还是临床药学的研究与实践，都与临床医学密切相关。而临床药学的学科发展和临床药师的临床实践，又可以为解决临床各种用药问题发挥积极作用，改善医疗团队的知识结构、提高医疗服务的整体水平。

此外，临床药学使药学与临床医学更加密切地沟通起来，通过学科的深度融合，在生命科学领域里产生新的观点、新的思路与新的方法，促进了生命奥秘的探索。

三、临床药学与社会科学

人既有生物性，又有社会性，人的社会性决定了临床药学与社会科学之间的密切关系。生物—心理—社会的医学模式更加关注人的社会属性以及人的社会心理需要。法学、伦理学及心理学成为临床药学知识体系中的重要组成部分，为临床药师解决职业活动中的法律、伦理及道德问题提供了基本的思路与方法。道德素质、法律素质、专业素质和交流沟通能力，是高素质临床药师所必备的条件。

第四节　临床药学学科的可持续发展

一、临床药学教育体系构建

建设一支具有系统临床药学知识结构和实践能力的人才队伍，是临床药学可持续发展的基本条件。人才队伍建设取决于教育体系的构建与完善。在我国现有的高等药学教育与医疗机构工作状况下，系统的临床药学教育体系至少包括学校（学历）教育、毕业后教育、岗位培训和继续教育。临床药学学校教育中，本科教育是临床药学人才培养的基础，研究生教育是培养学科带头人的有效途径。毕业后培训是临床药学专业的学生向临床药师或临床药学工作者转变的重要环节。而岗位培训则是针对医疗机构其他药学岗位专业人员向临床药师岗位转变的重要手段。继续教育是临床药师提高专业竞争力和学科可持续发展的重要举措。临床药学工作者唯有在完善的临床药学教育体系中践行终身学习的理念，方能不断提升自我，进而推动学科快速发展。

（一）临床药学学校教育

美国自1950年，第一个Pharm.D计划由南加利福尼亚大学药学院发起，1974年，美国药学教育委员会开始执行新的Pharm.D学位标准，要求同时有临床理论知识与实践经验；1975年，ACPE将Pharm.D定义为临床教育项目，要求临床实践时间不得少于1500小时，并制定了单独的资格鉴定方案。1993年，ACPE决定将Pharm.D学位作为药师的唯一上岗资格；2000年起，所有药学专业改为6年制Pharm.D；目前美国在129个药学院校均设置有Pharm.D。Pharm.D的学制分为两种，分别是3＋4和2＋4，近年在很多公立学院开始实施的3＋4学制，是先经3年的pre-pharmacy学习（任何院校），而后经入学考核，进入药学院学习4年的Pharm.D课程和实习。

我国临床药学的学校教育开始于1989年，原华西医科大学药学院（现四川大学华西药学院）开始招收5年制临床药学本科生；历经10年后，于1998年，因国家的专业目录调整，临床药学专业被并入大学药学专业，成为后期分流的一个方向；2006 年，“全国高等学校临床药学专业(方向)教材评审委员会”成立，我国第一套针对临床药学专业而建设的教材开始启动，同年教育部审批通过 5 年制临床药学作为少数院校试办专业恢复招生；2012 年教育部正式颁布实施的《普通高等学校本科专业目录(2012 年)》将 5 年制临床药学专业作为国家特设专业和国家控制布点的 62 种专业之一被列入。截至 2014 年 3 月，我国经教育部备案同意设置临床药学专业全日制的高校一共 24 所。

早年的临床药学研究生培养，大都在药剂学、药理学等专业中设置临床药学专业方向。2004 年，原华西医科大学药学院以自主设置专业并向学位委员会备案的方式，设置了临床药学专业的博士与硕士研究生培养点。2010 年 1 月，国务院学位委员会第 27 次会议审议通过了 19 种硕士专业学位设置方案，决定在我国设置药学硕士专业学位，从 2011 年开始，许多院校都开始了以临床药学为专业方向的药学硕士专业学位研究生培养。至 2014 年，我国招收临床药学专业硕士研究生的院校达到 20 所，其中，多数在药理学、药剂学、药物分析等专业中设临床药学方向。目前，我国有 6 个临床药学博士点，分别设于中国药科大学、沈阳药科大学、四川大学、第二军医大学、中南大学和北京大学。

临床药学本科培养方案中，沿用了药学专业原有的课程名称，增加了医学基础与临床医学课程。但临床药学专业并不是医学和药学的简单相加，如何以药学相关学科为基础，融合临床医学相关学科的基本理论与方法而构建新的课程，或在原有药学课程名称下，将相关课程知识与药物应用更好地结合在一起，在内涵教学方法上有所变革，是临床药学教育对所有教育参与者提出的新要求。由于影响药物临床应用结果的因素众多，导致临床药学涉及的面非常广泛。尽管如此，从临床药学以促进合理用药为目标的角度看，临床药学专业的核心能力应该是临床药物应用。因此，所有的课程都是为药物临床应用能力的培养而服务。临床药物治疗学、生物药剂学、临床药理学、临床药动学、药物化学、药理学、药剂学、诊断学、内科学、药物流行病学、药物经济学、循证药学及医药伦理学等课程则构成了临床药学课程体系的核心内容。

(二)临床药师培训

规范化培训是培养临床药师的重要环节，其占据了临床药学终身教育承前(学校教育)启后(继续教育)的重要地位，是临床药师队伍形成过程的关键所在。

以美国为例，其药师培训分为毕业后第一年培训和毕业后第二年培训。

PGY-1 的培训目标是建立在 Pharm.D 的基础之上，进一步提高学员以患者为中心的关怀和服务能力，优化专业价值和态度，提高应用专业知识解决复杂临床问题和临床决策能力，为一般性、广泛性培训，采取转科轮转(每月一科)的形式进行，是通科培训。PGY-2 的总体目标则是建立在 PGY-1 的基础之上，培养药师在一个特定的专业领域的工作能力，注重深度，提高药师在药物治疗和临床决策方面的专业水平，采取固定在选定科室进行专科培训，如内布拉斯加州大学医学中心的 PGY-2 是肿瘤科与 ICU 两个科，是专科培训。

在美国，Pharm.D、PGY-1、PGY-2 是一个衔接紧密的针对医疗机构临床药学工作岗位专业人员培养的过程，各阶段有各自不同的目标与要求。Pharm.D 课程设置本身就具有很强的实践性，是在 pre-pharmacy 的基础上，通过三年的临床药学相关专业课程学习和逐步深化的实践学习，以及最后一年的临床或相关轮转实践，为培养具有扎实临床知识和实践能力的药师型人才打下坚实的基础。而 PGY-1 和 PGY-2 的设置以 Pharm.D 毕业生为基础，进一步培养临床药师的综合能力和专业能力。总体来说，美国住院药师培训项目作为 Pharm.D 的毕业后培训，显示了其与 Pharm.D 良好的衔接性和明确的阶段性培养目标。

尽管我国临床药学本科教育始于 1989 年，但针对临床药师岗位进行培训的工作在 2005 年底才开始，且以医疗机构药学人员的转岗培训为主，至 2014 年 5 月，我国共设置有 153 家临床药师培训基地，共培训结业 2825 人。

我国临床药师的培训除基础培训项目外，另有 12 个专业，每个专业都有各自的培训指南；培训内容主要由综合素质培训、临床知识与技能培训、药物知识与临床用药实践技能培训、沟通与交流技能培训、专业理论知识培训等组成。所有培训内容以药物临床用药实践技能为中心，以此对在临床科室实践轮转的类别和时间做出相应的规定，培训内容与要求紧密结合临床药物治疗的实际需求，培训时间为期一年（目前，有关部门正在拟订新的培训计划，将基础培训确定为半年，其他各专业培训要求在基础培训结业后进行半年的培训）。药师全脱产参与培训；其全年实际工作日不少于 49 周，其中临床实践不少于 1765 小时，理论学习不少于 195 小时；期满后培训考核由培训过程评估、床边考核、培训作业评估、案例考核 4 个部分组成。

鉴于我国临床药学教育历经了诸多挫折，医疗机构临床药师制度建立尚在开始阶段，大部分临床药学专业学生从学校毕业后未经岗前培训就直接分配到医院从事临床工作，其药物应用能力和水平相当程度上取决于所在医院的条件，尤其是药学工作内容与工作模式严重影响了临床药师队伍的建设。因此，只有经过临床药师岗位培训或毕业后规范化培训的“准临床药师”才能将学校教育获得的知识转化为临床药物应用的技能，完成由学生成长为临床药师的转变。

二、临床药师制建设

广泛参与药物临床应用，建设临床药师制，促进合理用药，让临床药学工作融入医疗活动的主体，既是学科发展的基本条件，也是实现学科发展目标的基本条件。

临床药师制是指为规范和保障临床药师参与临床药物治疗工作，以提高医疗水平、保障医疗安全的相关管理办法和制度。在医疗机构中推行临床药师制，可以改变医院药师的工作职责，促进医院药学工作融入医疗活动的主体。传统的医院药学任务以保障药品供给为主，此工作模式导致药师远离临床，对药物应用结果关注不足。而临床药学倡导的以患者为中心的工作模式则要求临床药师工作在临床第一线，直接服务于患者。临床药师承担参与药物治疗，改善了医疗服务的专业结构，促进了更加合理的临床医疗团队形成。

为了在医疗机构中推行临床药师制，培养高素质临床药师、制定临床药师工作规范、明确临床药师工作职责与内容、探索临床药师参与临床药物治疗的工作方式、研究提高药物治疗水平的新理论与新方法、培养临床药师快速获得药品信息的能力均已成为目前临床药学学科的重要任务。

在临床药师制建设过程中，正确处理临床药学工作与医院药学的其他工作的关系、临床药师与医疗机构其他药学人员的关系，是临床药学学科发展需要认真对待的事情。医疗机构应该以推动临床药学学科建设和临床药师队伍建设为契机，带动医院药学各环节工作的转变，树立新时期医院药学的新形象。临床药师应该与医院药学其他岗位工作人员密切配合，相互学习，共同提高。临床药师有责任为医院药学其他岗位工作人员药品应用能力培养、处方审核能力培养及其他药学服务能力培养做出努力，带领医疗机构药师队伍走专业化的药学服务之路，使医院药学工作融入医疗活动的主体，这应该是医疗机构发展临床药学的重要使命。

尽管在医疗机构推行临床药师制的进程中存在诸多的困难，但社会发展和科学技术进步的脚步是不可阻挡的。对于临床药学学生或工作者而言，应该知难而进，开拓创新，为承担起历史赋予我们的光荣使命而不懈地努力。

三、针对临床用药问题开展临床药学研究

作为充满勃勃生机的新学科，临床药学本身必须实现可持续发展，从而推动整个学科不断成长，欣欣向荣。

临床药学的研究，以探索药物与机体、疾病相互关系为基础，药物临床应用方法为核心。

临床药学研究的特点主要表现在：研究内容是针对临床用药问题，从宏观到微观地揭示影响药物应用结果的影响因素与影响规律；研究方法则更多地运用生物学、临床医学和社会学方法探索药物与机体的相互作用；研究中的观察指标更多的是药物应用结果。临床药学科学研究主要涉及的领域包括以下几方面。

(1) 研究重点患者的药学监护计划、主要疾病的治疗指南。

(2) 开展循证药学研究工作，为临床药物治疗决策、医院处方集制定和基本药物目录制定提供科学依据。

(3) 针对患者药物治疗依从性、用药教育的内容与方法等开展研究工作。

(4) 联合用药的基础研究，尤其是体内药物相互作用研究，获取合理的临床联合用药依据。

(5) 结合临床开展临床药动学和药效学研究，揭示药物在患者体内的药动学和药效学规律，为患者设计个体化给药方案提供科学依据。

(6) 研究临床药学工作模式、临床药师工作业绩评估指标与方法、药学伦理、职业道德，促进临床药学服务质量提高。

(7) 开展药物流行病学研究和药品不良反应监测，对上市药物进行全面的再评价。

(8) 利用药物经济学研究方法，结合临床疗效，评价疾病的处置方法和药物治疗方案，为提高药物治疗水平、节约卫生资源、制定国家药品政策提供科学依据。

(9) 根据临床实际需要，进行新制剂、新剂型研究，对医院所用药品质量评价进行研究。

(10) 利用转录物组学、蛋白组学、基因组学、代谢组学和代谢物组学等新学科的研究方法，探索个体化用药的分子生物学基础和临床合理用药方法。针对临床药物应用问题开展研究，是完善和提高学科水平的必然选择，也是临床药师自身发展的需要。临床药学通过实践临床药物治疗和探索合理的药物应用方法，产生临床药学新理论与新技术，不仅为提高临床药学实践水平提供了保障，也推动了临床药学学科的可持续发展。

第五节　临床药学的职业发展

一、医疗机构临床药学的职业发展

医疗机构中临床药学的职业发展主要是临床药师岗位。临床药师是以系统临床药学专业知识为基础，熟悉药物性能与应用，了解疾病治疗要求和特点，参与药物治疗方案制定、实施与评价的专业技术人员。临床药师的核心任务是提供专业的药学服务，以促进合理用药，提高用药者生活质量。在履行临床药师职责的过程中，感受职业快乐，实现人生价值。

临床药师要承担前述的工作职责，在相关专业领域内开展药学服务，就需要具有系统的临床药学知识，以人为本的临床工作思路与方法，较强的临床药物应用技能，良好的交流沟通能力，较强的新信息、新知识、新技能获取能力。具有积极进取精神和开拓创新精神也成为临床药师的基本素质要求。为此，临床药师的知识体系主要通过临床药物治疗学、生物药剂学、临床药理学、临床药动学、药物化学、药理学、药剂学、诊断学、内科学、药物流行病学、药物经济学、循证药学及医药伦理学等核心课程来构建。临床药师的基本技能则需要通过临床实践来获得，包括收集与评价药品信息、患者信息、疾病信息的能力；将药学知识应用于临床药物治疗的能力；阅读和分析本专业领域相关的实验室检查、病理学检查、影像学检查等文件或报告的能力；发现、解决、预防潜在的或实际存在的用药问题的能力；开展药学查房，进行处方及医嘱审核、优化的能力；具有与患者和医疗团队成员沟通交流的能力；具有参与本专业领域常见疾病的药物治疗管理的能力等。

临床药师通过对药品的深入了解和对疾病的基本认识，以其在药学知识方面的优势参与药物临床应用，促进临床用药水平提高，从而整体地提高医疗技术水平。

二、制药企业的临床药学职业发展

制药企业是一个高度复杂且分工精细的组织，而接受临床药学教育的专业人士因其知识结构的优势，可活跃在制药企业的多个部门。

在制药企业销售部门，临床药学专业人员主要负责拓展药品的销售渠道，不断寻找并建立新的客户群联系，努力增加药品销售的市场份额。制药企业的市场部门与销售部门关系密切，但更侧重于项目的发展运作。其工作内容包括市场调查、项目管理、药品招标的标书撰写、广告、促销策划以及价格制定等。临床药学专业人员接受了系统的临床药学教育，尤其经过药物应用的临床培训，具有与医疗机构各类专业人员和患者交流沟通的能力，能够很好地适应上述两方面工作。

在制药企业的研发部门，临床药学专业人员主要承担新产品的研究与开发。临床药学专业人员在新药研究开发中的职业发展主要基于临床药学知识与技能培训，具有将医学与药学知识综合应用的能力，其在项目选择、项目实施中的学科间协调沟通等环节具有优势，尤其是作为项目负责人、临床研究的监察员及办理药品注册申请事务的人员等。药品研究开发的临床前研究与临床研究有着密切的联系。从药品研究开发立项开始，就应该关注临床疾病及其药物治疗问题。了解疾病的发病机制、疾病的流行规律、疾病的药物治疗目标、同类药物或相关药物的临床应用情况等，这些信息无疑对拟开发品种的选择或研究开发的方向起着重要的指导作用。新药研究开发是一个系统工程，需要进行系统的组织，研究中的主要角色申办者、药学研究者和临床研究者，需协调配合，才能使项目顺利地实施并达到最终目的。而经过临床药学知识与技能培训的人在这两个研究阶段的沟通中最具有学科优势。

按照国际惯例，临床试验方案是由申办者制定后交由临床试验研究者负责实施，我国《药物临床试验质量管理规范》规定，临床试验方案应由研究者与申办者共同商定并签字，报伦理委员会审批后实施。为使新药的临床试验切实按设计方案进行并保证研究质量，新药的申办者需在临床试验的全过程中设置监察员。监察员的工作贯穿在整个临床试验工作的始终，其职责是：在试验前确认承担单位已具有合格的条件；检查受试者是否取得知情同意书；了解受试者的入选及试验的进展状况；确认所有数据的记录与报告正确完整；确认所有病例报告表填写正确，并与原始资料一致；核实所有不良反应事件均应记录在案；核实试验用药品是否按照有关法规进行供应、储藏、分发、回收，并做完整记录；协助研究者进行必要的通知及申请事宜，向申报者报告试验数据和结果。因此，监察员应有适当的药学、医学或相关专业的学历和知识，并经过训练，熟悉GCP和有关法规，熟悉临床试验用药的临床前研究及临床研究方面的信息，熟悉临床试验的方案及相关资料、文件。由此可见，具有临床药学知识背景同时掌握与研究者（临床医师和药师）的交流技巧，熟悉医疗机构工作流程的临床药学专业人员是监察员最适宜的人选之一。

三、药品流通领域的临床药学职业发展

社会药房是公共卫生体系不可或缺的组成部分，在社区保健事业，尤其在慢病的管理中承担着重要使命。随着医疗卫生体制改革的不断深入，药品最大的使用群体不是在医院，而是在社区，相当一部分患者在药店购药，且比例呈增大的趋势。局限于医院内部的临床药学实践已不能满足公众的要求。据统计，我国城市居民中 44% 的人已经开始尝试自我药疗和自我保健。但是我国国民总体文化程度较低，能全部读懂药品说明书的人不多，加之目前药品说明书不尽规范，这都将成为不合理用药的隐患。因此，在社会零售药房开展药学监护是药学实践的必然趋势，是广大药品消费者安全、合理用药的根本保证。临床药学服务不应仅局限于医院内的诊治期，还要服务于缓解期、预防期、保健期和从药店购药的医院外用药人群。

1992 年国际药学联合会 (FIP) 根据“药学服务”的理念起草了《优良药房工作规范》，并于 1993 年 FIP 东京世界药学大会上通过了“GPP”宣言。中国非处方药协会在 2003 年也发布了我国自己的 GPP。为了促进高水平临床药学服务工作的开展，中国药学会医院药学专业委员会针对医疗机构药学部门与社会药房，于 2005 年底也发布了《优良药房工作规范》(2005 年版)。GPP 提出社会药房是医疗保健体系中为大众提供服务的最终环节，社会药房从业人员的首要责任是确保患者或消费者获得高质量的药学服务。GPP 是衡量药师在药品供应、促进健康、提高患者自我保健和提高处方质量等活动中实施药学监护的具体标准。

社会药房是最倾向于服务导向的经营行业，消费者对药学服务的期望也会越来越高。在保证药品质量和价格合理的前提下，药学技术和药品信息方面的深层次服务是消费者最迫切需要的。优良的药学服务将是消费者首选的“产品”，并将成为社会药房生存发展的关键因素和核心竞争力。

我国社会药房临床药学工作的开展有广泛的发展空间和市场需求。一方面，非处方药的消费者和有慢性疾病需长期服药的患者，需要有专业人员能够为他们提供关于药品选择和使用方面的咨询服务，实施有效的慢病管理；另一方面，随着居民生活水平的提高，对健康的需求也随之增加，人们更多地注重疾病预防和日常保健。发达国家的实践表明，接受过临床药学知识与技能培训的专业人员，在确保大量医院外患者合理用药方面，以及疾病防治保健知识的宣传方面可以发挥积极的作用，并且使得居民在社区附近即可享受到专业的医疗服务。

开展社区临床药学服务，参与患者用药过程，可随时发现与药物不良反应有关的病例和信息，尤其是非处方药 (OTC) 的不良反应，并及时做好药物不良反应监测上报工作，形成药物不良反应监测网络的网底，促进合理用药，保障用药者的生命健康。临床药师的工作在减少消费者盲目用药危险性的同时，可以采用药物流行病学的方法调查研

究 OTC 药在社区中的使用现状和流行趋势，积极参与上市药品的质量与疗效的追踪监察，为 OTC 药的增补与淘汰提供可靠依据。对药物进行评价，可以改进用药模式，提高药物治疗质量，减少不必要的费用。

四、其他药学相关领域的临床药学职业发展

目前，我国食品药品监督管理部门是综合监督食品、保健品、化妆品安全管理和主管药品监管的机构，主要负责对药品的研究、生产、流通、使用进行行政监督和技术监督。具有临床药学专业背景的人员在其中可参与的工作主要有：药品注册、国家药品标准拟定或修订、保健品市场准入标准与审批、处方药和非处方药分类管理、国家基本药物遴选、药品不良反应监测、药品再评价、药品淘汰以及执业药师注册与再教育等。

我国卫生与计划生育行政主管部门是拟定有关卫生工作的法律、法规、规章，编制卫生事业中长期发展规划和年度计划，制定卫生标准，制定主要疾病防治规划，并组织实施的管理机构。其中，药品临床应用管理的法规、规章、政策的拟定和实施；医学科技发展规划、医学基础性研究、重大疾病研究、应用研究相关政策和措施的拟定和实施；医疗机构药学专业技术人员的执业标准与准入资格的拟定和实施；药学教育发展规划、专业技术岗位培训和成人教育管理办法的拟定和实施等均为临床药学专业技术人员的职业发展提供了空间。

劳动和社会保障部门的工作涉及城镇企业职工和机关、事业单位人员医疗保险和生育保险工作的综合管理。其中，医疗保险的基本政策、改革方案和发展规划的拟定和实施；医疗保险费率确定办法、基金征缴政策、待遇项目和给付标准的拟定和实施；医疗保险费用社会统筹政策、医疗保险个人账户管理政策的拟定和实施；医疗社会保险基金管理政策、规则拟定和实施；基本医疗保险的药品范围及支付标准的拟定和实施；定点医院、药店的管理办法及费用结算办法的拟定和实施；国家基本医疗保险药品目录制定等工作内容也为临床药学专业技术人员的职业发展提供了广阔的空间。

在我国，医疗保险可以划分为社会医疗保险和商业医疗保险，二者的组织形式、经营主体和管理方式都不尽相同，但都有保险范围、支付标准、筛选定点医院与药店、费用结算等与药品应用密切相关的专业技术问题。利用对药品合理使用的专业技能承担这些工作，或者是使有限的社会资源应用更加科学合理，或者是确保企业在合理合法的基础上获取更多的利润，或者是造福于受保险者，都是临床药学专业技术人员职业发展有意义的领域。

自 20 世纪 80 年代以来，各国对新药研究开发管理法规不断地进行完善，药品的研究开发过程也相应地变得更为复杂，更为耗时且费用更高。据统计，在美国，一个新药从实验室被发现到进入市场约需 12 年，大约耗资 3.5 亿美元。通常 70% 的费用和 2/3 的时间用于临床试验。在此背景下发展起来的合同研究组织 (CRO) 凭借其高可变性、多种服务、低成本的优点越来越受制药公司的青睐。在美国，CRO 承担了将近 1/3 的新药开

发工作，所有的Ⅱ期临床试验中，有 CRO 参与的占 2/3。目前已有许多大型 CRO 在全世界几十个国家和地区建立了分支机构，形成了强大的跨国研究网络。我国的 CRO 企业正处于新兴起步阶段。CRO 的业务范围主要包括早期药物发现、临床前研究、参与各期临床试验、药物基因组学实验、信息学服务、临床文件管理、政策法规咨询、产品生产和包装、产品发布和市场推广、药物经济学分析、商业咨询及药效追踪。分析 CRO 的业务范围不难看出，CRO 的核心竞争力就是专业化，通晓政府有关药品的管理法规和实施细则，了解药品临床试验的国际惯例和指导思想，拥有在多个学科领域从事药品临床试验的经验，科学地选择研究者，组织制订有效可行的试验计划，按国际化标准操作程序组织实施临床试验等构成专业化服务的主要特点。要满足这样的要求，CRO 必须由高素质的人才组成。临床药学的专业人员所掌握的综合性专业知识迎合了 CRO 的专业需求，在这一新的职业领域中有较强的竞争力和专业优势。

第二章　药物治疗的基本原则

第一节　药物治疗原则

药物治疗学的宗旨是指导临床合理用药，与之背道而驰的是不合理用药。当前世界范围普遍存在的不合理用药问题已经引起各国关注。据报道，在发达国家不合理用药比率可达45%以上，在发展中国家这个比率可超过70%，甚至更高。不合理用药造成资源浪费、医疗成本提高、治疗风险增多，以及病原微生物耐药性增强。近年来，国内外关注的超级细菌问题与长期不合理应用抗菌类药物密切相关。世界卫生组织将不合理用药问题归纳为6个方面：①过度治疗；②过多品种药物联合应用；③选药不当；④盲目选用贵重药品；⑤过度应用抗生素；⑥不当应用注射给药途径等。

世界卫生组织 (WHO) 早在1985年提出合理用药的概念：根据临床需要选择适宜的药物，依据具体情况确定适宜的用药剂量、设计足够的疗程，以及适合患者群体的最低费用。根据 WHO 提出的关于合理用药的概念，结合国内外医药卫生领域近年来的进展，从药物治疗学角度可以将合理用药的基本原则概括为安全、有效、经济、规范4个方面。

一、安全

药物安全性问题给人类造成的灾难不胜枚举，1938年美国发生的乙烯二甘醇事件。由于将有毒的乙烯二甘醇作为磺胺酏的辅料应用，结果造成了百余人死亡。20世纪60年代初德国研制了用于治疗妊娠呕吐的镇静剂沙利度胺，该药的问世在欧洲造成了近万例短肢畸形新生儿，成为震惊世界的沙利度胺灾难。2006年国内发生的亮菌甲素事件，误将二甘醇作为辅料引起质量安全问题。药物治疗存在两重性，即治疗作用和不良反应，药物本身存在安全性问题，药物不良反应所造成的药源性疾病是一个严重的社会问题。据报道，其在综合医院住院患者中的发生率可达0.3%～1%。实现合理用药，首先要保障用药安全，使药物治疗的风险降到最低。

药物治疗的安全性也受药物与机体等诸多方面因素影响。药物方面包括药物理化性质、生产质量、药理作用特性、剂量、给药途径、给药时间、疗程，以及药物相互作用、有无药物配伍禁忌等。机体方面包括遗传因素、心理、年龄、性别、生理状态、疾病病因、病理变化、疾病类型、病程，以及同时患有的其他疾病等。遗传因素在药物代谢动力学和药物效应动力学方面呈多样性，在种族之间和个体之间都存在明显的差异，这种差异在安全系数小的药物风险明显增多。因此，在药物治疗过程中上述药物与机体两方面所涉及的因素是否能引起安全性问题都应在考虑之列。人们对药物的安全性问题是逐渐认识的。药物的不良反应有些是已知的，也有些是未知的。任何药物上市都要经过国家药品监督管理部门审批，药物审批前必须经过严格的药学、药效学、安全性和临床等诸多方面研究。一般情况下，药物所引起的常见不良反应，比较容易发现。但发生率较低或罕见不良反应，在临床前研究和临床试验阶段可能没表现出来，而在大量临床应用中或在上市后药物不良反应监测中，才可能被发现。例如，2002 年美国食品药品监督管理局 (FDA) 批准上市的罗格列酮属长期控制血糖的药物。该药上市后受到广泛好评，成了誉满全球的“明星”药物。2007 年 5 月《新英格兰医学杂志》网站报道了罗格列酮可能大幅增加心脏病风险，导致死亡率增加的事实。紧接着欧盟药品管理局 (EMA) 建议暂停罗格列酮及其复方制剂的使用。美国的 FDA 决定严格限制罗格列酮的使用。国家食品药品监督管理局 (SFDA) 密切关注 EMA 和 FDA 对罗格列酮及其复方制剂采取的监管措施，提醒医生和患者关注罗格列酮及其复方制剂的心血管风险，选择用药时进行充分的风险 / 效益分析，有缺血性心脏病、心衰或有心衰史的糖尿病患者应慎用。又如，近年来国内外研究者对马兜铃酸的研究显示，抗坏血酸（AA) 有明显的肾脏毒性和致癌作用。含 AA 较多的植物药有马兜铃、关木通、广防己、青木香、天仙藤、寻骨风、朱砂莲等。有文献报道长期服用龙胆泻肝丸可引起肾脏损害病，可能与该药组方中含关木通成分有关。为保证用药安全，2003 年该药已由非处方药改为处方药。含 AA 的药物，应在医师的指导下严格按照适应证使用，避免大剂量、长疗程服用。肾功能不全者、老年人、儿童、孕妇等人群应慎用，治疗期间应注意监测肾功能。另外，潜伏期很长的不良反应，如药物引起子代生长发育异常，往往难以从复杂的影响因素中确定为药物所致的不良反应。为做好药物安全性研究，临床医生应在日常医疗活动中注意药物不良反应的发生，并按规定及时上报，还应经常浏览相关文献，了解各种药物不良反应的信息，树立安全用药意识，提高识别药物不良反应的能力。药物不良反应监察是保障临床安全用药的重要措施。各国医药管理部门都非常重视药物不良反应监察，以便早期发现问题，及时采取措施，保护人们用药安全，减少国家经济损失。在我国由国家食品药品监督管理局发布有关药品安全性信息。药物不良反应的危害具有国际性，因而有必要在国际建立统一标准，互通情报。为此，1987 年开始，建立了药物不良反应国际监察系统，在 WHO 领导下工作，对各国不良反应监察系统进行技术指导。临床医药人员应及时更新知识，了解药品安全性方面的动态。

二、有效

药物治疗起始于药物制剂。其过程包括药剂学过程、药物动力学过程、药效学过程和药物治疗学过程。其中的每一个过程对于药物的有效性都有重要意义。药剂学过程是药物进入体内的过程。该过程取决于药物本身的性状，如药物的制剂类型 (普通制剂或缓释制剂) 等。这些性状决定了药物是否能够从肠道、皮肤、皮下、肌内等给药部位吸收。药物动力学过程是机体对药物的处置过程，可分为吸收、分布、代谢和消除 4 个阶段，是药物从给药部位转运到作用部位的过程。药效学过程是药物到达作用部位后产生药理学作用的过程。该过程不仅与治疗作用有关，而且与药物的不良反应有关。药物治疗学过程是药理学作用转化为治疗作用的过程。例如，氨氯地平通过舒张小动脉的药理学作用，转化为改善由于外周阻力升高造成的心力衰竭。

药物治疗的有效性是保障药物治疗成功的关键。在进行药物治疗时，应做到：①根据药物的药效学与药动学特点，选择针对疾病病因和病理生理改变发挥药效学作用而且能够到达病灶部位并能在该部位维持有效浓度的药物；②根据疾病和药物特点选择药物、设计给药方案、给药途径和方法；③根据遗传多态性与药物反应多态性，优化药物的选择和治疗方案的制定；④考虑药物、机体、疾病诸多因素对药物治疗作用的影响；⑤药理学作用不仅与治疗作用有关，而且与药物的不良反应有关，选药和用药要同时考虑药效和毒性问题；⑥对药物产生的不良反应有应对措施。

三、经济

药物治疗要遵循药物经济学原则。药物经济学是应用经济学等相关学科的知识，研究医药领域有关药物资源利用的经济学规律，研究如何提高药物资源的配置和利用效率，以有限的药物资源实现健康状况的最大限度改善的科学。药物经济学原则是进行成本—效果分析，提高卫生资源的使用效率，提高药品和临床药学服务价值，是一门为医药及其相关决策提供经济学参考依据的应用性学科。药物经济学研究通过比较不同药物治疗方案以及与其他治疗方案所产生经济效果的相对比值，优化治疗成本与效果的结构，使药物治疗达到最好的价值效应，实现临床合理用药。开展药物经济学研究，应用经济学原理、方法和分析技术评价临床治疗过程，是开展临床合理用药、做好药品资源优化配置、做好临床药学服务、使药物治疗达到最好价值效应的重要内容。药物经济学研究也为制定国家基本药物目录、医疗保险报销范围、药品生产和研发提供重要依据。目前药物经济学研究内容尚未扩展到其应有的全部领域。随着药物经济学的不断完善和发展，药物经济学的研究领域与研究对象将更加广泛。

四、规范

20世纪以来，各国政府为了加强药品监督管理，均在药品法中规定了药品的定义。《中华人民共和国药品管理法》中关于药品的定义是："药品：是指用于预防、治疗、诊断人的疾病，有目的地调节人的生理机能并规定有适应证或者功能主治、用法和用量的物质。常用的药物包括中药、化学药和生物制品，如中成药、抗生素、生化药品、避孕药、保健药品、放射性药品、血清疫苗、血液制剂和诊断药品等。"近年来随着生物技术的发展，又出现了应用基因工程技术生产的基因工程药，如人胰岛素、人生长素、干扰素类、组织型纤溶酶原激活剂、重组链激酶、白介素类、促红细胞生成素、乙肝疫苗、嗜血性流感结合疫苗等。药品定义本身具有明确的法律意义。临床药物治疗要有法律、法规意识，严格依据有关法律、法规、规范或指南。临床药品信息来源可能涉及诸多渠道，在我国临床用药具有法律法规意义的依据是：①国家食品药品监督管理局审批的药品说明书；

②国家药典委员会编撰的《中华人民共和国药典临床用药须知》；③国家卫生部合理用药专家委员会组织编写，国家食品药品监督管理局药品审评中心监制，中国医师协会和中国执业药师协会推荐的《中国医师药师临床用药指南》等。一项合理的药物治疗方案应当在遵循有关法律、法规、规范或指南的基础上，实现循证治疗，即建立在当前最佳研究结果所获得的证据和最佳临床专业知识的基础上，使患者获得最大利益。

第二节 药物治疗的程序

药物治疗是指以达到提高患者生活质量为目的、有针对性的药物疗法。药物治疗的程序，首先需要明确患者的问题(诊断)，随后拟定治疗目标并选择恰当的药物、剂量和疗程(治疗方案)，然后开始治疗(开些处方并指导患者用药)。经过一定时间后，检查治疗结果。如果患者的问题已解决，可停止治疗，否则需要重新检查上述所有步骤并进行相应调整。

一、明确诊断

做出正确诊断是开始正确治疗的决定性步骤。正确的诊断是在综合分析各种临床信息的基础上做出的，包括患者主诉、详细的病史、体格检查、实验室检查和其他特殊检查。正确的诊断意味着对疾病的病理生理学过程有较清楚的认识，在此基础上，才能使治疗措施准确地针对疾病发生发展的关键环节，促使病情向好的方向转归。实际工作中，有时确立诊断的依据可能并不充分，而治疗又是必需的，此时仍需拟定一个初步诊断，才能进入下一步治疗。例如，一个中年妇女有对称性的关节僵硬、疼痛和炎症，早晨加重，无感染时，可考虑诊断为类风湿关节炎。在无其他禁忌证的情况下开始阿司匹林治疗，如果症状很快明显改善则有助于确定上述诊断。需要指出的是，在完全诊断不明的情况下盲目地对症治疗，有时会造成严重后果。例如，对急腹症患者，在明确诊断前给以解痉镇痛药治疗，虽然能一时缓解疼痛，但有可能掩盖急腹症病情恶化的临床表现，导致弥散性腹膜炎。

二、确定治疗目标

治疗目标是在对疾病和患者情况充分认识的基础上，确立的疾病治疗的预期最终结果。目标的确立是一个决策过程，不仅从治疗疾病本身出发，更应从患者综合结果去考虑。治疗目标应该清楚明了，具有可检验性(如实验室检查)或可观察性(如临床表现)。治疗目标应该切合实际(可以合理地完成)，并且开始即针对患者急需的问题进行有效的干预措施。治疗目标是多方面的，例如治疗一种疾病(如控制感染)，消除或减轻患者的症状(如控制疼痛)，抑制和减缓疾病的进程(如降低患者的胆固醇或血压以减少冠心病的发病危险），预防一种有害的状态或疾病（如避孕、免疫、预防性应用抗生素、避免糖尿病或高血压的并发症），提高生活质量。治疗目标越明确，治疗方案越简单，选择药物就更容易。但是，治疗目标的确定往往需要与患者的远期生活质量以及病理生理状态相适应，这决定了药物治疗方案的复杂性，也决定了患者可能获得的最佳疗效。治疗目标的确定实际也设立了一种对治疗结果的期望，建立了医患双方对最终治疗结果的评估标准。值得注意的是，如果患者对治疗结果的期待与医生确定的治疗目标不同，或这种期待在治疗中未能实现时，就可能导致患者对医生的不信任，从而影响患者对治疗的依从性。

三、确定治疗方案

针对一个治疗目标往往有多个治疗方案、多种治疗药物，需要综合考虑患者的情况和药物的药理学特征，按照安全、有效、经济的原则确定治疗药物、剂量和疗程。例如，对于类风湿关节炎患者，有必要了解其过去是否对阿司匹林发生过不良反应，有无溃疡病史，药费是一个特别重要的考虑因素，是否要求每日一次服药。基于这些信息，选择合适的药物。如果患者不能耐受阿司匹林，没有溃疡史，但要求低费用治疗，则可考虑选用布洛芬。对于合并有多种疾病的患者，医务人员必须同时考虑每种疾病的治疗目标以及综合治疗目标。最理想的是一个简单的方案可以达到多个治疗目标。必须确定治疗某一个问题的方案不会使另一个问题恶化或产生新问题。而且，针对每一个问题的方案可能有一个以上的治疗目标。给药方案确定还要考虑药物在这个患者体内的药代动力学。如果已知该患者与药物消除有关的主要器官有疾病，则需对“平均”给药方案进行适当调整。

四、开始治疗

开具一张书写正确、格式规范的处方，表面看来标志着医生一次接诊的结束。但对于药物治疗，这恰恰是开始。再好的药物治疗方案，如果患者不依从治疗或错误地用药，仍然不能获得预期的疗效。随着患者保健意识的增强和医药知识水平的提高，他们可能越来越不愿意被当作药物治疗的被动接受者。因此，临床医药人员应向患者提供必要的信息，指导用药，使患者成为知情的治疗合作者。比如需要向患者解释药物将会怎样影响其疾病过程或症状，为什么在症状缓解后不要立即停用抗菌药，哪些不良反应是常见的和不影响继续用药的（如头晕，只要不开车），哪些反应即使轻微却必须引起高度重视（如使用有潜在骨髓抑制作用的药物后出现咽痛）。对类风湿关节炎患者需告知疗程会是长期的，出现哪些情况才会改变治疗（如发生消化道出血），并清楚地说明需要立即就诊的主要毒性反应。在确定治疗目标时，实际上就同时设定了反映疗效的观测指标与毒性的观察终点，并在治疗过程中对这些指标和终点进行监测，以评估治疗效果，进行适度干预，决定继续调整或是终止治疗方案。对一个具体患者，“首选”药物和“标准”方案并不一定产生最佳治疗效果。虽然基因型测定和治疗药物监测等措施有助于个体化用药，但目前优化药物治疗的最实用方法仍然是治疗 — 监测 — 治疗的反复尝试。对治疗的监测有两种方式：①被动监测：向患者解释出现治疗效果的表现，如果无效或出现不良反应时应做什么。在这种情况下，是由患者自己监测。②主动监测：依据疾病类型、疗程、处方药量确定监测间隔，预期复诊，进行必要项目的检测，由医生自己评估治疗效果。通过对治疗的监测回答两个基本问题：治疗达到预期效果了吗？不良反应影响药物治疗吗？

治疗有效：如果患者按用药方案完成了治疗，疾病已治愈，则治疗可停止。如疾病未越或为慢性，治疗有效且不良反应轻，或者不良反应不影响治疗，可继续治疗。如出现严重不良反应，应重新考虑所选择的药物与剂量方案，检查对患者的指导是否正确，有无药物相互作用等因素。A 型药物不良反应是剂量依赖性的，可以尝试在换用另一个药物前降低剂量，B 型药物不良反应往往需要更换药物。

治疗无效：如果治疗无效(不论有无不良反应)，应重新考虑诊断是否正确、治疗目标与所用药物是否恰当、剂量是否太低、疗程是否太短、给予患者的指导是否正确，患者是否正确服药(依从性)和对治疗的监测是否正确。若能找出治疗失败的原因，则可提出相应的解决办法，如调整给药方案、更换药物、改善患者依从性等。若仍不能确定治疗为什么无效时，应考虑换药，因为维持无效的治疗无益而有害且浪费资源。无论何种原因停止药物治疗时，应切记不是所有的药物都能立刻停药。为防止出现停药反跳或撤药综合征，有些药物(如中枢神经系统用药、糖皮质激素及 β 受体拮抗药等)需要逐渐减量才能停药。必要时，需要重新开始前述循环步骤。

第三节　药物治疗的书写

一张处方在形式上是医生开给患者的药品清单，其内容却是写给药学、护理人员的关于如何调配药品和如何使用药品的书面指示，也是医、药、护人员共同对患者健康负责的医疗文书，具有经济上、技术上和法律上的意义。药师收方，审核后照方配药，标注用法，指导患者正确用药。正确书写处方，有利于正确执行医嘱，从而提高患者用药的依从性。处方的正确性关系到患者的康复和生命安全。因此，医药人员不仅应具备丰富的临床医学知识，而且要全面掌握药物的药理作用、不良反应、剂量、用法、配伍及制剂的知识，更要以极端负责的态度，认真对待处方，不可草率，以免给患者带来不应有的损失。

1. 处方的结构

为了便于使用和保存，医院或诊所都有统一格式的处方笺。处方的基本结构包括以下 5 项。

(1) 处方前记：也称处方的自然项目，包括医疗单位名称、就诊科室、门诊病例号、就诊日期、患者姓名、性别、年龄、处方编号、临床诊断等。

(2) R 或 Rp：源于 Recipe(拉丁语“取”)，含义是请取下列药物。

(3) 处方正文：是处方开具者为患者开写的用药依据，是处方的核心部分。包括药品名称、制剂、规格、用法和用量。每一种药品写一行。规格和用量应写明单个剂量乘以总数。如是液体剂型可写出总量。此部分可用中文书写，也可用拉丁文书写，也有的习惯用英文书写，但整张处方应一致。

(4) 处方后记：包括医师、配方人、核对人、发药人的签名和发药日期等。

(5) 处方者签名。

2. 处方类型

处方类型包括医师处方 (完整处方)、简化处方、法定处方和协定处方，后二者在形式上属于简化处方。

(1) 医师处方：此种处方是医师根据病情需要，为患者诊断、治疗和预防用药所开具的处方。

(2) 简化处方：书写已制成各种制剂的药物，在处方正文中写出药物的名称、制剂、规格、数量即可。

(3) 法定处方：以简化处方形式开写国家药典或处方集上的药物制剂。

(4) 协定处方：书写本医院内常用的合剂或其他制剂的处方，由医生与药房协商配制的药物，不属于法定药物制剂或成药，在处方中不需要再写配置方法和含量，只以简化处方形式书写。这种处方只适用于处方者所在医院内范围。

3. 书写处方的一般规则和注意事项

(1) 认真填写一般项目：患者的姓名、年龄、性别是确认患者的重要信息，还有助于审方时发现可能的剂量错误，特别是儿童和老年患者。清楚地填写日期也很重要，因为某些药物处方超过一定的时限将不再有效。

(2) 每种药物占一行，药名在左，剂量在药名的右边。除法定或协定制剂外，应写明药物的浓度。注意药名应用通用名称，不可使用缩写。

(3) 药物用量单位应按照药典规定的法定计量单位，固体药品一般以克 (g) 为单位，液体以毫升 (mL) 为单位。用量和数量必须写清楚，小数中有效零不能省略。

(4) 药物总量应根据病情和药物的性质确定。普通内服药品一般为 3 日量，慢性病一般不超过两周量，最多不超过一个月量，医疗用毒性药品不得超过 2 日极量，一类精神药品不超过 3 日常用量，二类精神药品不超过 7 日量。如有超量，由医师在药名下再签名，麻醉药品注射剂不超过 2 日量，片剂、酊剂、糖浆等不超过 3 日量，连续使用不超过 7 日量。药品剂量，不应超过药典规定的极量，如特殊情况需要达到或者超过极量时，医生应在药品名称下再签名。

(5) 危重病情急需用药时，应在处方上注明“急”。

(6) 开写处方时应认真慎重，用钢笔书写，不得涂改。处方后，须仔细核查，保证无误后，才签名交给患者。

(7) 开具医疗用毒性药品、精神药品、麻醉药品处方，应使用专用处方。

第四节 治疗药物的选择及给药方案调整

一、治疗药物的选择

当治疗目标确定以后，可按照一定步骤来确定治疗药物，目前尚无公认的标准细则，只有一般原则以供遵循。随着医药工业的发展，为临床提供的药物数量日益增多。在大量涌现的新药中，绝大多数仍然是现有药物的同类药，真正作用方式全新的和属于未知的药物是极少数的。因此，开始选择药物时，应着眼于各类药物而不是个别药物。临床常用药物有数千种，但从药理学上仅有约 70 类。同一类中的药物有相同的作用机制、类似的分子结构，它们的疗效、不良反应、禁忌证和相互作用等也相似。而且，同一类药物中多数活性物质的非专利名有共同的词干，如苯二氮䓬受体激动药中有地西泮、硝西泮、氯硝西泮和氟西泮等，血管紧张素转换酶抑制剂包括卡托普利、赖诺普利、依那普利和贝那普利等。多数情况下，针对同一个治疗目标仅 2 ～ 4 类药物有效。药物的选择可在这个范围内进行。选择的原则是药物的有效性、安全性、经济性。此外，也要考虑给药的方便性。

1. 有效性

有效性是选择药物的首要标准，无效药物不值得进一步验证。为了产生疗效，药物必须达到最低有效血药浓度。理想的药物应具有很好的药代动力学特征，允许采用简单的给药方案并达到所需的治疗浓度。

2. 安全性

用药安全是药物治疗的前提。经过临床前药理和毒理学评价以及上市前临床试验，只有满足基本的安全性要求的药物才得以进入临床。追求绝对安全是不可能的，也不符合科学规律。患者从药物治疗中获益的同时必然也会冒一定风险，临床医药人员需要在二者间权衡后做出选择。理想的药物治疗应有最佳的获益风险比。不同的药物治疗，患者的获益不同，从而对安全性的要求 (或者说对风险的可接受程度) 也不一样。面对一个具体患者，考虑药物的安全性主要着眼于禁忌证和药物相互作用。禁忌证是由药物的作用机制和患者的病理、生理学特征所决定的。如前所述，同一类药物作用机制相同，所以通常也有类似的禁忌证。一些特殊人群 (如妊娠、哺乳、儿童、老年、肝肾功能障碍、过敏体质等) 因其特定的生理和病理学变化而成为发生用药安全性问题的高风险人群，他们常常被要求慎用或禁用某些药物。

3. 经济性

经济性主要受治疗成本影响，根据有效性和安全性做出的最理想选择也可能是最昂贵的，在财力有限时不可能使用。所以治疗成本、患者的经济状况、医疗保险等是选择药物时不得不面对的实际问题。有时患者宁可采用保险可支付的药物而不要最好的一种。当给患者开出太多的药物时，他们可能只取其中一部分。在此情况下，医药人员应只开具真正需要的、适当的和患者能负担的药物，而不要让患者自行从处方中挑选他认为“最重要”的药物。另外，考虑药物的治疗成本时应该注重的是治疗的总支出即治疗总成本，而不是单一的药费。因为有可能较高的药费支出（与低费药物相比）可以缩短住院天数、避免或减轻不良反应、早日恢复健康，使患者从住院费和不良反应治疗费中获得充分补偿，治疗成本反而降低。显然这种具有成本效果的药物即使药费较高一些也是值得选用的。

4. 方便性

一种药物的制剂和给药方案应该尽量方便患者，否则会降低患者对治疗的依从性。例如，缓释制剂减少了给药次数，不容易发生漏服现象，患者依从性高。但是保证治疗效果应该是首要的。当治疗目标或者治疗结果确定时，治疗获益相对确定，此时，医药人员在药物选择过程中，考虑的主要是患者面临的风险，如药品安全性问题，尤其在选择新上市的药品时。基于上述标准进行药物选择时，可能会发现还有多种药物在这些方面都很相似，这时应优先选择具有最理想的药动学特征和质量可靠的药物。经过多次这样的比较与选择过程，每种治疗者都可逐渐总结出自己习惯使用的一类药物，针对特定的适应证和治疗目的被优先选用。这种“个人处方集”的形成将有助于提高临床的诊疗效率。据调查，临床上大多数医生常规处方中用到的药物通常仅有 40 ～ 60 种。当然，伴随着循证医学的发展，标准化的治疗指南将日趋完善，治疗药物选择的科学性将大大提高。

二、给药方案的设计和调整

产生最小治疗效应的血药浓度称为治疗阈，而出现机体能耐受的最大不良效应时的血药浓度称为治疗上限。二者之间的范围称为药物的治疗窗。制定给药方案的目标是将血药浓度水平维持在治疗窗内。达到这一目标需要考虑两个因素：①治疗窗的位置和宽度，这是由药效学因素决定的；②血药浓度时间曲线的形态特征，取决于药动学过程。药物手册和药品说明书上推荐的标准剂量方案一般是基于上市前临床试验阶段有限的研究结果制定的，它所反映和针对的是一组患者的平均状态，属于非个体化方案。其适用范围取决于这些研究所选择的“标准”受试者的代表性如何。当面对一个具体患者时，他的药效学和药动学特征与标准人群越接近，则采用标准剂量方案越有可能产生预期的疗效。幸运的是，在多数情况下患者间的这种差异是有限的，因而采用标准剂量方案是有效的，但有效不等于优效，不能因此就不假思索地选用标准剂量方案或在治疗中一成不变，需要针对患者的药效学和（或）药动学特征变化，对标准剂量方案进行相应调整，实行个体化给药。个体化给药是医师根据患者的发病机制选择药物，药师可根据经验或群体药动学参数计算出初始给药剂量，交给药房调剂，护士给患者用药后抽取标本，技师测定标本浓度，药师根据患者血药浓度和其他临床数据计算药动学参数，推荐新的给药方案，最后由医师修正治疗方案。个体化给药设计和调整给药方案主要依据下述指标：

当评估药物疗效的药效学指标定量明确，并能迅速反映药物疗效时，其指标可作为剂量调整的依据，如静脉注射硫喷妥钠时，其治疗作用为麻醉深度，中毒表现为呼吸抑制，其程度与血药浓度密切相关，很容易被有经验的医师判断，而用作调整剂量的依据，在麻醉未达到足够深度时可继续给药，一旦出现呼吸抑制需要马上停药。另外，还有一些定量的生化指标也可作为剂量调整的依据，如把凝血酶原时间的延长作为确定应用华法林的依据、把血糖值作为确定口服降糖药的依据等，这些都是最有效而常用的方法。药效学指标可以作为选药的依据。羟甲基戊二酰辅酶 A 还原酶抑制剂 (他汀类) 是疗效明确的调血脂药，其降低血脂值大多与患者的血脂基础有关。此类调血脂药能把血脂值从基础水平降低 20%～55%，与减少低密度脂蛋白胆固醇 (LDL-Ch) 的药效学指标有明显的量效关系，因此，可以根据患者的 LDL-Ch 基础水平选择合适的他汀类药物和剂量。如果单用一种药物降低 LDL-Ch 疗效不够理想，还可以合用其他类型的调血脂药。目前，在临床抗感染治疗中，依据抗菌药物的药效学参数，如最低抑菌浓度 (MIC)、最低杀菌浓度 (MBC)、抗菌后效应 (PAE) 等指标制定给药方案在临床上可获得最佳疗效。根据抗菌药物药效学特点，抗菌药物分为两大类：第一类为浓度依赖性抗菌药物，如氨基苷类和喹诺酮类，其杀菌作用与浓度密切相关，即血药峰浓度与 MIC 的比值增大，临床有效率增加；第二类为时间依赖性抗菌药物，如 β 内酰胺类和大环内酯类，其抗菌作用与血药峰浓度的关系并不密切，而与超过对病原菌 MIC 的时间有关，即 MIC 是评价时间依赖性抗菌药物疗效的重要指标。过去对药动学和药效学作为两部分分别进行研究，但在实际研究中发现有些药物血药浓度与效应之间无明显的直接关系，要了解、评价、判断药动学、药效学对药物临床疗效的影响，需建立一种血药浓度与效应之间的定量关系研究方法，即药动学 / 药效学 (PK/PD) 统一模型。PK/PD 模型可将机体与药物这两个处于同一“统一体”中的“矛盾的两个方面”进行综合研究，更科学地揭示药物剂量，相应时间与机体的效应关系，可以更好地发挥抗菌药物的临床治疗效果，降低不良反应和耐药性的发生率。药效学指标是调整给药方案的金标准。然而，用作调整给药方案的药效学指标要求必须能够定量，界限要清楚明确，能明确反映量效关系，但并非所有的药效学指标都能满足如此要求。如药物毒性反应，对机体有严重影响，毒性反应不可逆，则作为调整剂量的指标不够安全，如果药效改变和血药浓度改变之间有较长时间延搁，也难以作为调整剂量的依据。因此，也有相当多的药物难以实行有效的药效学监测。

第五节　患者的依从性与用药指导

广义的依从性是指个人的行为与医疗或保健的建议相符合的程度。从药物治疗的角度，依从性是指患者对药物治疗方案的执行程度。无论药物选择和剂量方案制定有多么正确，如果患者不依从性也将难以达到预期的治疗效果。事实上，当患者从医生手中接过处方时，随后实施治疗的责任也一同转移到了他自己身上，按方取药、依照正确的剂量、恰当的时间和次数、空腹或餐后、规定的疗程等一系列要求来使用特定的药物。在这一过程中任一环节上出现偏离医生的用药要求，都会导致不同程度的不依从，从而影响治疗效果。

1. 患者不依从的主要类型

(1) 不按处方取药：有的门诊患者拿到处方后并不取药，住院患者在出院时也不去取应继续使用的药物。

(2) 不按医嘱用药：包括剂量错误、次数错误、用药时间或顺序不恰当、用药途径或方法错误、用药目的不对。

(3) 提前终止用药：患者错误地认为不需要再用药了，比如症状已改善或一次开的药量已用完。

(4) 不当地自行用药：有患者认为自己症状与他人相似而使用他人的药物。

(5) 重复就诊：就诊于不同专科，或者同时就诊于不同医院，或者中西医同时就诊，而不告知医生有关详细情况，造成相同或者相似药物重复使用。

2. 患者不依从的常见原因

(1) 疾病因素：一些疾病（如高血压）本身无明显症状或经过一段治疗症状已改善，患者缺少症状提醒而漏用药物。

(2) 患者因素：对医生缺乏信任，担心药物不良反应，经济拮据，年迈残障，健忘或求治心切，相信他人经验等而自行停药或更改用药方案。

(3) 医药人员因素：缺少与患者的沟通，未清楚提供用药指导。

(4) 药物因素：药片太小，使视力和手指灵活性减退的老年患者用药困难，药片太大难以吞咽，制剂带有不良气味及颜色，致使儿童患者拒服。

(5) 给药方案因素：方案过于复杂（药物种类或服药次数过多），用药途径不方便。

3. 患者不依从的后果

患者不依从的直接后果取决于不依从的程度、治疗药物的浓度、效应关系和治疗窗大小。当药物的治疗窗较宽，通常的处方剂量所产生的血药浓度足以到达浓度效应曲线的上段平坦区间时（曲线斜率较小，效应对浓度变化不敏感），为数不多的漏用对疗效的影响不会很大。典型的例子如噻嗪类利尿药，即使不规则用药也同样有效。如果药物的治疗窗较窄（如氨茶碱），潜在的毒性反应限制了用药剂量，使血药浓度较低而处于浓度效应曲线的中段陡峭区间时（曲线斜率较大，效应对浓度变化敏感），不规则用药将导致疗效减退或产生毒性反应。不依从的间接后果是导致医生在监测治疗结果时做出错误判断，将患者不依从而造成的治疗失败误认为是诊断错误或所采用的药物治疗无效，从而有可能进一步导致额外的化验检查，增加剂量，更换毒性及费用更高的二线药物等错误决策，使患者承受更大的药物不良反应风险和经济损失。这从另一方面也提示临床医药人员，在分析药物疗效不佳的原因时，不要疏漏患者的依从性因素。临床上评估患者的依从性的方法主要有患者自报、服药日记、计数剩余药量、电子剂量监测和体液药物浓度测定等，其评估结果的可信度依次递增。改善患者的依从性可从3方面着手：①与患者建立良好的关系，赢得患者的信任与合作。这要求临床医药人员尊重患者的感受和观点，理解患者，多交流沟通。②优化药物治疗方案。一个优化的药物治疗方案是尽可能少的药物、起效迅速、尽可能少的药物不良反应和合适的制剂，简单的剂量方案(每日1～2次)和尽可能短的疗程。③以通俗易懂的语言向患者提供充分的用药指导。

4. 向患者提供用药指导

向患者提供用药指导的目的是帮助患者正确地认识药物，正确地使用药物，保证药物发挥应有的疗效。在这个过程中，药师的交流技巧很重要，目光游动不定等不当姿势会降低患者的信任感，要熟悉患者的心理，要表现出应有的同情心，冷静耐心地倾听，保持温和友善及积极的态度有助于建立患者对药师的信任。应多替患者考虑，如果语言不通，可以写下要说的话，有许多聋哑人可以阅读。指导或者回答问题过程中应突出重点。避免面面俱到，因为谁也无法一下子记住很多问题。基本内容包括以下6个方面：

(1) 药物的疗效：为什么需要采用此药治疗，哪些症状会消失或改善，哪些不会，估计何时起效；如果不用药或不正确用药将出现什么情况。

(2) 药物不良反应：帮助患者适当了解药物的作用和不良反应，预防或避免不必要的困扰与危险。告知患者可能出现哪些(最重要的)药物不良反应，怎样识别这些药物不良反应，药物不良反应会持续多久，有多严重，采取什么措施防治。对于多疑者，可能还需要强调不良反应的发生是一个统计学概率事件，是整体人群的反应，对于个人来说不一定发生。提醒的目的是万一发生时，可采取相应措施，如停药或者就医。

(3) 药物使用：怎样使用此药，何时使用此药，连续使用多久，怎样储存此药，剩余的药如何处理。忘记按时用药很常见，可以提示患者利用闹钟、电脑、移动电话的提醒功能，或者推荐缓释制剂。

(4) 告诫患者：何时不应使用此药，不要超过最大用药剂量，为何必须全程用药。

(5) 关于复诊：何时复诊，哪些情况下不必复诊，哪些情况下要提前复诊，下次复诊时医生需要了解什么信息。

(6) 确认沟通效果：询问患者对上述各项是否全部清楚，让患者复述最重要的信息，询问患者是否还有其他问题。对任何疾病的治疗，最具成本效益的方案是对患者进行宣传教育，避免可能发生的问题。经常有高血压患者说："血压高时，我才吃药，血压不高，就不吃了。"应告知患者高血压对机体器官的危害是长期的，治疗是终身的，治疗的目的并非仅仅控制血压，而是防止并发症的发生。服药方法是经常遇到的问题，尤其是一些新的或少见的制剂，有的长效片剂由于制剂技术的限制，必须整粒吞服，不能咀嚼或掰半，否则就会失去缓释作用。口服液体制剂使用有刻度的量杯准确量取，汤匙是一个模糊概念，不宜推广。许多人不能很好地掌握粉雾剂的使用。使用前应先用温水漱口，若有活动性假牙应取出，避免口腔内异物吸入气道。临用前，取适当剂量的胶囊放入专用吸入器的刺孔槽内，用手指揿压侧按钮，胶囊两端分别被细针刺孔，然后将口吸器放入口腔深部，用力吸气，胶囊随着气流产生快速旋转，胶囊中的药粉即喷出胶壳，并随气流进入呼吸道。可反复几次，以保证药物吸入完全。该制剂在哮喘患者中应用较多，而且这些患者多数存在不同程度的呼吸困难，需经过指导才能掌握操作要领。当未很好掌握使用要领时，建议其在哮喘发作时使用喷雾剂。

第三章　抗菌药物

现代抗微生物化疗开始于1936年磺胺类药物的首次应用，而第一个抗生素青霉素的应用，则开创了抗生素治疗的新纪元。据估计目前在住院患者中约30%的患者接受抗生素治疗，每年有成百万的危重感染患者经抗生素治疗后得以痊愈，因此抗生素及抗菌药物已成为现代治疗中重要的药物之一。半个世纪以来，各国制药工业已先后研制、开发并应用于临床的抗菌药物有青霉素类50余种、头孢菌素类70余种、四环素类12种、氨基苷类15种、单环类1种、碳青霉素烯类3种、大环内酯类9种、β-内酰胺酶抑制剂3种、二氢叶酸还原酶抑制剂3种、喹诺酮类12种、新的链阳性菌素2种及其他品种，共200余种。为便于了解和合理应用各种抗菌药物，需要将上述药物进行适当的分类。常用的分类方法见下面的章节。

第一节　抗菌药物的分类及作用机制

一、抗菌药物的分类

（一）按抗菌谱分类

例如青霉素类和大环内酯类、林可霉素类等为主要作用于革兰氏阳性细菌的抗菌药，链霉素、多黏菌素类等为主要作用于革兰氏阴性菌的抗菌药，四环素类、氯霉素等为广谱抗菌药。但随着临床应用的品种不断增多，近年研制开发的广谱新抗菌药越来越多，以及对某些抗菌药物老品种的深入研究后又发现不少新的用途，例如红霉素用于治疗军团病和弯曲菌感染均取得了良好疗效，因此按抗菌谱进行抗菌药物分类已不能适应药物发展的需要。

（二）按化学结构分类

由于药物的药效（抗菌作用）和药动学性质与其化学结构有密切关系，按化学结构分类有利于医药工作者对各种药物性质和作用特点的了解和合理应用。例如，常用的抗菌药物可分为青霉素类、头孢菌素类、氨基苷类、大环内酯类等。但有时不同化学结构的药物可有相同的作用和临床用途，如抗结核药。

（三）按作用机制分类

抗菌药物按各类抗菌药物的主要作用机制可分为以下5个方面。

(1) 作用于细菌细胞壁的药物，如青霉素类、头孢菌素类、万古霉素等。

(2) 作用于细菌细胞膜的药物，如多黏菌素类、多烯类等。

(3) 抑制细菌合成蛋白质的药物，如大环内酯类、四环素类、氯霉素等。

(4) 抑制细菌核酸代谢的药物，如灰黄霉素、利福平等。

(5) 抑制细菌叶酸代谢的药物，如磺胺药和甲氧苄啶等二氢叶酸还原酶抑制剂。但不少抗菌药物新品种其确切的作用机制尚未完全阐明，此外有的品种的作用机制并非单一的，因此本分类法亦存在一定困难。

综上所述，目前多数学者采用以化学结构结合临床用途的综合分类法，将各种抗菌药物分为青霉素类、头孢菌素类、氨基苷类、大环内酯类等，辅以根据作用和临床用途分类，如抗结核药、抗真菌药、抗病毒药、抗原虫药等。

二、抗菌药物的作用机制

临床应用的抗菌药物，包括抗生素和化学合成药，必须对病原微生物具有较高的“选择性毒性作用”，而对患者不造成损害或影响极小。这种选择性毒性作用对于临床安全用药十分重要。研究和了解抗菌药物的作用机制，对于临床合理选用抗菌药物、新抗菌药物的研制开发和细菌耐药性的研究，均有重要意义。

抗菌药物对于不同病原微生物的作用主要由于药物对后者某些特殊靶位的作用，根据主要作用靶位的不同，抗菌药物的作用机制主要有以下 5 个方面。

(1) 干扰细菌细胞壁的合成，使细菌不能生长繁殖。

(2) 损伤细菌细胞膜，破坏其屏障作用。

(3) 影响细菌细胞蛋白质的合成，使细菌失去生长繁殖的物质基础。

(4) 影响细菌的核酸代谢，阻碍遗传信息的复制。

(5) 其他。

(一) 干扰细菌细胞壁的合成

所有细菌 (除支原体外) 都有细胞壁，而哺乳动物细胞则无，这是两者最主要的区别。不同细菌细胞壁的组成各不相同，主要可分为两种类型，即革兰氏阳性细菌和革兰氏阴性细菌。细胞壁主要由成分为糖类、蛋白质和类脂质组成的聚合物，相互镶嵌排列而成。革兰氏阳性细菌细胞壁的黏肽层厚而致密 (占细胞壁重量的 65% ～ 95%)，内有磷壁酸镶嵌，类脂质、脂多糖、脂蛋白较少或阙如；革兰氏阴性杆菌细胞壁的黏肽层薄而疏松 (不足 10%)，无磷壁酸或磷壁醛酸，含类脂质、脂多糖和脂蛋白等，但两者均含有呈链状交叉联结的黏肽。许多抗菌药物可干扰黏肽的生物合成，从而干扰细胞壁的合成。

细胞壁黏肽的合成可分以下步骤进行：

1. 细胞质内期

二磷酸尿嘧啶核苷 -N- 乙酰葡糖胺 (UDP-NAG) 及二磷酸尿嘧啶核苷 -N- 乙酰葡糖胺乳酸 - 五肽 (UDP-NAM- 五肽) 的合成：乙酰葡糖胺 (NAG) 先于二磷酸尿嘧啶核苷

连接生成 UDP-NAG，后者与磷酸烯醇丙酮酸结合后得到一分子乳酸后成 UDP-NAM。UDP-NAM 依次接上 L- 丙氨酸、D- 谷氨酸、L- 赖氨酸 (在革兰氏阴性细菌则为消旋二氨基庚二酸) 和经丙氨酸消旋酶的作用而从 L- 丙氨酸生成的另外 2 分子的 D- 丙氨酸形成 NAG-NAM- 五肽。这一步过程在细胞质内进行。

2. 粘肽合成的细胞膜期

以上形成的 UDP-NAM- 五肽经细胞膜上的脂质载体将 NAM- 五肽运送到细胞膜上，而释出的 UMP 仍转回细胞质。然后在五肽侧链上的 L- 丙氨酸连接 1 分子 NAG 和其他氨基酸，这一步过程在细胞膜上进行。

3. 黏肽合成的细胞壁期

以上形成的黏肽亚单位从细胞膜上的载体脱落后 NAM-NAG 双糖化合物结合，被运送至黏肽生长点，经过一系列的反应，最后经转肽作用完成黏肽的交叉联结，形成坚固的细胞壁，这一步骤在细胞壁完成。

磷霉素的结构与磷酸烯醇丙酮酸 (PEP) 相似，因此该抗生素可与后者竞争结合 UDP-NAG 转移酶，抑制丙酮酸自 PEP 转移从而抑制了黏肽合成的第一步，使 UDP-NAG 不能转化为 UDP-NAM。环丝氨酸的结构与 D- 丙氨酸相似，可干扰丙氨酸消旋酶的作用，使 L- 丙氨酸不能变成 D- 丙氨酸，并可阻断 2 分子 D- 丙氨酸联结时所需 D- 丙氨酸合成酶的作用。杆菌肽抑制粘肽合成的第二步，抑制细胞膜上脂质载体的再生，引起 UDP-NAM- 五肽在细胞浆内堆积，影响细胞壁黏肽的合成。万古霉素主要抑制黏肽合成的第二步，抑制细菌的黏肽多聚酶，使转糖基作用不能进行，影响黏肽前体被运送至细胞壁，使黏肽的合成终止。

β- 内酰胺类抗生素包括青霉素类、头孢菌素类和不典型的 β- 内酰胺类抗生素，主要抑制粘肽合成的第三步，阻止粘肽链的交叉联结，使细菌无法形成坚韧的细胞壁。因为青霉素类可以作用于两种粘肽水解酶，二者使完整的细胞壁产生裂痕而为新加入的粘肽前体提供受点。一种是内肽酶，有转肽酶的活性，青霉素类在较低浓度时可抑制内肽酶的活性，影响细胞壁合成，细胞的分裂受阻，但菌体仍能伸长，形成丝状体。高浓度时糖苷酶也受抑制，细菌的外周细胞壁的合成也受影响，细菌不能伸长。上述两种酶同时受抑制时，细胞的细胞壁发生缺损而形成环形体。不同青霉素类抗生素对于两种酶的作用可以有所不同，如氨苄西林主要影响内肽酶，因此细菌经作用后多形成丝状体，球形体较少；阿莫西林主要影响外周细胞壁的合成，形成较多球形体。

近年的研究发现细菌的细胞膜上有特殊的蛋白分子，能与青霉素类或头孢菌素类相结合，是 β- 内酰胺类抗生素的作用靶位，称为“青霉素结合蛋白”。不同细菌细胞膜上的 PBP 数目、其分子量、对 β- 内酰胺类抗生素的敏感性不同，但分类学相近的细菌，其 PBP 类型及生理功能则相似。例如，大肠杆菌有 7 种 PBP，PBP_1a、PBP_1b、PBP_2、PBP_2 具有转肽酶的活性，PBP_1a 和 PBP_1b 与细菌的伸长有关，PBP_2 与细菌的形状有关，PBP_3 与细菌的分裂有关，PBP_4、PBP_5、PBP_6 则与羧肽酶等的活性有关。PBP_1、PBP_2、PBP_3 是细菌的存活、生长、繁殖所必需，PBP_4、PBP_5、PBP_6 则重要性较差。β- 内酰胺类抗生素与 PBP 结合后，先引起细菌形态的改变，最终导致细菌被杀灭。不同品种与 PBP 结合的主要部位亦可有不同，如头孢噻吩与 PBP_1a、PBP_1b 有高度亲和力，可使细菌生长繁殖和伸长受抑制，并溶解死亡。美西林则主要与 PBP_2 结合，细菌形成大圆形细胞，对外界渗透的改变稳定，可继续生长几代才逐渐溶解死亡。多数青霉素类或头孢菌素类抗生素主要与 PBP_1 和 (或)PBP_3 结合，形成丝状体和球形体，然后细菌发生变形萎缩，逐步溶解死亡。

(二) 损伤细菌细胞膜

细菌的细胞膜为一半透膜，由 50% ～ 70% 蛋白质和 20% ～ 30% 磷脂组成，此外尚有少量糖脂类。磷脂类形成双层结构，其嗜水性的一端面向外侧或内侧，中间有亲脂性脂肪酸和膜蛋白分布在内。膜蛋白具有运送营养物质、供应能量、合成胞壁成分、输出细胞内代谢产物等重要功能，并能将氨基酸、嘧啶、嘌呤、磷脂、核苷酸和无机盐等物质浓集在细胞内，防止外漏。细胞膜的稳定性、完整性及其正常功能有赖于其中蛋白质和脂类成分间相互作用的平衡。细菌与哺乳动物细胞膜的主要不同点在于前者的细胞膜中缺少胆固醇成分，而后者的细胞膜中含有胆固醇，此外如真菌细胞膜含有麦角固醇。

多黏菌素类的分子有两极性，一极具有亲水性，与细胞膜的蛋白质部分结合；另一极具有亲脂性，与膜内磷脂相结合，使细胞膜断裂，导致细胞内重要物质外漏，细菌死亡。革兰氏阴性杆菌细胞壁及细胞膜中脂质含量多，故多黏菌素对革兰氏阴性杆菌的作用强。两性霉素 B、制霉菌素等多烯类抗生素主要与真菌细胞膜上的麦角固醇结合，在细胞膜上产生了亲水性小孔，使细胞膜的通透性增加，致细胞内重要物质 (氨基酸、核苷酸、电解质等) 外流和真菌死亡。吡咯类药物中的咪唑类 (咪康唑、酮康唑等) 和三唑类 (氟康唑、伊曲康唑) 等抑制真菌细胞膜中固醇类的生物合成而影响其通透性。

(三) 影响细菌合成蛋白质

蛋白质合成分三个阶段，即起始阶段、延长阶段和终止阶段。

1. 蛋白质合成的起始阶段

蛋白质由氨基酸按一定的顺序结合而成，在核糖体上进行。蛋白质合成时需要许多基本成分的参与，包括活化的氨基酸、转运核糖核酸 (ribonucleic acid)、信使核糖核酸 (mRNA)、核糖体 (由 rRNA 和蛋白质组成)、蛋白质起始因子 (IF_1、IF_2、IF_3)、酶、Mg^{2+}、三磷酸腺苷 (ATP)、三磷酸鸟苷 (GTP) 等。核糖体是合成蛋白质的场所。细菌核糖体的沉降系数为 70s，蛋白质合成开始时，70s 核糖体可解离为 50s 及 30s 2 个亚基。30s 亚基与新生成的 mRNA 结合成为 mRNA-30s 复合物，然后接上第一个氨基酰 -tRNA(甲酰蛋氨酰 tRNA，接在相当于 50s 亚基的 P 位)，称为 30s 起始复合物。后者很快与 50s 亚基结合成 70s 起始复合物。氨基苷类、四环素类、氯霉素等对此阶段有影响。

2. 蛋白质合成的延长阶段

新的氨基酰 -tRNA 按 mRNA 的密码要求，接在核糖体 50s 亚基的 A 位上，此时结合在 P 位上的甲酰蛋氨酰或以后合成的肽链被输送至 A 位，其羧基与新接上的氨基酸的氨基结合而形成新的肽链。此时 P 位上的 tRNA 被释放，回到细胞质内转运其他相应的氨基酸。核糖体 30s 亚基在 mRNA 上发生位移，把带有肽链的 tRNA 从 A 位移至 P 位。A 位上又接受新的氨基酰 -tRNA。如此周而复始地合成蛋白质。氨基苷类、氯霉素、红霉素、四环素类、林可霉素类等均作用于此阶段，影响蛋白质合成。

3. 蛋白质合成的终止阶段

当 mRNA 上的密码出现终止信号时，表示蛋白质合成已结束。肽链从核糖体的 P 位上释出并与 tRNA 分离，tRNA 及 mRNA 也与核糖体分离。70s 核糖体又解离为 30s 及 50s 亚基，重新参与蛋白质的合成。氨基苷类、四环素类、氯霉素等均可作用于此阶段。

细菌细胞与哺乳动物细胞合成蛋白质的过程基本相同，二者最大的区别在于核糖体的结构及蛋白质、RNA 的组成不同。因此，细菌核糖体的沉降系数为 70s，并可解离成 50s 与 30s 亚单位，而哺乳动物细胞核糖体的沉降系数为 80s，并可解离为 60s 与 40s 亚单位，这就为抗生素的选择性毒性作用提供了条件。许多抗生素均可影响细菌蛋白质的合成，但作用部位及作用阶段不完全相同。氨基苷类及四环素类主要作用于 30s 亚单位，氯霉素、红霉素、林可霉素及夫西地酸则主要作用于 50s 亚单位。

（四）抑制细菌核酸的合成

核酸包括脱氧核糖核酸 (DNA) 及核糖核酸 (RNA)，都是由许多单核苷酸相互连接而成的多核苷酸。核酸合成是细胞生长和存活所必需。每一单核苷酸由糖、碱基和磷酸组成。当细胞分裂时，以原有的 DNA 作模板，在 DNA 聚合酶的参与下，根据碱基互补原则，合成新的 DNA。RNA 有三种，即 mRNA、rRNA 和 tRNA。合成 RNA 的过程称为转录，在依赖 DNA 的 RNA 聚合酶的作用下，以 DNA 为模板，合成新的 RNA。mRNA 带有 DNA 的全部遗传信息。核酸的合成过程可以在多个部位受到抑制，但只有在极低的浓度时能抑制病原微生物的核酸合成过程而对于人类组织毫无影响的药物，才有临床应用价值。

利福平可与依赖 DNA 的 RNA 聚合酶 (转录酶) 的 B 亚单位结合，抑制 mRNA 的转录。某些突变株的转录酶亚单位的结构发生改变，利福平不再与之结合，导致细菌对利福平耐药。氟胞嘧啶进入真菌细胞后，经脱氨酶的作用形成氟尿嘧啶，后者取代尿嘧啶而进入真菌的 RNA。喹诺酮类抗菌药主要作用于细菌 DNA 复制过程中的 DNA 旋转酶 (或拓扑异构酶)。据研究，大肠杆菌的 DNA 旋转酶包括两个 A 亚单位和两个 B 亚单位。A 亚单位在染色体的双股 DNA 上造成刻痕，使之断裂；B 亚单位的作用是利用 ATP 释放的能量使断裂后的 DNA 链以 RNA 核心为主轴，反方向紧密地绕紧，形成负性超螺旋状；然后再由 A 亚单位的作用使 DNA 断端重新封闭联结。喹诺酮类药物主要作用于 A 亚单位，有时对 B 亚单位亦有一定影响，抑制细菌的繁殖。但只有具有合成 RNA 和蛋白质能力的细菌才能为本类药物所杀灭。利福平可抑制 RNA 合成，氯霉素可抑制细菌合成蛋白质，二者均能使喹诺酮类药物的杀菌活性显著减低。哺乳类动物细胞的 DNA 旋转酶只含有两个亚单位，其结构和功能亦与细菌的 DNA 旋转酶不同，因此对喹诺酮类药物不敏感。新生霉素和香豆霉素 A 可抑制细菌的 DNA 旋转酶 B 亚单位，因其可抑制后者与 ATP 的结合和依赖于 DNA 的 ATP 酶的活力。甲硝唑在缺氧条件下其硝基基团被还原产生细胞毒物质，可使敏感菌的 DNA 断裂而死亡。

（五）其他

1. 抑制细菌叶酸代谢

由于细菌细胞对叶酸的通透性差，因此不能利用环境中的叶酸成分，必须在细菌体内合成叶酸后参与核苷酸和氨基酸的合成，使细菌得以生长繁殖。

磺胺药与对氨苯甲酸 (PABA) 的化学结构相似，二者竞争二氢叶酸合成酶，使二氢叶酸的合成减少，或磺胺药代替 PABA 后形成无效的化合物，使核酸等重要物质的合成受阻，影响细菌的生长繁殖。甲氧苄啶 (TMP) 的结构与二氢叶酸分子中的蝶啶相似，能竞争抑制二氢叶酸还原酶，使四氢叶酸的生成受到抑制。TMP 与磺胺药合用后，由于二者作用于叶酸合成的不同环节，抑制细菌的叶酸代谢，因此具有协同作用。TMP 对哺乳动物细胞的二氢叶酸还原酶则作用甚微。对氨基水杨酸 (PAS) 对结核杆菌的作用机制为：与 PABA 竞争二氢叶酸合成酶，合成含有 PAS 的二氢叶酸类似物，抑制了结核杆菌的生长繁殖。此外，PAS 还可抑制分枝杆菌素的合成。

2. 抑制结核环脂酸的合成

杆菌细胞壁有结核环脂酸，异烟肼、乙硫异烟胺、丙硫异烟胺可抑制结核环脂酸合成酶，使结核环脂酸合成减少，造成细胞壁缺损，细胞内容外漏，菌体死亡。

在应用抗菌药物治疗过程中，除药物的作用外，机体良好的整体情况是疾病获得治愈的根本保证。抗菌药物在体内作用于病原菌后，使细菌的生长繁殖迅速受到抑制，但病原菌的最终消除仍有赖于机体本身的防御免疫功能。而且有的细菌可能深藏在组织内或细胞内，或抗菌药物不易到达的体液或体腔内 (如脑脊液、骨或前列腺等)，使药物的作用不能发挥。这些保留在组织内或吞噬细胞内的病原体可能导致疾病的进展、复发或转为慢性。因此在应用抗菌药物的同时，必须采取各种综合措施，如纠正水、电解质与酸碱平衡，补充血容量、改善微循环、处理局部病灶等，改善机体的全身状况。

（六）抗菌药物对机体宿主的影响

不少抗菌药物可对细胞免疫及 / 或体液免疫产生影响。抗菌药物对于机体免疫系统的作用主要有以下 6 点。

(1) 抑制效应器细胞的产生，如 β- 内酰胺类、氯霉素、磺胺药及抗疟药可引起患者中性粒细胞减少或缺乏。

(2) β- 内酰胺类、氨基苷类、磺胺类和砜类等可触发免疫反应而引起过敏或自身免疫反应。

(3) 某些抗菌药物在细胞内摄入量较多，故对细胞内病原菌有效，如大环内酯类、利福霉素类、异烟肼、喹诺酮类等，但细胞内药物浓度与细胞内杀菌活性并不成比例。

(4) 改变细菌毒力，间接影响免疫功能。如β- 内酰胺类、多黏菌素、万古霉素、克林霉素等在抑菌浓度时可使细菌形态、生长速度、代谢和结构发生显著改变，此种改变可导致与吞噬细胞相互作用的改变，例如使用抗生素后白细胞作用增强，即吞噬细胞灭活作用增强及 / 或对吞噬细胞灭活作用敏感。

(5) 对免疫系统一个或多个细胞成分的直接作用。例如，许多头孢菌素类对淋巴细胞转化具有抑制作用；美洛西林、哌拉西林、四环素、甲硝唑、利福平、环丙沙星等可抑制迟发型变态反应；不少抗生素还可抑制或刺激活化的免疫细胞分泌的各种细胞因子，如肿瘤坏死因子、白介素 -1，2，4 及干扰素等，因而影响机体免疫功能。

(6) 氯霉素、甲砜霉素、多西环素、利福平、SMZ-TMP 等可抑制机体产生抗体。

许多抗菌药物对吞噬细胞功能具有一定影响。β- 内酰胺类中头孢地嗪、亚胺培南、美罗培南等可增强中性粒细胞的趋化、吞噬和杀菌功能；氨基苷类、四环素类则对之具有抑制作用；大环内酯类的大部分品种如红霉素、交沙霉素、螺旋霉素、罗红霉素、地红霉素、克拉霉素、阿奇霉素等可增强中性粒细胞的吞噬和杀菌作用。壁霉素和万古霉素对上述细胞的趋化、吞噬和杀菌均具有增强作用，克林霉素亦然。喹诺酮类对中性粒细胞的上述作用无直接影响，但部分品种可通过其他作用机制导致细菌表型改变，间接提高吞噬细胞的杀菌作用，两性霉素 B 具有免疫刺激作用，咪唑类药物如咪康唑、酮康唑具有免疫抑制作用，氟康唑则对机体免疫功能无影响。值得提出的是兼具抗菌活性和生物反应调节作用的新抗菌药物头孢地嗪，在体外和体内均可增强吞噬细胞的趋化、吞噬和杀菌作用，增强 NK 细胞的活力，增加淋巴细胞亚群 CD4 细胞数和 CD4/CD8 的比例，在动物感染实验中可使多种感染动物的存活率增高，在一些免疫功能低下的感染患者中应用本品治疗能提高或恢复多项免疫试验参数。本类药物的开发研究已成为今后研究的重点课题之一。

第二节　细菌耐药性

细菌可通过不同机制对抗菌药物产生耐药性。细菌耐药性可分为以下两种。

(1) 天然或突变产生的耐药性，即染色体介导的耐药性。

(2) 获得耐药性或质粒介导的耐药性。后者所带的耐药基因易于传播，在临床上有重要意义。

染色体介导的耐药性即突变产生的耐药性。细菌可经 X 射线、紫外线等物理因素，或氮芥等化学因素的处理诱发突变，也可为基因 DNA 自发变化的结果。每个基因有一极低的突变率，细胞分裂 105 ～ 109 代后才发生一次突变而产生对某一种抗生素的耐药现象。

由突变产生的耐药性比较稳定，且耐药菌的生长和细胞分裂变慢，与其他细菌的竞争能力也变弱。此种耐药性在自然界的耐药菌中并不居重要地位。染色体介导的耐药性如革兰氏阴性杆菌所产生的头孢菌素酶，耐甲氧西林金葡菌等。

质粒介导的耐药性在自然界发生的细菌耐药现象中最为主要，也最多见。耐药质粒广泛存在于革兰氏阳性和阴性细菌中，通常可分两种，即接合型质粒和非接合型质粒。质粒能通过细菌间以接合方式转移者称接合型。非接合型质粒不能通过细菌接合方式转移，而系通过转化、转导或由接合型质粒“动员”等方式转移。

一、耐药质粒的转移方式

(一)转化

耐药菌溶解后释出的DNA进入敏感菌体内，其耐药基因与敏感菌的同种基因重新组合，使敏感菌耐药。此种传递方式限于革兰氏阳性细菌，在革兰氏阴性细菌中仅嗜血杆菌属有此种传递现象，转化传递的耐药性通常在临床上并无重要性。

(二)转导

耐药菌通过噬菌体将耐药基因转移给敏感菌，转导是金葡菌产生青霉素酶的这一特性转移给敏感菌的唯一方式。金葡菌对氯霉素、链霉素、四环素类和大环内酯类抗生素的耐药性也是通过转导传递的，除金葡菌外，耐药性的转导现象在其他细菌中发生率很低。

(三)接合

接合传递的现象系通过耐药菌和敏感菌菌体的直接接触，由耐药菌将耐药因子转移给敏感菌。接合转移方式主要出现在革兰氏阴性细菌中，尤其在肠道细菌中。通过接合方式，一次可完成对多种抗生素的耐药性转移。接合转移不仅可在同种属细菌间进行，亦可在不同种属细菌间进行。已证实在人和动物的肠道内，这种耐药性的接合转移也可进行，在自然界接合转移频率不高，但在个别临床单位曾造成耐药菌的暴发流行。

(四)易位或转座

易位即耐药基因可自一个质粒转座到另一个质粒，从质粒到染色体或从染色体到噬菌体等。此种可转座的遗传片段有两种，即转座子(Tn)和插入顺序(IS)，二者在各自的两侧均带有一小段相同而方向相反的顺序，并且各自均可作为独立的单位参与转座过程。带有上述转座子的耐药质粒可以通过插入顺序中碱基顺序的重新组合，使耐药基因扩大，因而提高细菌对于抗生素的耐药水平，是造成多重耐药性的重要原因，并易于传递散播，造成医院内或医院外感染流行。

二、耐药性的产生机制

(一)灭活酶或钝化酶的产生

细菌通过耐药因子可产生破坏抗生素或使之失去抗菌作用的酶，使药物在作用于细菌前即已被破坏或失效。目前已分离出的灭活酶或钝化酶有以下几种。

1. β- 内酰胺酶

细菌对 β- 内酰胺类抗生素耐药主要由于产生 β- 内酰胺酶，使其 β- 内酰胺环的酰胺键断裂而失去抗菌活性。根据氨基酸组成和核苷酸序列的不同，β- 内酰胺酶可分为 A、B、C、D 四组，A 组 β- 内酰胺酶主要水解青霉素类，B 组为金属酶，C 组酶主要水解头孢菌素类，D 组酶即苯唑西林水解酶。每一组酶又可分为许多种，革兰氏阳性菌中葡萄球菌是产生 β- 内酰胺酶的主要致病菌，此种酶主要水解青霉素类，为一种胞外酶，多数可经诱导产生。革兰氏阴性杆菌产生的 β- 内酰胺酶远较革兰氏阳性杆菌所产生者多而广泛，其分类亦经不断修改，可于最近 Bush 等的分类见。

2. 氨基苷类钝化酶的产生

氨基苷类钝化酶的产生是细菌对氨基苷类抗生素产生耐药性的最重要原因。已知许多革兰氏阴性杆菌、金葡菌和肠球菌属等均可产生钝化酶而转为耐药。氨基苷类钝化酶有以下 3 类：

(1) 乙酰转移酶 (AAC)，使游离氨基乙酰化。

(2) 磷酸转移酶 (APH)，使游离羟基磷酸化。

(3) 核苷转移酶 (AAD)，使游离羟基核苷化。

三类酶又可按照所破坏的抗生素不同和作用点的不同而分为许多种，目前已知至少存在着 12 种氨基苷类钝化酶，每种酶还可包括多种异构酶。经钝化酶作用后的氨基苷类抗生素可通过下列作用而失去抗菌活性：

(1) 与未经钝化的氨基糖苷类竞争细菌细胞内转运系统。

(2) 不能与细菌核糖体结合。

(3) 失去了干扰细菌核糖体功能的作用。

不同的氨基苷类可为同一种酶所钝化，而同一氨基糖苷类品种又可为多种钝化酶所钝化，这是因为某一品种的分子结构中可能存在多个结合点之故。细菌钝化酶的产生由质粒所控制，并可通过接合转移或转座子转移到其他敏感菌。产生钝化酶的细菌往往对被钝化的氨基苷类抗生素显著耐药，因而导致治疗失败。

3. 氯霉素乙酰转移酶

某些金葡菌、表皮葡萄球菌、D 组链球菌和革兰氏阴性杆菌可产生氯霉素乙酰转移酶，使氯霉素转化为无抗菌活性的代谢物，此酶为一种胞内酶，由质粒或染色体基因编码。

4. 红霉素酯化酶

细菌对红霉素和其他大环内酯类的耐药机制主要是细菌核糖体的靶位发生改变所致。但最近已分离获得数种灭活酶，如从大肠杆菌分离到红霉素酯酶，可水解红霉素结构中的内酯环而使之失去抗菌活性；自溶血性链球菌、金葡菌分离获得由质粒介导的灭活酶，可使大环内酯类、林可霉素类等抗生素灭活。

产生灭活酶是引起细菌耐药性的最重要机制，产酶菌往往表现高度耐药而引起临床上治疗失败。金葡菌产生的β-内酰胺酶常很快释放至细菌体外，因此细菌数量将影响产酶量和抗生素被破坏的量。如细菌量少，则产酶金葡菌的药敏试验结果可能对青霉素仍呈敏感，但青霉素的存在可诱导细菌继续产生大量β-内酰胺酶而导致治疗失败。因此只要是产生β-内酰胺酶的葡萄球菌，不管体外药敏试验结果如何，均应视为对青霉素耐药而改用其他抗生素。

（二）抗生素的渗透障碍

由于细菌细胞壁的障碍或细胞膜通透性的改变，使抗生素无法进入细菌体内的作用靶位而发挥抗菌效能。例如，革兰氏阴性杆菌对多种常用抗生素耐药，主要由于细胞壁中的类脂多糖蛋白复合物形成非特异性屏障；革兰氏阳性菌对多黏菌素类的耐药，系由于后者难以透过细菌的细胞壁所致。氨基苷类抗生素不易穿透肠球菌的细胞壁，需要较大剂量才能发生抗菌作用；但与阻碍胞壁合成的青霉素类合用时即有协同作用，因药物易于进入细胞内，所需剂量也大为减少。由质粒控制的细菌细胞膜通透性改变使很多抗生素如四环素类、氯霉素、磺胺药和某些氨基苷类抗生素难以进入细胞内，因而细菌获得了耐药性。

此外，近年来的研究还证实许多革兰氏阳性菌和革兰氏阴性菌对四环素耐药，主要由于其细胞膜存在能量依赖性泵系统，使菌体内的药物量减少。此种泵出系统由膜蛋白介导。抗生素的泵出系统亦见于对氯霉素、红霉素和喹诺酮类耐药菌中。

（三）靶位的改变

有的细菌可改变靶位酶，使其不易为抗生素所作用，如细菌可以改变其体内的二氢叶酸合成酶，使该酶与磺胺药的亲和力大为降低而引起对磺胺药耐药。细菌亦可通过改变靶位的生理重要性而导致对抗生素耐药，例如某些细菌可降低其黏肽成分对于保持细菌形态和活力中的重要作用，因而对青霉素类耐药。细菌还可改变其靶位的结构或复制一种新的靶位而获得对某些抗生素的耐药性，例如某些肺炎球菌和金葡菌能改变其青霉素结合蛋白的结构或产生一种新的青霉素结合蛋白，后者与β-内酰胺类抗生素的亲和力减低因而导致耐药性。

（四）其他

细菌可增加对抗菌药物拮抗物的产量而耐药。如金葡菌对磺胺药耐药菌株的对氨苯甲酸(PABA)产量可为敏感菌的20倍。此外，细菌代谢状态的改变、营养缺陷和外界环境变化等都可使细菌的耐药性增加。

总之，细菌耐药性产生的机制极为复杂。细菌灭活酶或钝化酶的产生具有重要作用，但在不少病原菌中并非唯一的机制。除灭活酶外，细菌耐药性可能由细菌胞壁渗透障碍或细菌靶位改变等机制所造成。在一种细菌中可能存在两种或两种以上机制共同作用的结果，使之对多种抗生素及抗生素新品种产生耐药性。在正常情况下，由染色体介导的耐药性，其耐药菌往往有一定缺陷，但质粒介导产生的耐药菌则与敏感菌一样，迅速生长繁殖，并可在正常人和体弱者中引起感染。无论质粒或染色体介导的耐药性，一般只发生于少数细菌中，难与占压倒优势的敏感菌竞争，故其危害性尚不大；只有当敏感菌因抗菌药物的选择性作用而被大量杀灭后，耐药菌才得以大量繁殖而成为优势菌，并导致各种感染发生。因此，细菌耐药性的发生和发展是抗菌药物广泛应用，特别是无指征滥用的后果。

三、细菌耐药性变迁及其防治

（一）细菌耐药性变强

自从青霉素应用于临床后的 2 ～ 3 年，75% 的金葡菌即对其产生了耐药性。目前葡萄球菌产酶菌株已占葡萄球菌属的 90% 以上，此种产酶菌株对青霉素均耐药。葡萄球菌属中甲氧西林敏感菌株对各种抗菌药物的耐药性与甲氧西林耐药株有很大不同，前者除青霉素及氨苄西林外，对苯唑西林，第一、二、三代头孢菌素仍很敏感，耐药率＜ 5%，对庆大霉素敏感者约 80%，对阿米卡星和氟喹诺酮类敏感株亦近 90%。但甲氧西林耐药葡萄球菌对上述抗菌药物的耐药率均在 90% 以上，部分菌株可对磷霉素、利福平、复方 SMZ-TMP、阿米卡星和奈替米星敏感，但甲氧西林敏感株和耐药株对万古霉素均呈敏感。肠球菌属对多数常用药物耐药，对青霉素、氨苄西林、氨苄西林 - 舒巴坦、亚胺培南敏感株占 70% ～ 80%，对万古霉素耐药率为 5% ～ 10%，耐药菌株大多为粪肠球菌。

20 世纪 70 年代初开始出现青霉素耐药肺炎球菌，该菌亦可同时对四环素、氯霉素、红霉素、克林霉素、头孢噻吩等抗生素耐药。主要的耐药机制是细菌的青霉素结合蛋白发生变异，导致与青霉素的亲和力减低。目前青霉素耐药肺炎球菌已在世界数十个国家发现，耐药菌占 5% ～ 40% 或以上，个别国家地区可高达 70% 以上。目前国内偶有少数耐药菌株发现，尚无确切数据报道。链球菌属对青霉素、氨苄西林、氯霉素、头孢氨苄、克林霉素等仍高度敏感，对红霉素及其他大环内酯类有少数耐药菌株，对四环素耐药者较多。

产生 TEM-1 质粒酶的流感杆菌在一些国家亦有增多趋势，造成对氨苄西林耐药，并可对四环素、氯霉素等多种抗生素耐药。国内在淋球菌中产青霉素酶的菌株可达 5% ～ 10%，但在某些国家和地区甚至更高。

志贺菌属对链霉素、复方 SMZ-TMP、氯霉素、氨苄西林的耐药率均很高，可达 70% 以上，但对庆大霉素和喹诺酮类仍极敏感。伤寒杆菌和其他沙门菌属除在某些地区有局部流行外，通常耐药性问题并不严重，但 20 世纪 80 年代后期国内多处出现耐药伤寒杆菌（对氯霉素、氨苄西林和复方 SMZ-TMP 耐药）感染流行。氟喹诺酮类对之有良好疗效，现已在临床上推广使用。但本类药物不宜用于儿童及妊娠期妇女，此类患者中的耐药伤寒可改用头孢噻肟或头孢曲松等治疗。

其他肠杆菌科细菌对氨苄西林普遍耐药，耐药率为 55% ～ 94%。细菌对第一代头孢菌素的耐药率较第二代头孢菌素高，对第二代头孢菌素的耐药率较第三代头孢菌素高。

值得注意的是近年来大肠杆菌对哌拉西林、庆大霉素和氟喹诺酮类的耐药率显著增高，可达 50% ～ 60%。绿脓杆菌对多数常用抗菌药物耐药，但对阿米卡星、哌拉西林、头孢他啶、头孢哌酮、氨曲南、环丙沙星、亚胺培南较敏感。亚胺培南对肠杆菌科细菌和绿脓杆菌均具极强的抗菌活性，耐药菌株很少出现，但嗜麦芽黄单胞菌对之均耐药。

（二）细菌耐药性防治

1. 合理使用抗菌药物

为此必须建立细菌耐药性监测网，掌握重要致病菌对抗菌药物耐药情况，供临床选用抗菌药物的参考。医务人员必须严格掌握用药的适应证，使用抗菌药物前应尽一切可能查明病原，有条件时进行药敏试验，作为调整用药的参考。掌握适当的剂量和疗程，不任意滥用多种药物联合。控制抗菌药物的局部应用、预防应用和联合用药。细菌容易产生耐药性的药物 (如红霉素、利福平等) 如需应用一周以上者需联合用药。

2. 严格执行消毒隔离

医院中严格执行消毒隔离制度，防止耐药菌的交叉感染，对耐药菌感染的患者应予隔离。

3. 加强药政管理

抗菌药物必须凭处方供应，应由受过专业训练的医师开出处方，方可配给抗菌药。控制新抗菌药物的审批标准，应加强抗菌药物的质量监督。对农牧业采用抗菌药物应加强管理，应尽量避免用临床应用的抗菌药物作为兽用药或动物生长促进剂。

4. 新抗菌药物的研制与开发

根据细菌耐药性产生的机制及其与抗菌药物结构的关系，寻找和研制对耐药菌有活性的新抗菌药。此外，针对某些细菌产生的灭活酶，寻找适当的酶抑制剂，与抗菌药物合用可保护药物不受灭活酶的破坏而保存其抗菌活性。目前已应用于临床的有 β- 内酰胺酶抑制剂克拉维酸、舒巴坦和他唑巴坦等及其与阿莫西林、氨苄西林、哌拉西林等的复合制剂。此外，质粒消除剂或防止耐药质粒进行结合转移的药物研究也在进行中。

第三节 抗菌药物的合理应用原则

抗菌药物虽可防治疾病，但也可引起各种不良反应，如各种毒性反应、变态反应；也可影响细菌间的生态平衡，导致细菌耐药性产生、菌群交替和二重感染等。不合理使用抗菌药物则将造成更多和更严重的不良反应和后果。目前临床上不合理使用抗菌药物的情况普遍存在，例如：

(1) 选用对病原体或感染无效或疗效不强的药物。

(2) 剂量不足或过大。

(3) 用于并无细菌并发症的病毒感染。

(4) 病原菌已对所用药物耐药，但仍继续用药。

(5) 过早停药或感染已控制而不及时停药。

(6) 发生耐药菌引起的二重感染未改用其他有效药物。

(7) 给药途径不正确。

(8) 发生严重毒性或过敏反应时仍继续用药。

(9) 应用不恰当的抗菌药物组合。

(10) 过分依赖抗菌药物的防治作用而忽略必需的外科处理。

(11) 无指征的预防用药。

合理使用抗菌药物系指在明确指征下选用适宜的抗菌药物，并采用适当的剂量和疗程，达到控制感染的目的；同时采取相应措施增强患者的免疫力，防止和减少各种不良反应的发生。下面主要讨论抗菌药物合理应用的基本原则。

一、及早确立感染性疾病的病原诊断

正确诊断为合理使用抗菌药物的基础，应尽一切努力分离出病原微生物(主要为细菌)，分离和鉴定病原菌后必须做细菌药物敏感试验(药敏)，供临床选用药物的参考。

二、熟悉选用药物的适应证、抗菌活性、药动学特点和不良反应

在药敏结果未获知前或病原菌未能分离而诊断相当明确者可先进行经验治疗。选用药物时应结合其抗菌活性、药动学特点、药效学、不良反应、药源、价格等而综合考虑。药敏结果获知后仍应以经验治疗的临床效果为依据而调整用药。

三、按照患者的生理、病理、免疫等状态而合理用药

新生儿体内酶系发育不完全，血浆蛋白结合药物的能力较弱，肾小球滤过率较低，对某些抗菌药物的排泄较慢，故按体重计算药物用量后，其血药浓度(特别是游离部分)比年长儿和成人高，血减半期延长。出生30日内，新生儿的酶系、肝、肾功能不断发育完善，因此宜按日龄调整剂量或给药间期。

老年人的血浆白蛋白普遍减低，肾功能也日益减退，采用同量抗菌药物后血药浓度较青壮年高，血药减半期也有延长。故老年人应用抗菌药物，特别是肾毒性较强的药物时，用量宜偏小，并根据肾功能情况调整剂量，尽可能监测血药浓度。

孕妇肝脏易遭受药物的损伤，宜避免采用四环素类和红霉素酯化物。氨基糖苷类可进入胎儿循环中，孕妇用后有损伤胎儿听力的可能，应慎用或避免使用。

肾功能减退时：

(1) 四环素类、磺胺药、氯霉素等不宜应用。

(2) 青霉素类(苯唑西林除外)、两性霉素B、林可霉素类等在肾功能中度减退时剂量宜略减少。

(3) 头孢菌素类、氨基糖苷类、万古霉素、多黏菌素类等应按肾功能减退程度而调整

给药方案，有条件时进行血药浓度监测。

四、特殊情况抗菌药的应用

下列情况抗菌药物的应用要严加控制或尽量避免。

(1) 预防用药应有明确指征，不适当的预防用药不仅徒劳无益，反而可引起耐药菌的继发感染。

(2) 皮肤、黏膜等局部应用抗菌药物应尽量避免，因易引起耐药菌产生或变态反应。主要供局部应用的药物如新霉素、杆菌肽、莫匹罗星、磺胺醋酰钠等。

(3) 病毒性感染和发热原因不明者除并发细菌感染或病情危急外，不宜轻易采用抗菌药物。

(4) 联合应用抗菌药物必须有明确指征。

五、选用适当的给药方案、剂量和疗程

通常每 3 ～ 4 个血半减期给药 1 次。剂量过大过小均不宜。抗菌药物一般宜继续应用至体温正常、症状消退后 3 ～ 4 日。如临床效果欠佳，急性感染在用药后 48 ～ 72 小时应考虑调整。

六、强调综合治疗措施的重要性

在应用抗菌药物的同时，必须尽最大努力采取各种综合措施，改善人体全身状况，如纠正水、电解质和酸碱平衡，改善微循环、补充血容量、处理原发病灶和局部病灶等。

七、加强宣传教育，成立相应组织，纠正不合理用药

刊登合理使用抗菌药物的通俗性或科普文章，使广大群众了解任何抗菌药物均会引起一些不良反应，有些甚至可造成严重后果，应有医师处方和在医务人员指导下用药。在医药报纸杂志上刊登合理使用抗菌药物的专题笔谈、讲座、综述等，定期召开学术座谈会、报告会，提高医务人员的用药水平。医院内成立药品和院内感染管理委员会，制定各种措施，加强对合理用药的指导和监督。

第四节 抗菌药物的不良反应及防治

任何药物均有二重性，一方面可以促进患者病理生理机能的恢复正常，达到防治疾病的目的，另一方面也可引起生理、生化机能的紊乱，产生危害机体的不良反应。抗菌药物与其他药物一样，应用于临床后，挽救了大量危重感染患者，使一些过去的不治之症病死率大幅降低，预后大为改观，如产褥热、结核性脑膜炎、隐球菌脑膜炎、感染性心内膜炎、鼠疫、炭疽等；但在抗菌药物应用的同时，带来很多不良反应，严重者可致

残或致死。临床工作者往往只重视抗菌药物灭菌治病的一方面，而对不良反应则重视不够而造成一些医源性疾患。

抗菌药物的不良反应包括毒性反应（含后遗反应）、变态反应（含特异质反应）、应用抗菌药物引起体内菌群失调或二重感染及病原微生物对药物适应而产生的耐药性。

一、毒性反应

毒性反应是抗菌药物引起的各种不良反应中最常见的一种，常发生在高剂量、长疗程应用时，在某些患者应用常规剂量时也可发生，故常掺杂有变态反应，有时二者不易区分。如氯霉素引起的再生障碍性贫血、氨基苷类所致的耳毒反应、红霉素引起的胆汁郁积性肝损害等。

抗菌药物的毒性反应主要表现在神经系统、肝脏、肾脏、血液系统及胃肠道等方面。

（一）神经系统

1. 中枢神经系统

青霉素全身用药剂量过大或静脉注射速度过快时对中枢神经系统有直接毒性作用，表现为幻觉、反射亢进、肌阵挛、惊厥、癫痫，甚至昏迷，称“青霉素脑病”。脑电图可表现为弥漫性慢波或无意义的异常波，当青霉素鞘内注射剂量过大时，可出现头痛、恶心、呕吐、抽搐等脑膜刺激征，有报道青霉素在脑脊液内浓度超过 8μg/mL 时，即可因大脑皮层兴奋性增高而发生上述症状。尿毒症患者由于对青霉素类的血浆蛋白结合率下降，肾小球滤过和肾小管排泌功能的障碍，更易出现神经系统毒性作用。

鞘内或脑室内注射两性霉素 B、氨基糖苷类时，也可对脑膜及神经根产生直接刺激作用，反应发生在注射后即刻或数小时内。

异烟肼对中枢神经有兴奋作用，高剂量时可以抑制谷氨酸脱羧酶，维生素 B_6 缺乏和 1- 氨基丁酸 (GABA) 降低而引起癫痫。治疗剂量的异烟肼如未同时服用维生素也可引起中枢神经系统的不良反应，表现为记忆力减退、中毒性精神病等。

大剂量甲硝唑 (3g/d) 可引起共济失调、癫痫和脑病，停药后可恢复。

近年来随着亚胺培南－西司他丁和氟喹诺酮类药物在临床的广泛应用，疗程中发生惊厥、癫痫已有报道，常发生在老年患者剂量较大时，或已有轻度肾功能不全者。其发生机制为药物在脑组织内浓度过高，导致 GABA 下降而与其受体结合受阻所致。氟喹诺酮类药物易通透血脑屏障进入脑组织。主要临床表现为焦虑、烦躁、失眠、欣快及震颤，也可出现头痛、头晕、精神恍惚、步态不稳，其发生率为 1% ～ 5%。

某些药物尚能引起“良性颅内高压症”，如四环素在婴幼儿应用后可出现烦躁、恶心、呕吐、前囟隆起，除视神经盘水肿外，无神经系统定位症状，成人少见。米诺环素亦能引起此种表现。已有报道婴幼儿服用吡哌酸、诺氟沙星、环丙沙星亦能引起良性颅内压增高，一般于停药降压后 1 ～ 2 天症状即可消失，其发生机制可能为四环素影响脑脊液的分泌和 / 或吸收，导致脑脊液动力平衡障碍，或药物对中枢神经的毒性或变态反应改变了脑血管的舒缩功能，使脑血液循环动态失衡而造成颅内压增高。

2. 颅神经

第八对颅神经损害为氨基苷类抗生素的主要毒性反应之一，每天大剂量给药、疗程过长、幼儿、老年、原有肾功能不全、高敏易感或有家族史、失水、缺氧等均为危险因素，与强利尿剂、水杨酸类、抗癌药、奎宁、万古霉素、多黏菌素等合用时更易发生。耳毒性的发生主要由于血药浓度持续过高，导致内耳淋巴液内药物浓度相应增高，其浓度与剂量成正比，内耳淋巴液并无浓缩药物的功能，但因其半减期远较血中为长，因易引起一系列生化及组织学的变化，致柯蒂器的毛细胞发生退行性变，一旦毛细胞消失，则耳蜗病变终成不可逆性，导致进行性或永久性耳聋，前庭损害的病变部位在周围迷路感觉上皮。

氨基苷类各品种均具有耳毒性，其中以新霉素及卡那霉素较强，故新霉素已不做全身用药，卡那霉素亦渐趋少用。目前常用的品种中 (庆大霉素、妥布霉素、阿米卡星、奈替米星) 以奈替米星的毒性较低。

其他药物如红霉素应用后可发生可逆性耳听力损害；当万古霉素的血浓度＞ 45mg/L 时，即有引起听力减退的可能。

耳蜗毒性可发生在用药过程中，或停药后数天到数月不等，大多为双侧性，也可同时发生前庭功能失调。氨基苷类可通过胎盘进入胎儿体内，造成先天性听力损害，故妊娠期感染不应选用本类药物。

耳前庭损害表现为眩晕、急骤动作时发生恶心、呕吐、共济失调和眼球震颤，多数为暂时性，少数患者可持续数月之久。从事驾驶员、建筑工人、高空作业、精细工作者更应注意。

除氨基苷类外，治疗剂量的米诺环素在首次用药后 48 ～ 72 小时，即可出现上述症状，一般于停药后 48 小时即可消失。

某些抗菌药物也可对视神经产生一定毒性，大剂量乙胺丁醇可引起球后视神经炎，视野缩小、辨色力丧失，每日剂量超过 15mg/kg 时应予注意。异烟肼引起视神经炎亦偶见报道，长期口服或以氯霉素滴眼可表现为视力模糊、视神经盘水肿充血，早期发现，及时停药，可望恢复，否则可能引起视神经永久性损害。

3. 神经肌肉接头

氨基苷类药物无论是快速静脉注射还是大剂量肌内注射均可能引起神经肌肉接头阻断作用。原有肾功能不全、重症肌无力患者、乙醚麻醉、低钙血症、同时应用箭毒等药物均有加强氨基苷类的此种毒性，引起肌肉麻痹的可能。临床表现为软瘫、呼吸肌无力、心肌抑制，周围血管性血压下降，严重者可因呼吸肌麻痹而危及生命。除氨基苷类外，四环素类、多黏菌素类、林可霉素和克林霉素均能引起此种反应。

神经冲动的传递介质为乙酰胆碱，当此介质在神经末梢突触前释放时需有钙离子的参与，氨基苷类可竞争性地占据 Ca^{2+} 结合部位，使乙酰胆碱的释放受阻。应用新斯的明可拮抗氨基苷类的此种反应。

4. 周围神经

异烟肼能与维生素 B_6 形成吡哆醇－肼复合物，使维生素 B_6 失活。慢乙酰化者体内异烟肼积累较多，故易于发生周围神经炎、下肢麻木、肌痛、四肢无力、腱反射减弱等。链霉素、庆大霉素等引起的周围神经炎则与药物与钙离子螯合有关，可引起口唇、手足麻木；氯霉素可引起四肢烧灼感或麻刺感；甲硝唑引起周围神经病变可能系神经元轴突变性所致；长期服用呋喃类药物亦可发生周围神经病变。

5. 精神症状

氯霉素引起精神症状的发生率有时高达 5% 左右，表现为严重失眠、幻觉、幻听、猜疑。普鲁卡因青霉素所致者表现多样，可有濒危感、暂时失明、忧郁、癔症样发作等，很可能为药物微粒阻塞肺或脑血管之故。服用喹诺酮类药物后 2 ～ 3 天可出现幻视、失眠、焦虑、欣快感或中毒性精神障碍。

（二）肝脏

肝脏是人体内最大的代谢器官，许多抗菌药物及其代谢产物可引起肝脏损害或影响其药物代谢酶的功能。

四环素、红霉素酯化物，磺胺药，抗结核药如异烟肼、利福平等均可对肝脏产生直接毒性作用。

无论口服或静注四环素均可造成急性或亚急性肝脏脂肪变性，尤其在妊娠后期伴发感染应用本品时可发生严重肝毒性损害，伴肾功能或肝功能减退时，可加重对肝脏的毒性。临床表现与病毒性肝炎相似，病情进展迅速、病死率高，其主要病理变化为肝脂肪含量增高，肝细胞肿胀及脂肪变性。由于四环素干扰肝细胞内蛋白合成，脂蛋白合成减少，运载蛋白合成障碍，使甘油三酯排泄受阻，导致脂类在肝脏中沉积。

红霉素酯化物中最易引起胆汁郁积性黄疸的红霉素月桂酸盐（依托红霉素），除毒性作用外，尚有变态反应机制的参与，停药后能很快恢复正常。

磺胺药也有引起肝损害的可能，临床表现类似病毒性肝炎，病理变化有肝细胞坏死，可能毒性反应及变态反应兼而有之。

抗结核药物利福平、异烟肼、吡嗪酰胺等均可产生肝损害。利福平可与胆红素竞争结合部位，使游离胆红素增多而导致胆红素血症。异烟肼在肝内分解为异烟酸及乙酰肼，后者可与大分子物质以共价键结合引起肝损害，快乙酰化者由于乙酰肼积聚较多容易造成肝损害。

半合成青霉素（苯唑西林、氨苄西林、哌拉西林）、头孢噻吩、两性霉素 B、氟喹诺酮类（诺氟沙星、氧氟沙星、环丙沙星、培氟沙星等）、林可霉素类、大环内酯类及其新衍生物如罗红霉素、克拉霉素及阿奇霉素等在疗程中均可出现 ALT 等的短暂升高。

（三）肾脏

大多数抗菌药物的主要排泄途径为肾脏，肾脏血管丰富，因而可有大量药物通过肾小管的排泌及重吸收，使药物在肾小管内的浓度远高于其他组织器官，肾脏内皮细胞更是抗原抗体复合物的沉积场所，因而药物极易对肾脏产生不同程度的毒性反应，出现尿常规异常、肾功能减退，甚至尿毒症。

可引起肾毒性的药物有氨基苷类、多黏菌素类、两性霉素 B、第一代注射用头孢菌素类、磺胺药、四环素类、喹诺酮类等。

氨基苷类药物与肾组织有特殊亲和力，在肾皮质的药物尤为浓集，其减半期可达 100 小时以上。肾毒性大小与药物在皮质的积聚量成正比，并可与肾小管上皮细胞的刷状缘结合，使肾小管上皮细胞浑浊出现空泡，严重时可产生急性肾小管坏死，肾功能衰竭，溶酶体中并出现髓样小体，尿中出现溶酶体水解酶。常用的氨基苷类药物中以奈替米星的肾毒性较低。转型多黏菌素类，万古霉素主要损及肾小管，在常规剂量时即可引起尿常规变化，一般于停药后即可恢复。

两性霉素 B 可引起肾血管收缩，导致肾皮质缺血和肾小球滤过率下降，肾小管浓缩功能降低，出现尿崩症。

第一代注射用头孢菌素中头孢噻啶由于肾毒性大，现已不用。头孢噻吩、头孢唑啉在大剂量应用或与其他肾毒性药物合用时亦可引起肾毒反应，应予注意。

磺胺药的肾毒性主要为原药及低溶性代谢物乙酰磺胺在肾小管内结晶析出，引起血尿或梗阻性肾病，甚至尿闭。本类药物还可像甲氧西林、氨苄西林、利福平等一样通过变态反应引起间质性肾炎，并同时可有发热、皮疹、嗜酸粒细胞增高等。

四环素类药物在肾功能已有损害的患者中应用，可因其抗合成代谢作用而加剧酸中毒，使肾功能进一步损害。

氟喹诺酮类药物在患者中可偶有尿素氮、肌酐的轻度上升，也有血尿的报道。诺氟沙星、环丙沙星在 pH 6.5 ～ 7.5 时，溶解度最小，服用大剂量时可能引起结晶尿或血尿。

肾毒反应最早的症状为蛋白尿、管型尿、尿量可无明显改变，继而出现红细胞、尿量增多或减少，肾功能减退、尿钾排出增多等。一般发生在用药后 3 ～ 7 天，停药后即可渐渐恢复正常，少数患者可出现肾功能衰竭。

（四）血液系统

1. 贫血

许多抗菌药物都能引起贫血，有多种机制。氯霉素为其中突出的一种，可表现为以下几点：

(1) 红细胞生成抑制：系药物对骨髓造血细胞的直接毒性所致，网织细胞减少，血清铁升高，骨髓中幼红细胞浆及核中出现空泡，大多为可逆性，停药后即可恢复。

(2) 再生障碍性贫血（再障）：与剂量大小无关，发生率虽低，病死率高，可能系氯霉素分子中的硝基苯基团选择性抑制骨髓干细胞，使 DNA 合成受阻之故，亦有可能为骨髓干细胞存在遗传缺陷，而对氯霉素的敏感性增高。

(3) 溶血性贫血由于红细胞内缺乏葡萄糖 6- 磷酸脱氢 (G-6-PD)，致红细胞内一系列生化反应不能进行而使之处于不稳定状态，应用氯霉素后易诱发溶血性贫血。两性霉素B可与红细胞膜上的固醇结合，使膜的通透性改变而产生溶血。β-内酰胺类抗生素偶可因附着于红细胞膜上的抗原与相应抗体或免疫复合物结合，发生溶血。可引起贫血的药物有磺胺类、甲氧苄啶、异烟肼、吡嗪酰胺、四环素、氟喹诺酮类、乙胺嘧啶、伯氨喹啉等。

2. 白细胞减少和血小板减少

在抗菌药物中此种反应仍以氯霉素的发生率较高，磺胺药、庆大霉素、氟胞嘧啶、β-内酰胺类、两性霉素B、氟喹诺酮等均可引起此种反应，但发生率较低，停药后大多很快恢复。主要为药物作用于骨髓幼稚细胞，抑制其蛋白质合成，使幼粒细胞发生退行性改变，其抑制作用系暂时性。血小板减少与免疫机制有关，如头孢菌素类可与血浆蛋白结合成全抗原，所产生的相应抗体可与药物结合成免疫复合物，与血小板细胞膜上的某些成分有特殊亲和力，导致血小板破坏。

3. 凝血机制异常

青霉素、氨苄西林、替卡西林、苯唑西林、头孢噻吩、头孢唑啉、头孢孟多、头孢哌酮以及拉氧头孢等均可引起凝血功能异常或出血，尤以后三者为主。拉氧头孢的发生率为2.2%。伴慢性肾功能不全，粒细胞减少，癌肿患者，胃肠手术后则更易诱发，临床表现为程度轻重不一的鼻衄、消化道出血、皮下瘀斑等。发生机制与依赖维生素K的凝血因子Ⅱ、Ⅶ、Ⅸ和Ⅹ的水平降低有关。上述一些β-内酰胺类抗生素的胆道浓度较高，可抑制肠道内产生维生素K的细菌而引起低凝血酶原血症；而头孢孟多、头孢哌酮以及拉氧头孢的化学结构中都含有N-甲基硫化四氮唑侧链，可干扰维生素K所参与的羧化反应，从而抑制了依赖维生素K的凝血因子的合成。血小板的凝聚功能有赖于二磷酸腺苷(ADP)的诱导，青霉素、拉氧头孢等能非特异性地与血小板膜结合，从而阻断了ADP与特异性受体的结合，使血小板的凝聚功能发生障碍。β-内酰胺类抗生素尚可通过免疫机制引起凝血功能异常，如青霉素、氨苄西林、头孢噻吩等可引起血小板减少症。应用对血液系统有毒性作用的药物时宜定期检查血常规，必要时检查骨髓涂片、血清铁、血清饱和铁等。对有出血潜在危险者应给予预防性补充维生素K，并监测患者的凝血功能，如血小板计数、血细胞比容、出凝血时间、凝血酶原时间、血小板凝聚抑制试验等。轻者停药后即可恢复，对急性粒细胞缺乏、血小板减少、出血不止者应给予升高白细胞药物，多次输新鲜血，每日补充足量维生素K等。

（五）胃肠道

许多抗菌药物口服后或胆汁浓度较高的注射用药可因化学刺激作用或肠道菌群失调引起胃肠道反应。四环素、多西环素等的胃肠道反应最为常见，口服磺胺药、大环内酯类、红霉素、氯霉素、庆大霉素、卡那霉素等均可引起胃肠反应，氟喹诺酮类药物的胃肠反应与剂量有关，环丙沙星、氧氟沙星、诺氟沙星等的胃肠反应为3%～5%。

口服抗菌药物应采用适宜剂量，饭后服用可使反应有所减少，但应注意有些药物须空腹服用，有些药物不可与牛奶，含钙、镁、铝、铁等的药物或饮料、食物同服，以免减少药物吸收，降低疗效。

（六）其他反应

1. 局部反应

多种抗菌药物肌内注射时可因化学刺激而引起局部疼痛、发炎、硬结，甚至坏死。肌注青霉素钾盐、红霉素、氯霉素丙二醇等可引起局部显著疼痛。静脉注射红霉素、两性霉素 B 等可因化学刺激而引起血栓性静脉炎。环丙沙星快速静脉注射后 20% 的病例在静脉注射部位可产生暂时性的红斑、烧灼感或瘙痒。

2. 对骨骼与牙齿的影响

四环素类可沉积在牙齿及骨质内，持久地潴留于牙釉质。新生儿短期应用四环素类即可引起乳牙色素沉着，染成黄或灰褐色，并可使牙釉质发育不全，易促成龋齿和使恒齿失去光泽，并出现骨骼生长抑制。故妊娠25周以上妇女及8岁以下儿童均应禁用四环素。

3. 灰婴综合征

新生儿、早产儿因肝内酶系发育不全及肾脏排泄功能较差，应用氯霉素后影响其在肝内与葡萄糖醛酸的结合及排出，故血中游离氯霉素浓度异常升高导致小儿出现进行性苍白、发绀、呼吸不规则及循环衰竭等“灰婴综合征”表现。及时停药可望恢复，否则可能致死。故新生儿及早产儿应避免应用氯霉素。

4. 关节病变

有报道应用诺氟沙星后出现关节肿胀及关节炎；服用环丙沙星后可出现关节痛、肌痉挛及腱破裂，发生率较低，约为 0.1%；氧氟沙星极少引起肌痛或关节痛。此种病变于停药后几天内即可恢复正常。

5. 心血管系

两性霉素 B 可引起心肌损害，注入过快可发生心室颤动，甚至死亡；林可霉素静注速度过快，可使血压下降、晕厥；大剂量青霉素钾盐静注可致高钾血症，导致心律改变、血压下降、呼吸抑制等。

（七）毒性反应防治原则

(1) 熟悉了解各种抗菌药物可能发生的各种毒性反应及其防治措施。选用药物及制定剂量宜根据患者年龄、生理情况、肝、肾功能等确定。

(2) 婴幼儿、老年人、肾功能不全者必须选用某些毒性较大的药物，如氨基苷类、万古霉素、氯霉素时宜进行血药浓度监测，根据峰、谷浓度调整药物剂量，做到给药个体化。

(3) 疗程根据病情而定，疗程中根据情况进行血、尿、肝肾功能等检查，除隐球菌脑膜炎等少数病种需要进行药物鞘内注射外，一般并无必要。

(4) 轻度毒性反应采用对症处理即可恢复，中度至重度毒性反应宜及时减量、停药或改用其他抗菌药物。

应用氨基苷类药物后出现神经肌肉接头阻滞时，可应用新斯的明、葡萄糖酸钙等治疗。服用异烟肼、呋喃类出现的周围神经炎宜同时服用维生素 B_6。应用有潜在出血倾向的药物，如头孢哌酮、拉氧头孢、头孢孟多时宜加用维生素 K。应用氟喹诺酮类、亚胺培南一西司他丁出现惊厥时宜减量、停药或给予地西泮治疗。大多数毒性反应经及时停药并给予恰当措施后可望恢复。

二、变态反应

变态反应是抗菌药物中常见的不良反应之一，与用药剂量大小、疗程长短无关。各种变态反应中最严重者为过敏性休克，最常见为皮疹，其他可有药物热、血清病样反应、接触性皮炎、溶血性贫血、血管神经性水肿等。

(一)变态反应的发生机制

抗原和相应抗体相互作用发生变态反应。抗菌药物一般为半抗原，不能形成抗原复合物，须与体内蛋白质结合成全抗原而产生特异抗体，当人体再次接触同种(抗菌药物)抗原时，即可发生各种变态反应。

1. Ⅰ型变态反应

致敏原(抗菌药物)进入过敏体质的机体后，机体产生相应抗体IgE，IgE主要由呼吸道、皮下结缔组织、消化道等处的浆细胞所产生，尤其多见于血管周围，因而这些部位较易发生过敏反应。当人体再次接触同种药物后致敏原可与吸附在嗜碱粒细胞表面的IgE结合，使细胞膜内的腺苷环化酶受到抑制，使环磷酸腺苷(cAMP)锐减，使细胞内组胺大量释放而作用于各脏器，使支气管平滑肌收缩、毛细管扩张、通透性增加，腺体分泌增多，肥大细胞内的嗜酸粒细胞趋化因子也同时释放，从而加重了局部组织的水肿和嗜酸粒细胞浸润，血清素、慢反应物质等的相继释出和缓激肽的激活等使以上变化进一步加剧，造成支气管痉挛、喉头水肿，在以上活性物质的共同作用下，导致过敏性休克。

以往常用的青霉素引起过敏性休克最为多见，青霉素晶体相当稳定，但在水溶液中则可经裂解、分子重排而形成青霉烯酸，后者与体内蛋白质结合而成青霉噻唑蛋白成为全抗原。因其量多，称为大抗原决定簇，可引起各种过敏反应，但较少导致过敏性休克。除青霉噻唑基团外，尚有青霉噻唑酸盐、青霉胺，6APA 及其多聚物等量较少的小抗原决定簇，量虽小，但与 IgE 的亲和力较大，是引起过敏性休克的主要原因。

IgE 与大抗原决定簇的亲和力较低，而在产生 IgE 的同时，可产生较多量的 IgG，后者能阻滞 IgE 与抗原的结合，因而减少了发生过敏性休克的机会。

IgE 尚可引起全身皮肤潮红、瘙痒、即刻型荨麻疹等即刻型变态反应，亦可引起迟发型及慢性多发型荨麻疹等。

2. Ⅱ型变态反应

一些抗菌药物应用后所引起的溶血性贫血、白细胞减少及血小板减少等多属Ⅱ型变态反应，其抗体多属 IgG，其次为 IgM。抗原(抗菌药物)与之结合后吸附在靶细胞(红细胞、白细胞、血小板)膜上，引起细胞破坏和溶解。

3. Ⅲ型变态反应

致敏原与相应抗体(多为IgG，也有IgM和IgA)结合而成可溶性免疫复合物，沉积于血管壁等处，并激活补体系统，生成血管活性物质，造成局部充血水肿及嗜中性趋化因子等的产生和释放，使局部中性粒细胞浸润并释放溶酶体，损伤血管及组织。青霉素所引起的血清病样反应即属Ⅲ型变态反应。

4. Ⅳ型变态反应

Ⅳ型变态反应是一种迟发型变态反应，经常接触青霉素、链霉素等药物者，药物与皮肤组织结合形成复合抗原，引起对该抗原的细胞免疫。再次接触该药物后，致敏淋巴细胞被激活，产生一种以单核细胞浸润和细胞变性坏死为特征的局部变态反应性炎症，如接触性皮炎。

（二）变态反应的临床表现及防治

1. 过敏性休克（Ⅰ型即刻型变态反应）

各种抗菌药物中以青霉素发生较多，据WHO报道，其过敏性休克发生率为4～15/10万，病死率各地报告差异甚大(3%～15%)。过敏性休克发生极为迅速，50%患者的症状发生在注射后5分钟，注射后20～30分钟内发生者占90%，过敏性休克可发生在任何给药途径。过敏性休克有4组临床表现：

(1) 呼吸道阻塞症状：喉头水肿、支气管痉挛、肺水肿等，如胸闷、心悸、呼吸困难，并有濒危感。

(2) 微循环障碍：由微血管广泛扩张所致，表现为苍白、冷汗、烦躁、脉搏微弱、血压下降。

(3) 中枢神经系统症状，如昏迷、抽搐、大小便失禁等。

(4) 皮肤过敏反应：荨麻疹、瘙痒等。转行出现第三组症状者预后严重，如不及时抢救，患者可在短时间内死亡。

抢救过敏性休克必须牢记：分秒必争，就地抢救，远道转送，往往失去抢救时机。应立即肌内或静脉注射0.1%肾上腺素0.5～1mL，可重复注射，同时吸氧，选用血管活性药物，扩容剂，肾上腺皮质激素等，严重喉头水肿有窒息者宜早做气管切开术。

青霉素与头孢菌素类之间约有5%的交叉过敏，故对青霉素类过敏者选用头孢菌素类药物时须慎重。此外，氨基苷类、氯霉素、利福平、喹诺酮类等也可发生过敏性休克。

2. 皮疹

抗菌药物应用过程中均可发生各型皮疹，可有猩红热样、荨麻疹样、麻疹样、斑丘疹、固定红斑及多形红斑等，以大疱表皮松解萎缩性皮炎最为严重。皮疹常发生在用药后7～10天，再次接触则可在数小时内发生，轻者可自行消退，必须继续用药者，应加用抗过敏药物，严密观察。严重者宜及时停药，并采取相应治疗措施。

任何一种抗菌药物均能引起皮疹，尤以氨苄西林的发生率为高，口服者为7%，注射剂的发生率可达20%左右。青霉素、链霉素、磺胺类药物为1%～5%。

3. 药物热

药物热的诊断依据：

(1) 应用抗菌药物后感染得到控制，体温下降后又上升；或感染尚未被控制，体温更趋升高。

(2) 患者虽高热，但一般情况良好，发热不能以原有感染或继发感染解释。

(3) 除发热外，可能伴有其他过敏症状，如皮疹、嗜酸粒细胞增多等。

(4) 停用抗菌药物后，体温于 2 天内很快得到控制。

药物热可能属Ⅲ型变态反应，亦可能由药物本身或其杂质的毒性所致。药物热以青霉素、哌拉西林、氨苄西林、头孢菌素类等 β- 内酰胺类较多见，亦可见于链霉素等氨基苷类药物。

4. 血清病样反应（Ⅲ型变态反应）

血清病样反应是一种较轻的变态反应，多见于应用青霉素的患者，临床表现为发热、荨麻疹、淋巴结肿大、关节痛，一般于停药后均可恢复，无须特殊处理。严重者可并发喉头水肿或脑部血管的神经性水肿、间质性肾炎等。

5. 血管神经性水肿

血管神经性水肿属Ⅲ型变态反应，亦以青霉素为多见，一般并不严重，但波及呼吸道、脑组织时，可引起严重后果。

6. 其他

光敏反应可发生在应用四环素及半合成四环素类过程中。皮肤直接暴露于日光下的患者，在应用 β- 内酰胺类、氨基苷类、氯霉素的过程中亦有发现。反应的发生率与用药剂量及暴晒日光强弱成正比。临床所见为暴露部位皮肤红肿、热、痛出现渗液和水泡，在南方热带地区较为多见。与青霉素、链霉素等抗菌药物经常接触的药厂分装员、检验员、医务人员等在接触该类药物后 3 ～ 12 个月有发生接触性皮炎的可能。表现为手部皮肤、眼睑等处皮肤瘙痒、发疹、水肿、湿疹等，停止接触后可渐消退。

其他过敏反应如氯霉素引起的再生障碍性贫血，红霉素引起的肝脏损害，β- 内酰胺类可引起间质性肾炎、溶血性贫血、白细胞及血小板的下降等。

7. 变态反应的防治

用药前应详细询问病史，以往药物过敏史、家族过敏史及个人变态反应病史，如过敏性鼻炎、哮喘、湿疹等。在使用各类青霉素前均应做青霉素皮肤试验，成人已停用青霉素 7 天以上，小儿已停用 3 天以上须再次应用时，应重做皮试。以往有青霉素过敏史者，不宜做皮肤试验；皮试阴性者，注射青霉素类时仍须提高警惕，首次注射后宜留院观察 30 分钟左右。

（三）二重感染

1. 二重感染的发生机制

二重感染亦称菌群失调症（或菌群交替症），是在抗菌药物应用过程中出现的新感染。

正常人体的皮肤、呼吸道、消化道、泌尿生殖道均有许多菌群寄生。许多条件致病菌、寄殖菌在人体正常情况下互相制约保持着生态平衡。当患者发生感染并应用抗菌药物后，敏感菌群被抑制，不敏感菌群乘机大量繁殖。此外，如原发疾病严重，应用肾上腺皮质激素、免疫抑制剂等后，均可使患者免疫功能下降，造成体内条件致病菌感染(内源性感染)，或外来病原菌入侵造成感染，称为二重感染。

二重感染的发生率为2%～3%，一般出现在用药后三周内，多见于小儿、老人、体弱、营养不良、腹部手术后、有严重原发病、长期应用肾上腺皮质激素或应用广谱抗菌药物后。常见的感染为口腔炎、肠炎、肺炎、尿路感染及败血症等，其病原菌多为耐药葡萄球菌属，肺炎克雷伯菌、大肠杆菌、阴沟肠杆菌、绿脓杆菌或其他假单胞菌属、真菌及厌氧菌等。

2. 二重感染的临床表现及防治

(1) 消化道可表现为口腔炎、肠炎及肛周感染等。念珠菌口腔炎极为常见，多在应用广谱抗菌药物后一周左右出现，口腔黏膜舌面可有乳白色絮片状渗出，俗称鹅口疮，严重者可延及硬腭、咽部食道等，舌部变化可为萎缩性舌炎或肥厚性舌炎。患者感口干、咽痛、吞咽困难、食欲减退等。

念珠菌肠炎的腹泻可为水样或黏液样，可有酸腐臭味，每日便可达数次或十余次，波及肛门时可感局部灼热、疼痛、发痒，可伴肛周裂隙出血。

长期应用广谱抗菌药物时，应经常检查口腔是否发生鹅口疮，有否腹泻，采取相应标本做真菌涂片及培养，及早停用抗菌药物，并给予相应抗真菌药物。

伪膜性肠炎多发生在免疫功能低下(胃肠道癌肿手术后、肝硬化、恶性肿瘤、糖尿病、再障、白血病、尿毒症等)患者应用抗菌药物过程中，除万古霉素外，所有抗菌药物均可能引起本病，多见于应用克林霉素、林可霉素、氨苄西林、头孢菌素类、利福平、四环素和喹诺酮类药物等的过程中，大多发生在用药后4～10天，约1/3发生在停药后2～6周，故须重视症状的晚期发作。

本病起病急骤，发展迅速，大量水泻，少数排出假膜，伴发热、腹痛、腹胀、白细胞增高，重症者可出现脱水、电解质紊乱、中毒性巨结肠、血性水样便或肠梗阻、肠穿孔、循环衰竭，病死率高达10%～40%。

本病由难辨梭菌所致，难辨梭菌产生的多种外毒素是肠道黏膜病变的主要致病因子，采用抗毒素中和试验可以诊断本病。

治疗：

①应立即停用有关抗菌药物，轻者无须治疗，即可自越。必要时改用主要由肾排泄的药物，纠正电解质紊乱及低蛋白血症。

②口服万古霉素(去甲万古霉素)0.5g，一日4次，7～10天；无效时亦可改用万古霉素或去甲万古霉素。

③或口服甲硝唑0.4g，一日3～4次，5天后改0.2g，一日3次，服5天。一般于口服后2天内热度下降，腹泻渐消失，病情好转，停药后可能复发，复发率一般为10%～20%，

复发后再治仍有效。不宜应用抗肠蠕动药物及肾上腺皮质激素。

抗菌药物相关性肠炎大多数口服抗菌药物及一些由胆汁排出的注射剂均能引起腹泻，称“抗菌药物相关性肠炎”或“菌群交替性肠炎”。应用抗菌药物后，原先肠道内的正常寄生菌在肠道内共生环境被破坏后，耐药菌大量滋长繁殖，与其所产生的毒素一起造成肠黏膜病变而致腹泻。症状轻重不一，轻者无须特殊处理，重者如金黄色葡萄球菌肠炎，可有剧烈呕吐、水样大便，粪便涂片培养可见大量革兰氏阳性球菌及凝固酶阳性金葡菌。须停用原用抗菌药物，口服乳酸杆菌等制剂，以恢复肠道正常菌群，选用针对金葡菌的苯唑西林、万古霉素等或改用其他有效抗菌药。

(2) 二重感染中肺炎相当常见，在成人中常见致病菌为各种革兰氏阴性杆菌及真菌(白念珠菌、曲菌属等)，其次为金葡菌、肺炎球菌及肠球菌属等革兰氏阳性球菌。在婴幼儿及稍长儿童中则以金葡菌肺炎为多见。

肺炎的临床诊断并不困难，但须采取合适痰标本进行病原学检查，并进行药敏试验，选用有效抗菌药物进行治疗。

(3) 尿路感染主要由耐药大肠杆菌、变形杆菌、绿脓杆菌及肠球菌属、真菌等所引起。选用药物须根据药敏试验。

(4) 败血症在二重感染中占一定比例。病原菌以耐药金葡菌、表皮葡萄球菌、绿脓杆菌及其他革兰氏阴性杆菌、真菌等，或为复数菌感染。治疗药物的选择应根据细菌药敏进行抗菌药物联合治疗。同时采取综合性治疗措施十分重要，提高机体抗病能力，纠正水电解质紊乱、抗休克治疗等。

由于二重感染发生在患者有原发感染应用抗菌药物的基础上，因而病原菌往往对一般常用抗菌药物耐药，以致二重感染不易控制。口腔炎、肠炎、尿路感染的预后较好，而败血症则预后较差，且与其原发病的性质有关，故有相当的病死率。

第四章　静脉药物治疗

第一节　静脉药物治疗概述

静脉药物治疗是将有治疗预防和营养支持作用的药物，如电解质液、抗菌药物、细胞毒药物、血液、血液制品、代血浆制剂、中药注射剂、营养物质等通过静脉注射方式或加入载体输液中静脉滴注，使人体体液容量、成分、渗透压维持或恢复正常，机体需要的营养物质得到补充，疾病得以缓解、好转或痊愈，是临床药物治疗的重要方式之一。静脉药物治疗也称静脉输液治疗，是治疗学的分支学科。

根据药物动力学原理，静脉输注途径给药，从药物进入人体到发挥治疗作用共分3个阶段。首先，药物进入体内后随血液分布至各脏器组织，到达病灶部位，使病灶部位药物达到有效浓度并维持一定时间直至消除，这是药动学时段；其次，药物到达相应的脏器组织或病灶部位，通过与组织细胞内受体结合，发挥其药理作用，这是药效学时段；最后，药物作用于病灶部位或疾病的病理过程，转变为治疗效应，产生治疗作用，即治疗学阶段。

一、静脉药物治疗发展史

（一）国外发展史

静脉药物治疗是一项高度专业的技术，涵盖肠道外输液、临床营养支持、静脉用药调配、给药与输液治疗技术等。

静脉输液技术的发展经历了近500年的曲折历程，在20世纪逐渐形成一套完整的体系，成为最常用、最直接有效的临床治疗手段。William Harvey于1628年提出血液循环理论，为后人开展静脉药物治疗奠定了理论基础，被称为静脉药物治疗的鼻祖。1656年，英国医师Christopher和Roberi将药物以羽毛管为针头注入狗的静脉内，开创了静脉治疗的先河。1665年，Richard Lower在动物间进行了输血。1667年，John Baptiste Denis将羊血输给患者，但导致患者死亡。1831年，霍乱肆虐欧洲之际，苏格兰人Thomas Latta用煮沸灭菌的Latta液注入患者静脉，补充因霍乱呕吐、下泻而丢失的体液获得成功。由此，Thomas Latta被认为是第一位成功奠定人体静脉药物治疗模式的医师，随后人体静脉输液进入了快速发展时期。1874年，Fagg用0.9%NaCl液治疗糖尿病昏迷患者，获得成功。1883年，Stadelmann用自制的Stadelmann液治疗糖尿病昏迷患者，获得良好疗效，开创了输注高张液的新纪元。1892年，Cantani将其配制的Cantani液救治霍乱患者。1907年，捷克人 John Jansky 确定 ABO 血型系统，使静脉输血成为安全且有效的急救手段，为人类输血奠定了生理学基础。但静脉药物治疗导致的感染和热原反应一直困扰着人们。1910年，Sydney Ringer 以 0.9%NaCl 液为基础研制成林格液，即 1L 林格液含 Na^+147mmol、K^+4mmol、Ca^{2+}2.25mmol、Cl^-155.5mmol，渗透浓度 309mOsm/L。1911 年，Kasch 给患者输入葡萄糖液作为供能物质。1914 年，Hustin 将枸橼酸钠葡萄糖液用作血液抗凝血药获得成功，为临床输血与血液储存奠定了基础。同年，Henriques 和 Anderson 将水解蛋白输给动物。1920 年，Yamakawa 将脂肪作为供能物质输给患者。1923 年，Florence Seibert 在蒸馏水中发现热原，为阐明输液热原反应奠定了病理生理学基础。1930 年前，静脉输液仅用于急症患者，且规定护理人员只能协助准备静脉输液所需要的材料，而真正执行静脉穿刺操作的为医师，所有输液用液体均为医院自行制备。1931 年，美国人 Dr.Baxter 与同事在改造后的汽车库内生产出世界上第一批工业化输液产品 5% 葡萄糖注射液，并在第二次世界大战期间被大量应用于伤、病员的抢救，为推广静脉输液治疗创造了条件。1932 年，Alexis Hartmann 改进了林格液，研制成 Hartmann 液，即乳酸钠林格液：1L 乳酸钠林格液含 Na^+130mmol、K^+4mmol、Ca^{2+}1.5mmol、Cl^-109mmol、乳酸盐 28mmol，渗透浓度 273mOsm/L。因其电解质成分、含量、渗透浓度近似血浆，又被称为平衡液，是截至目前仍被临床广泛应用的细胞外液补充剂。1940 年，Carl Landsleiner 和 Alexander Weiner 在人红细胞内发现了 Rh 阳性抗原，为推广输血治疗拓宽了道路。1946 年，Darrow 研究制成高钾液，1L 高钾液中含 K^+35mmol。1950 年，百特公司开发出输血、输液用塑料软袋，为实施密闭式输血、输液创造了条件。1960 年，塑料袋装的静脉输液剂投入市场，使密闭式输液得到广泛应用。同年，Wretlind 研制成脂肪乳剂，为静脉营养治疗提供了高热能输液剂。1967 年，Dudrick 确立了中心静脉营养疗法。至此，静脉药物治疗作为独立的治疗技术已趋于成熟，并发展为治疗学的分支学科。

（二）国内发展史

1. 新中国成立前

20 世纪 20 年代以后，特效化疗药物、抗菌药物及疫苗相继问世，感染性疾病防治研究日益广泛，注射给药方式逐渐用于临床，中国也开始接触并使用注射药物。但由于当时具备条件的医院及合格诊治资格的医师极少，即使比较发达的大城市也大都将输液作为一种纯营利的治疗方法，注射 1 剂盐水即需索要 10 元，其本质是以追求金钱为目的，输液治疗只是手段。

2. 新中国成立初期

在中华人民共和国长立初期，由于长期战争的破坏、制药工业落后和国外的封锁，缺医更少药，政府要求医院药学部门和药师千方百计解决、保障预防和治疗药物需求，医院制剂在此背景下应运而生并得到了迅速发展，相继研究、开发并生产了大量的口服、外用制剂和注射剂，为当时的我国医疗卫生事业作出了重要贡献。我国的静脉输液，在 20 世纪 50 年代初、中期也首先由医院药剂科和医院药师研究配制。当时条件十分困难，输液瓶为三角烧瓶，瓶盖为油纸加纱布，再用棉线绳包扎，药液过滤用的是精制棉及滤纸加上减压过滤装置，但生产了可供临床使用的静脉输液，极大推动我国临床输液治疗的发展，尤其是治愈和挽救了很多抗美援朝受伤的伤病员和患者。

3. 改革开放后

医疗机构的管理体制随改革开放开始转型，国家财经拨款逐年减少，医疗机构生存的外部环境有了很大的变化，医疗资源供求矛盾开始显现乃至突变。我国制药工业的快速发展和外企的大量进入，药品供应迅速改善，大多数药品供大于求。制药企业间出现了无序的恶性竞争，医务人员合理用药知识的不足也越发明显，加之医务人员与患者对医疗观念认识的变化，过度静脉输液问题日益凸显，静脉滴注葡萄糖注射液成为一般疾患的普遍治疗方式，也导致抗生素、解热镇痛药、维生素及激素等注射药物的过度使用。

与此同时，由于患者大量增加，医院人流密度也大大增加，静脉药物调配环境条件差的问题也变得突出，基本上都是由护士在治疗室样的开放环境中进行。更值得重视的是，社会和政府管理部门对药学部门的定位和药师的作用普遍缺乏正确认识，使得药师有责但无实质的用药干预权。医院药师成了药品数量、金额的管理者与分发者，促进医院安全、有效使用药物的职能长期缺位。因此，在药物尤其是抗菌药物和输液过度使用的背景下，给药不正确、不适宜等用药状况无人干预，静脉药物治疗给患者造成的危害远比其他药物严重得多。同时，医院因用药尤其是应用静脉输液药物而引起的纠纷时有发生，也加剧了医患矛盾。

4. 规范静脉药物治疗

我国《医疗机构药事管理规定》于 2002 年 1 月颁布实施，其中特别指出，医疗机构要根据临床需要逐步建立全肠外营养和肿瘤化疗药物等静脉液体调配中心(室)，实行集中调配和供应。静脉用药调配中心(室)由省级卫生行政部门按照《静脉用药集中调配质量管理规范》进行审核、批准。为加强医疗机构药事管理，规范医疗机构临床静脉用药调配中心(室)的建设和管理，保障医疗质量和医疗安全，2010 年 4 月 20 日正式出台了《静脉用药集中调配质量管理规范》和《静脉用药集中调配操作规程》，要求医疗机构遵照执行。

我国第一家静脉药物调配中心于 1999 年在上海诞生。十多年来，在上海、北京、山东、江苏、福建、广东、云南、陕西等许多省(市)的数百家医院陆续建立了静脉用药调配中心(室)。由于没有现成的标准可参照，各医院只能根据自身实际情况建立静脉用药调配质量标准和操作规范，开展静脉用药配伍、相容性、稳定性等研究。规范、权威的国家级《静脉用药集中调配技术标准》尚在制定过程中。

(三)静脉输液系统发展史

输液也被称为静脉药物溶媒或载体溶液，输液容器演变过程与静脉药物治疗技术的发展同步，经历了玻璃瓶、塑料瓶、PVC 软袋、非 PVC 软袋的变革。静脉输液系统随着相关理论和技术的发展经历了 3 个阶段。

1. 第一代静脉输液系统

20 世纪 50 年代之前，由广口玻璃瓶和天然橡胶材质制造的输液管路所组成的全开放式静脉输液系统。

2. 第二代静脉输液系统

为半开放式静脉输液系统，由玻璃或硬塑料容器与带有滤膜的一次性输液管路构成。第二代静脉输液系统改进了输液管路，减少了污染机会，溶液生产更集中，工业化程度更高，质量和安全性得到极大提高。

3. 第三代静脉输液系统

又名全密封静脉输液系统，将玻璃或硬塑料输液容器改为塑料材质软袋。在重力滴注过程中软袋受外界大气压力逐渐扁瘪，不再用进气针使袋内外气体连接。软袋一次成型，进针和加药阀均为双层结构，可避免溶液与外界或橡胶直接接触，因而具有非常优越的防止污染作用。同时由于为封闭系统，无外界空气进入，避免了玻璃和硬塑料容器输液滴注时必须导入空气而引起的污染。

20 世纪 30 年代之前，静脉输液多在药房调配。30 年代至 50 ～ 60 年代，随着制药工业的发展，药房调配减少，工业化生产的静脉输液直接用于临床，但仍有一些患者因特殊情形需要单独调配。因此，1969 年，世界上第一个静脉用药调配中心于美国俄亥俄州立大学医院建立。随后，美国及欧洲各国医院纷纷效仿建立。迄今为止，美国 93% 的盈利性医院和 100% 的非营利性医院，以及欧洲、澳大利亚和日本的医院也大多建有相应的静脉药物调配中心 (室)，实施规模不等的静脉药物治疗。

二、静脉药物治疗的临床意义

(一) 静脉药物治疗的适应证

下列情形，适用于静脉药物治疗。

(1) 分子量较大不易经胃肠道吸收，或在胃液中不稳定的药物。

(2) 皮下或肌内给药引起疼痛和创伤的药物。

(3) 浓度高，或强刺激性，或输入药量大，不宜采用其他注射方法给药的药物。

(4) 需使药物持续发挥较强作用情形。

(5) 由于静脉给药无“首关效应”，直接入血，起效迅速，常用于危急重患者静脉营养支持，以实现迅速发挥疗效的目的。

(6) 静脉注入药物或造影剂，用于诊断、试验、摄片，如造影、CT、磁共振等。

(7) 快速补充体液和输血。

(8) 静脉给药可更好控制给药速率，延长药物作用时间。

(9) 静脉给药速率可调可控，如出现异常或过敏反应，可立即停止给药。

(二) 静脉药物治疗的局限性

(1) 多种药物加入同一载体输液剂可能不相容，即存在配伍禁忌。

(2) 有发生过敏性休克的潜在危险。

(3) 可能发生血管刺激或注射部位肿痛。

(4) 药物一旦进入血液，发生的危害难以逆转。

（三）静脉药物治疗的特点

(1) 可快速进入人体达到治疗有效浓度，起效迅速。

(2) 可克服肌内注射或皮下注射引起的局部刺激。

(3) 可迅速补充身体所丧失的体液或血液，调节体液或血液酸碱平衡。正常人的体液保持着一定的 H^+ 浓度，以维持正常的生理和代谢功能。当各种致病因素，如失血、脱水、离子紊乱、酸碱平衡失调等导致人体体液正常的容量、分布和电解质浓度发生改变时，机体可通过泌尿系统及呼吸系统进行调整，保持内环境稳定。当致病因素持续存在，机体无法代偿时，则可导致各种疾病的发生，甚至危及生命。静脉药物输注可及时纠正水、电解质紊乱和酸碱平衡失调，恢复机体的正常生理功能。

(4) 可为不能进食的患者，补充必需的营养素、电解质、水分和热量。静脉用营养药物通过静脉途径为患者提供机体必需的糖类（如葡萄糖）、脂肪、氨基酸、维生素及微量元素等营养素，使不能正常进食或消耗性疾病患者仍能维持良好的营养状态，帮助术后或危重患者度过危机，获得继续治疗的机会。

(5) 未按规范操作，导致静脉药物污染则可能产生全身性感染，也可能产生输液反应。

(6) 滴注过量或滴速过快，易产生不良反应，甚至危及生命。

(7) 持续过量输注，易造成循环负荷过重或电解质失衡。

(8) 医源性疾病的增多。

(9) 错误的静脉用药易产生严重的医疗后果。

所以在选择静脉用药时，一定要权衡利弊，根据病情选择适宜的药物、适宜的输液溶媒和适宜的用量，设计合适的给药方案。静脉用药调配中心（室）应严格遵守操作规范，确保患者用药安全、有效。需要指出的是，医院药师是静脉药物安全使用中的一个必不可缺少的重要角色。

（四）我国静脉药物治疗的现状

静脉输液是临床常用的给药方式。西方发达国家医院输液比例约占住院患者的50%，而我国医院住院患者静脉输液的比例高达 80%，有些医院的比例甚至高达 90%。毫无疑问，我国为全球最大的输液国家。专家认为，许多静脉用药并无必要，或可通过口服给药途径代替。

我国静脉输液用量大，与民众的心态有关，有的患者以为输液能使病好得快，医师也愿意使用输液，但往往忽略了静脉输液给药本身的风险。

静脉输液治疗应十分谨慎。凡能口服的尽量口服，除非重病或紧急抢救等确有静脉给药指征，而我国即使是一般感冒、发热、腹泻，患者也要求医师给予静脉输液。认识上存在误区，静脉输液治疗的益处被夸大。开展合理用药和安全用药宣传教育，有助于正确选择防治方式。

第二节 静脉药物治疗的分类与原则

一、静脉药物治疗分类

按照给药途径静脉药物治疗分为静脉滴注和静脉推注。静脉滴注给药药物不经吸收过程直接从静脉输入人体循环系统，再经血液循环到达机体各器官和组织。静脉滴注给药是一种十分重要的给药途径，是临床药物治疗的重要措施。静脉滴注给药可有效用于重症患者的抢救，预防和纠正内环境紊乱，供给患者必要的营养，促进组织修复。静脉滴注给药速度快，不受消化道吸收影响，直接进入血液循环，迅速达到预期血浓度，快速发挥作用，是胃肠给药的一种可靠的替代治疗手段。静脉滴注，常将一种或数种药物溶解于适当体积载体输液中给予。静脉推注时，药物通过注射器给予。混合在一起的药物品种越多、浓度越高，发生配伍禁忌或相互作用的概率越大。

给药方式不同，药物起效时间和药物作用的持续时间也不同，可根据患者疾病治疗需要选择。

静脉药物治疗按照药物的种类分为全静脉营养治疗、细胞毒药物治疗、抗菌药物治疗、普通输液药物治疗和中药注射剂静脉输液治疗等。

二、静脉药物治疗原则

静脉输注药物广泛用于脱水、循环血容量的急性丧失和休克、体液中电解质成分浓度异常，如高(低)钠血症、高(低)钾血症及酸碱平衡异常的治疗，热量和营养(如“全合一”营养液)补充，为抗菌药物及化疗药物等静脉给药的载体。静脉药物治疗起效迅速，剂量易控，作用可靠，尤其适合不能口服的患者或不能口服给药的药物，被广泛用于临床急救及危重患者的治疗。

虽然静脉药物治疗有着其他给药途径无可替代的优势，与此同时，也带来许多问题。如不方便，用药期间患者不能随意行动；有创伤性，如局部疼痛、静脉炎、空气栓塞、漏液伴生的皮下组织红肿和炎症等；输液本身或药物配伍产生的微粒会引起输液反应，甚至产生肉芽肿等；药液灭菌不彻底、配液环境或操作污染可能产生热原反应，静脉输液中往往加入多种治疗药物，这些药物的理化配伍和药效学相互作用较其他给药途径更为复杂、更加难以预料。最后，静脉药物治疗往往要消耗更多的医疗资源，与口服给药途径相比不符合药物经济学原则。因此，进行静脉药物治疗必须掌握下述原则。

(1) 严格掌握静脉用药适应证，尽量首先选择口服给药途径，能口服不注射，能肌内注射不静脉注射。

(2) 尽量采用序贯疗法，病情危急时采用静脉给药方法，病情缓解后立即换用口服序贯治疗。

(3) 加强无菌观念，规范操作规程，减少由于处置和操作不当引起的药物污染不良事件。

(4) 合理控制滴速，防止流速过快或过慢引起的药物不良反应。

(5) 加强输液监护，注意观察患者对静脉输液治疗的反应，做好发生输液反应的应急准备。

三、内科系统疾病静脉药物治疗原则

分析讨论胃肠、肝胆、胰腺等消化系统疾病、糖代谢失衡及心肾功能衰竭等内科系统疾病的静脉药物治疗原则。

(一) 消化液丢失患者静脉输液治疗原则

胃肠液丢失是水及电解质失衡的常见原因。呕吐、腹泻、胃肠减压、肠瘘、引流管引流等均可引起胃肠液丢失。此外，任何影响液体经胃肠道吸收的因素，都会造成水、电解质失衡。幽门梗阻、急性胃扩张、胃减压吸引及反复呕吐致使胃肠液大量丢失的患者，应采用复方电解质葡萄糖 M3A 注射液治疗。因严重腹泻、小肠吸引及小肠造口术致肠液丢失的患者，应采用乳酸钠林格液治疗。由于上述两种情况丢失的体液均为等渗的细胞外液，可根据低血容量所产生的临床症状，以及血细胞比容升高情况确定补液量。一般血细胞比容每升高 1%，提示细胞外液欠缺 500mL，其中血管腔欠缺 100mL、组织间隙欠缺 400mL。补液后，如临床症状消失，排尿量及中心静脉压 (CVP) 恢复正常，提示欠缺的液体量已补足。

(二) 急性肠梗阻患者静脉输液治疗原则

急性肠梗阻是指“肠管内容物通路发生急性通过障碍”，导致肠管本身功能损害和全身体液功能紊乱。补充水和电解质以及纠正酸碱平衡是非手术治疗肠梗阻极为重要的措施，即使准备手术的病例，也应有一段时间充分补充水和电解质，纠正酸碱平衡，从而降低手术并发症和病死率。欲维持有效循环血容量，应精确计算患者体液的丢失量，尤其应正确估计腹腔、肠腔内积液量，根据 CVP、平均动脉压 (MAP)、每小时尿量、皮肤黏膜充盈情况、心率 (HR)、脉压和实验室检查 (血细胞比容和 BUN) 等补充体液欠缺。预防性应用抗菌药物对急性单纯性肠梗阻的预后无特殊影响，但可明显降低绞窄性肠梗阻并发症发生率和病死率。故当疑似绞窄性肠梗阻时，应常规应用预防性抗菌药物。抗菌药物可抑制肠道内细菌繁殖，减轻肠壁破坏，延缓毒素扩散和吸收，推迟全身性中毒症状的发生。常用的抗菌药物有头孢菌素类和喹诺酮类药物，厌氧菌常用甲硝唑和替硝唑等。其他对急性肠梗阻有作用的药物还包括肾上腺皮质激素和生长抑素。因绞窄性肠梗阻导致全身性感染、中毒时，可在足量有效抗菌药物保护下给予肾上腺皮质激素。

（三）急性胆道感染与胆囊炎患者静脉输液治疗原则

胆囊每天持续分泌胆汁 600 ～ 1000mL，经胆道流入十二指肠，帮助脂肪消化及脂溶性维生素的吸收。胆汁中的阳离子主要是钠离子和钾离子，阴离子主要是碳酸氢根和氯离子，胆汁酸、胆固醇和磷脂是胆汁中的主要成分。胆道及胆囊疾患时，尤其是重症急性胆管炎时，胆汁大量丢失，可引发致死性的水、电解质和酸碱失衡。扩容治疗和应用血管活性药是急性胆道感染和胆囊炎的治疗原则。重症急性胆管炎、胆囊炎初期治疗为纠正脱水及电解质失衡。液体选择主要为平衡盐液及复方电解质葡萄糖 R4A 注射液，轻度代谢性酸中毒者可选用平衡盐液纠正，较重者应考虑碳酸氢钠液治疗。感染性休克时，需迅速扩充血容量，早期输入部分胶体溶液可更有效地将液体保留在血管内，以迅速改善低血容量及休克表现。然后再以平衡液维持，避免过量输液所致的组织水肿及肺功能不全。

（四）急性胰腺炎患者静脉输液治疗原则

根据病理变化和严重程度，急性胰腺炎可分为轻型急性胰腺炎和重症急性胰腺炎。胰腺坏死程度与全身症状密切相关。重症急性胰腺炎病死率可达 30% 以上。静脉药物治疗包括液体复苏，纠正酸中毒和电解质紊乱，防治肾功能不全，应用血管活性药物、肾上腺糖皮质激素、抗菌药物，营养支持治疗及给予其他对急性胰腺炎有作用的药物。急性胰腺炎常因局部和腹腔内大量炎性渗出液及呕吐和肠腔内液体潴留，导致血容量明显减少，严重时可发生休克。故治疗的首要步骤是大量补液，恢复有效循环血量。补液时，可参考心率、血压、液体出入量、CVP 及四肢末梢循环情况，根据血气和生化结果，纠正水、电解质及酸碱失衡，一般用乳酸钠林格液。凝血功能异常和低蛋白血症患者，可适当补充新鲜冷冻血浆和人血清蛋白。重症胰腺炎患者患病初期，每天补液量往往超过 5 ～ 6L，有时甚至可超过 10L。补液应以胶体溶液为主，以提高血浆胶体渗透压，减少毛细血管渗漏。如果液体需要量少，可以补充等渗的电解质溶液，或高晶体、高胶体混合液，使组织间液迅速向血管内转移，产生强心利尿作用。伴有严重蛋白丢失时，应补充血浆与人血清蛋白。急性胰腺炎患者易发生代谢性酸中毒，监测乳酸盐水平不仅可反映病情严重程度，且可作为判断疗效及预后的指标。目前，常用的纠酸药物为 5% 碳酸氢钠，根据监测的血气和乳酸盐数据调整用量。对伴有肾功能不全的急性胰腺炎患者，应及时纠正血容量不足、低血压、组织低灌流等。充分补液后仍有肾功能不全表现时，可适当应用呋塞米利尿。急性胰腺炎休克类似于早期脓毒性休克，充分补液后休克仍无明显改善时，则应给予儿茶酚胺类药物（多巴胺或去甲肾上腺素）治疗，以增加外周血管阻力，提高血压，增加静脉回流，减少血液淤滞，改善心肌供血。急性胰腺炎患者伴严重中毒症状，呼吸困难或已发生急性呼吸窘迫综合征，有肾上腺皮质功能减退、休克加重表现者，应给予大剂量肾上腺糖皮质激素短期冲击治疗，以稳定溶酶体膜，降低毛细血管通透性，减轻组织水肿，有利于胰腺炎症消退。但是，应在足量、有效的抗菌药物保护下应用激素，以免感染扩散。且激素不宜用于有弥散性血管内凝血表现、疑有应激性溃疡或已有消化道出血表现、有严重细菌或真菌感染患者。激素本身也可引起胰腺炎，故无明显指征一般不宜应用。急性胰腺炎患者选择抗菌药物的原则是能通过血胰屏障、在胰腺组织内达到有效浓度、可有效抑制引起胰腺感染的致病菌。常用的抗菌药物有头孢噻肟、头孢拉定、氧氟沙星、环丙沙星的左旋制剂、甲硝唑等。禁食可减少急性胰腺炎患者胰腺的内分泌和外分泌，使胰腺处于休息状态，是胰腺炎的基础治疗措施。因为食物可以促使胃、十二指肠和胰腺分泌，所以，必须禁食期间应给予胃肠外营养，以脂肪和葡萄糖作为基础供能物质，同时补充氨基酸保证正氮平衡。其他对急性胰腺炎有效的药物治疗包括抑制胰腺外分泌、抑制胰酶活性、改善胰腺微循环的药物和血管活化因子拮抗剂等。

(五)糖尿病患者静脉输液治疗原则

糖尿病患者静脉药物治疗原则包括：首先，尽快补充因低血糖所致的细胞外液和相关电解质离子丢失。因为，当血糖水平下降时，水分将从细胞外液转移到细胞内液，使细胞外液进一步下降。其次，补充从尿中不断丢失的电解质和水。再适当补充细胞内液欠缺的水和电解质离子，因糖原与蛋白质再合成过程需消耗电解质和水，且其过程比较缓慢。静脉药物治疗应因人而异，根据患者血糖异常的病因、体液和电解质欠缺量、合并心血管疾病情况，制定相应的静脉输液治疗方案。

(六)其他疾病患者静脉输液治疗原则

伴有明显贫血症状的慢性贫血患者 (Hct < 18%，Hb < 60g/L) 可根据治疗需要适当补充全血；低蛋白血症患者，可适当补充人血清蛋白。扩容治疗如不能迅速恢复血流动力学时，则应给予血管活性药，如多巴胺、多巴酚丁胺、肾上腺素等。多巴酚丁胺有较强的正性肌力作用，与多巴胺合用可改善心功能，升高血压。当患者出现低排高阻和心力衰竭等表现时，则应给予血管扩张药及利尿药。

第三节 静脉药物治疗集中调配医嘱审核

静脉药物治疗集中调配医嘱审核是保证医嘱准确执行的重要环节，涉及《医疗机构药事管理条例》《处方管理办法》中药品调剂的相关内容，包括人员资质、软件和流程管理等。审方人员应为具有药师以上专业技术职称任职资格的人员，审核结果应由审核药师签名或加盖专用签章，签名或者专用签章式样应当在本医疗机构留样备查。

一、静脉药物治疗医嘱审核

(一)静脉药物治疗医嘱的规范性和合法性

(1) 医嘱(包括电子医嘱)中患者识别信息是否清晰完整，包括病区、姓名、性别、年龄、床位等识别信息。患者识别信息都是在住院登记时记录完成的，不可避免地存在多种原因导致的记录错误。如人口流动日益频繁，国外患者或者少数民族地区患者日益增加，加之许多家长给孩子取名喜好标新立异，由此引起姓名难写难记。

一般住院登记时发生的患者识别信息错误，多在患者入院后由护士更改，临床会出现患者识别信息发生变化的情况。当然，换床位、换病区的情况也常见于临床。所以，要求药师在审核需要集中调配的医嘱时，一定要仔细辨别患者的识别信息。

需要指出的是患者信息识别的准确性也是我国医疗机构评审标准中有关“患者安全”的首条要求。

(2) 药品名称、规格是否完整清晰、易于识别。药品名称应使用通用名，如氯化钾注射液，市售制剂有 2 种规格，10mL ∶ 1g 和 10mL ∶ 1.5g，但临床常见“氯化钾注射液 10mL1 支”，无法判断 10mL 的规格是指 1g 含量还是 1.5g 含量。

(3) 用法与用量是否完整清晰。漏写用法或用量，只写数量不写单位。如“注射用头孢西丁钠 0.5g 3”，无法判断是 3g 还是 3 瓶。

(4) 输液成组划定是否清晰，组内药品给药频次是否一致。输液成组不清晰，给药频次前后不一致可见于手写医嘱和电子医嘱。见于手写医嘱的情况，可因医嘱书写不规范引起，如临时医嘱或增加药物，但又未说明。因此，医嘱单上容易出现先开的药成组且用法一致，而增加的药成组模糊、无法调配。见于电子医嘱系统，则由于缺乏静脉配置中心运行经验。以往这种情况多有在配置输液打输液卡时由护士发现并得到避免。而静脉药物集中调配时，则由药师在审核医嘱时发现并予以纠正。

(5) 成组输液中应开具或药品自带溶媒。初次运行静脉药物集中调配的医疗机构，常出现医嘱中不开具溶媒的情况。多与医师习惯有关，如习惯于溶媒与治疗药物分成两个医嘱开出，或口头医嘱护士进行配置。

静脉药物配置中心是集中药物调配，再由中心药房集中发药。药师应及时与医师沟通，并拒绝调配没有溶媒的医嘱。

(6) 医嘱应有医师的有效签字。药师应拒绝调配已经被停止执行或废止的医嘱，拒绝调配无行医资质医师包括实习、进修医师开具的医嘱。

(7) 附加用药是否易于理解，无歧义，可执行。有些医疗机构出于多种原因，允许患者自行外购自费、价格昂贵或供应紧张的药品，而在医嘱上会以“自备”字样区别于医院内药品。对于静脉配置中心，上述医嘱则是无法执行的医嘱。意味着静脉配置中心将调配不完整的静脉输液交由病区，再由病区加入自备药物。这种操作潜藏着极大的医疗风险，且一旦发生不良事件难以追究责任。

静脉药物集中调配中心的药师应仔细审核医嘱的附加要求，及时发现并拒绝调配无法执行，或如果执行易发生医疗风险的医嘱。

（二）静脉药物治疗医嘱的适宜性与可操作性

(1) 必须做皮试的药物，应注明过敏试验及阴性试验结果。

(2) 医嘱用药与临床诊断的相符性。我国绝大部分二级以上医院病历首页的临床诊断项均采用 ICD-10 编码，手术使用 ICD-9 编码，静脉配置中心药师应熟悉相应编码，熟悉病区、医师特点和临床诊断，准确及时判断医嘱用药与临床诊断的相符性。

(3) 剂量、用法的正确性。超剂量使用，如抗菌药物和支持药物（如氨溴索、维生素 C 粉针）的超剂量使用是静脉配置中心常见不合理医嘱，应及时发现，并予以纠正。

(4) 选用剂型与给药途径的合理性。

(5) 是否有重复给药现象。

(6) 是否有潜在临床意义的药物相互作用、配伍禁忌、溶媒禁忌。药物相互作用、配伍禁忌常见于静脉配置中心运行初期，以后逐步减少，而溶媒禁忌则长期存在，且逐步上升。因为溶媒选择不仅关乎配伍，还关乎药物浓度及滴定速度，而后者与药物的治疗效果和不良反应密切相关。临床上常见以下几种情况。

①说明书明确指定可用和不可用溶媒时，仍选择不可用溶媒。如头孢曲松钠不宜选用林格液含钙溶媒；多烯磷脂酰胆碱严禁选用 0.9% 氯化钠溶液、林格液等电解质溶液，而只能选用不含电解质的葡萄糖注射液。

②说明书明确指定可用溶媒，但未说明其他溶媒是否可使用。如某些中药注射液均要求选择 5% 葡萄糖注射液或 0.9% 氯化钠注射液 500mL 作为溶媒，输液反应最少，其他溶媒则不置可否。250mL 容量则因浓度过高，常发生输液反应。

③说明书推荐了溶媒，但其他溶媒也未发生任何问题。这意味着每个未遵循说明书选择溶媒的病例，实际也在验证其新医嘱组合中溶媒的安全性。

④说明书无选择溶媒的特别说明，但患者病理生理状况需要慎重选择合适的溶媒。如糖尿病患者，选择葡萄糖溶媒时应当更加谨慎。

（三）静脉药物治疗医嘱的有效性和安全性

(1) 静脉药物治疗禁忌，包括妊娠禁忌、交叉过敏、禁忌证、年龄禁忌。静脉药物集中调配前，须结合患者病史审核医嘱中潜在的交叉过敏。直接过敏物质易被发现，而交叉过敏则易被忽略。妊娠患者或潜在妊娠患者，均应重点审核使用药物的 FDA 安全级别。同时，也应仔细审核来自儿科病房的儿童、新生儿患者的医嘱。

(2) 应及时动态掌握国家或地方医药卫生管理部门发布的药物使用警示信息，并按警示要求审核含警示药物的医嘱。国家食品药品监督管理局加强了重点药物事件的及时披露和药企召回药品信息的及时发布，如鱼腥草注射液事件。这就要求药师一定要及时关注国家发布的重要警示信息，及早发现问题药品医嘱，及时干预药物调配。

(3) 药师应对临床抗菌药物的使用进行有效跟踪及医嘱审核，及时发现并纠正无指征使用、超剂量超疗程使用、超权限使用、不合理联合使用、频繁换药或其他不符合《抗菌药物使用管理办法》的事项。

(4) 药师应结合患者病历，对特殊人群，包括老年人、儿童、新生儿、妊娠者的医嘱进行针对性审核。对肝、肾功能障碍或不全患者，或含肝、肾毒性较大的药物的医嘱，动态结合患者肝、肾功能状况，审核药物剂量和安全性。

需要指出的是，药师对肝、肾功能的评估和药物使用的评价，不仅在患者初始入院阶段，还应贯穿于患者整个住院期间，全程掌握患者肝、肾功能变化，并根据变化情况审核医嘱，包括已经执行的医嘱。

(5) 应动态审核抗肿瘤药物医嘱执行情况，应结合患者化疗方案及体表面积审核化疗药物剂量和周期，并审核医嘱的适宜性。

(6) 对于为保证疗效或输注安全而规定滴速的药物，药师应审核溶媒容量，以及患者每次输液总量的合理性。护理技术操作规范建议，成年人静脉滴速一般为 40 ～ 60 滴 /min，心肺功能障碍患者应适当减速。有些药物说明书也相应规定滴定速度和配置浓度。半衰期较短的药物 (如青霉素)，溶媒容量过大势必增加滴定时间，将严重影响药物治疗效果。为达到安全有效的用药目的，应选择适宜的溶媒容量配置成合理药物浓度，在安全的滴速范围内静脉滴注。

药师审核静脉滴注医嘱时，应注意药品说明书规定的安全滴速，审核溶媒容量，如注射用门冬氨酸鸟氨酸说明书要求最终溶液浓度不超过 2%。

(四) 处方集与计算机辅助医嘱审核

(1) 应建立全处方集，分析医师医嘱习惯，收集总结审方结果，解释并及时对外发布，或与医师进行交流。有条件的医疗机构应开展验证性试验，将试验结果作为药师医嘱审核的临床依据。

(2) 药师应加强专业知识的学习，不断补充新药使用、新的临床发现等相关知识，做到知识的常审常新。应鼓励静脉用药集中调配中，使用相关计算机辅助医嘱审核。

①计算机辅助医嘱审核有助于提高医嘱审核的效率，维持审核标准的一贯性，提高医嘱审核结果的传递速度。有条件的医疗机构应推广使用计算机辅助医嘱审核技术。

②但应当注意，计算机辅助医嘱审核技术，不能替代药师审核医嘱的法律地位和法律责任，医嘱审核的结果必须由药师发布并签字备查。

(3) 医疗机构应建立健全组织结构，定期召开会议，审定计算机辅助医嘱审核的项目及数据库标准，并授权指定药师按照静脉药物调配医嘱审核标准及时更新数据库。

二、特殊人群静脉药物治疗医嘱审核

(一) 老年人静脉药物治疗医嘱审核

老年人用药医嘱审核首先需要了解老年人的药动学和药效学特点，掌握老年人用药原则，严格控制老年人的用药剂量，以保证老年人的用药安全。

1. 老年人药动学特点

老年人胃酸分泌少，胃排空时间延长，肠蠕动减弱，血流量减少，血浆蛋白含量随年龄增长逐渐降低。因此，老年人与血浆蛋白结合的药物减少，而游离型药物浓度明显增加。随着年龄的增长，肝质量占全身质量的百分比减少约 30%(80 岁)，肝血流量减少约 40%(65 岁)，微粒体酶活性降低，功能性肝细胞减少，使药物在肝中的代谢减慢。老年人肾体积缩小，肾小球及肾小管细胞数量减少，肾功能随之衰减，80 岁的老年人肾功能下降约 50%。肾血流量减少及肾小球滤过率的降低，使药物清除率降低，血浆浓度增高，消除半衰期延长，从而老年人更易发生与剂量相关的不良反应。

2. 老年人药效学特点

老年人对大多数药物敏感性增加，作用增强，不良反应发生率增高。老年人对中枢抑制药敏感性的增加，可使影响内环境稳定的药物作用增强。老年人对肝素及口服抗凝血药、对肾上腺素及耳毒性药物更敏感，更易引起听力损害，增加药物变态反应发生率。由于多种内分泌受体数目均随年龄增长而减少，老年人对作用于内分泌受体的相关药物，如类固醇、胰岛素及 β- 肾上腺素受体兴奋药敏感性下降，效应降低。

老年人患有多种疾病，同时应用多种治疗药物时，用药依从性差，从而影响药物疗效。用药依从性是指患者遵照医嘱服药的程度，遵照医嘱服药是治疗成功的关键。老年人用药依从性降低可能与老年人记忆力减退、反应迟钝、对药物不了解、忽视按医嘱服药的重要性、漏服、忘服或错服、多服药物有关。用药依从性降低可影响药物疗效，引起无效治疗和不良反应。

3. 老年人用药原则

(1) 明确诊断，明确用药指征。老年人不宜盲目对症治疗，对症治疗不利于疾病的进一步检查和诊断。老年人应尽量减少同服药物的种类，避免使用老年人禁忌或慎用的药物，不滥用滋补药及抗衰老药，不随意合用中药和西药，注意饮食对药效的影响，使用新药要慎重，选择药物前应询问并明确用药史。除急症或器质性病变外，老年人一般应尽可能选用最少种类的药物和最低有效量。药物种类应控制在不超过 3 ～ 4 种，作用类型相同或不良反应相似的药物合用更容易引起老年人不良反应。抗抑郁药、抗精神病药、抗胆碱药、抗组胺药均有抗胆碱作用，各药作用可相加，极易产生不良反应，出现口干、视物模糊、便秘、尿潴留和各种神经精神症状。镇静药、抗抑郁药、血管扩张药、利尿药均可引起老年人直立性低血压，不宜合用。

(2)《中国药典》规定，老年人用药量为成年人剂量的 3/4；80 岁以上老年人，最好不要超过成年人剂量的 1/2。一般来说，老年人初始用药应从小剂量开始，开始用成年人量的 1/4 ～ 1/2，然后根据临床反应调整，逐渐增加到最合适的剂量，每次增加剂量前至少要间隔 3 个血浆半衰期，直至出现满意疗效而无不良反应为止。

(3) 合理选择常用药物。老年人体内水分少，肾功能差，给予成年人剂量易引起与血浓度增加所致的有关毒性反应。应尽量不用可导致肾和中枢神经系统毒性的抗菌药物，如链霉素、庆大霉素等。对于此类药物，更不可联合应用。

（二）小儿静脉药物治疗医嘱审核

了解小儿的生理特点及药动学特点，掌握小儿用药原则，准确计算小儿用药剂量，是小儿用药医嘱审核的要点，有利于保证小儿合理安全用药。

1. 小儿药动学特点

新生儿胃酸浓度低，胃排空时间长，肠蠕动不规律，肌肉量少，末梢神经不完善。婴幼儿脂肪含量较成年人低，脂溶性药物不能充分与之结合。婴幼儿体液及细胞外液容量大，水溶性药物在细胞外液被稀释，血浆游离药物浓度较成年人低，而细胞内液药物浓度较高。婴幼儿的血浆蛋白结合率低，游离型药物多，且体内存在较多的内源性蛋白结合物，如胆红素等。因此，与血浆蛋白结合力强的药物，如苯妥英钠、磺胺类药物等，可与胆红素竞争结合蛋白，使游离型胆红素浓度升高，出现高胆红素血症甚至核黄疸。此外，新生儿的血－脑脊液屏障尚不完善，多种药物均能通过，可增加药物发生神经毒性的可能性。

新生儿肝酶系统不成熟，出生 8 周后，酶活性方达正常成年人水平。因此，新生儿出生后 8 周内，不宜使用经微粒体代谢酶系统灭活的药物。新生儿还原硝基和偶氮的能力及葡萄糖醛酸、甘氨酸、谷胱甘肽结合反应能力很低，不宜使用经结合反应灭活的药物。另外，新生儿大量注射氯霉素有可能引起中毒反应，导致灰婴综合征。

肾功能随年龄增长而变化。儿童尤其是新生儿肾血流量低，仅为成年人的 20% ～ 40%，出生后 2 年接近成年人水平；肾小球滤过率，按体表面积计算，4 个月时只有成年人的 25% ～ 50%，2 岁时接近成年人水平；肾小管排泄量在出生后 1 个月内很低，1 ～ 5 岁接近成年人水平。此外，肾小管泌酸能力低，尿液 pH 高，影响碱性药物的排泄。因此，新生儿及儿童在应用经肾排泄的药物时，可能导致药物消除减慢（如庆大霉素），易发生蓄积中毒。所以，在医嘱审核时，应注意新生儿月龄、药物剂量及给药间隔。

2. 小儿用药的基本原则与审核要点

选择合理药物、合适剂量。许多药物未提供小儿专用剂量，常需根据成年人剂量折算小儿剂量，常用的换算方法如年龄、体重或体表面积折算法。对于毒性较大的药物，应按体重或体表面积折算剂量。这些方法各有优缺点，可根据具体情况及临床经验进行合理选择。联合用药时，应注意是否存在与单独用药比较的药物浓度改变。

(1) 年龄折算法：年龄折算法是较常用的一种方法，适用于剂量范围大且不需要十分精确的药物，具体计算公式如下。

$$1 岁以内用量 = 0.01 \times (月龄 + 3) \times 成年人剂量$$

$$1 岁以上用量 = 0.05 \times (年龄 + 2) \times 成年人剂量$$

该方法简单，如表 4-1 所示。

表 4-1 小儿剂量及体重的计算

年龄	按年龄折算剂量（折合成年人剂量）	按年龄推算体重 (kg)
新生儿	1/10 ～ 1/8	2 ～ 4
6 个月	1/8 ～ 1/6	4 ～ 7
1 岁	1/6 ～ 1/4	7 ～ 10
4 岁	1/3	1 周岁以上体重可按下式计算： 实足年龄 ×2 ＋ 8 ＝体重 (kg)
8 岁	1/2	
12 岁	2/3	

(2) 体重折算法：该法临床应用最广，但需要记住每种药物的剂量和小儿体重，计算公式如下。

小儿药量（每天或每次）＝每千克体重药量（每天或每次）× 小儿体重（千克）

此法算出的药量较准确，但记忆较难，不易掌握。年长的儿童按体重折算药量时，如药量超过成年人剂量，则以成年人剂量为上限。每日药量计算后，应按具体要求分次给药。

对于 2 岁以上的小儿，体重折算法可简化法如下。

小儿药量＝成年人剂量 × 小儿体重 (kg)/ 成年人体重 (50kg 或 60kg)

简化的体重折算法更简便易行，但存在对于年幼儿童求得的剂量偏低、年长儿童求得的剂量偏高的特点。医师应根据临床经验对折算的结果进行适当增减，如所得剂量超过成年人剂量时，可按成年人剂量或略低于成年人剂量应用。

(3) 体表面积折算法：此法与基础代谢、肾小球滤过率等生理活动关系更为密切，比按年龄、体重计算更为准确。用每平方米体表面积表达药量，适用于各年龄小儿，也适用于成年人。新生儿体重、体表面积和身高分别为成年人的 1/21、1/9 和 1/33，如果按体重折算一致用量偏低，按身高折算一致用量偏高。对于大多数药物而言，采用体表面积计算用量更接近临床实际用量。按体表面积计算小儿用量的公式如下。

小儿用量＝成年人剂量 × 某体重小儿体表面积 (m^2)/1.7

其中，1.7 为成年人 (70kg) 的体表面积。

小儿体表面积可根据体重推算，公式如下。

＜ 30kg 小儿体表面积 (m^2) ＝体重 (kg)×0.035 ＋ 0.1

30 ～ 50kg 小儿体表面积 (m^2) 应按体重每增加 5kg，体表面积增加 0.1m^2 计算；60kg 小儿体表面积 (m^2) 为 1.6m^2，70kg 小儿体表面积 (m^2) 为 1.7m^2。

小儿体表面积也可根据小儿身高、体重计算求得，计算公式如下。

小儿体表面积 (m^2) ＝ 0.0061× 身高 (cm) ＋ 0.0128× 体重 (kg) － 0.1529

以上3种小儿剂量折算方法在实际应用时，应根据具体情况灵活掌握。小儿有胖有瘦，所患疾病有轻有重，不能生搬硬套公式。一般主张胖或病重的患儿，可取年龄组药量的高限，反之取低限。有些药物，小儿和成年人用量相似，如维生素类。还有一些药物，如苯巴比妥、异丙嗪和阿司匹林类解热药、泼尼松等激素类药物及利尿药等，小儿的耐受性较好，按每千克体重剂量折算较好，按年龄折算往往偏小。

（三）妊娠期静脉药物治疗医嘱审核

妊娠期是一个特殊时期，妊娠期用药关系胎儿的生长发育和孕妇自身健康，一旦选药不慎重、不恰当、不合理，不仅会给孕妇本人造成伤害，还会危及胚胎、胎儿，引起胎儿生长受限，胎儿体表或脏器、器官畸形，甚至发生流产、死胎、新生儿死亡等不良后果。所以，在对妊娠期用药医嘱审核时，应重点关注孕妇和胎儿的安全性，保证用药的安全有效。

1. 药物对不同孕期胚胎的影响

(1) 细胞增生早期：受精卵着床于子宫内膜前为着床前期（受孕后2周）。此期，胚胎虽然对药物高度敏感，但如受到药物严重损害，其结果往往是导致胚胎死亡，流产或仍能存活而发育成正常个体。药物的致畸作用几乎不限于此期。

(2) 器官发生期：受精后3周至3个月，胎儿心脏、神经系统、呼吸系统、四肢、性腺、外阴相继发育。此期，胚胎如接触药物最易发生先天畸形。此期为药物致畸的敏感期。

(3) 胎儿形成期：妊娠3个月至足月，是胎儿发育的最后阶段。此时，器官已形成，除中枢神经系统或生殖系统可因有害药物致畸外，一般不引起其他器官畸形，但可能影响胎儿的生理功能和发育成长。

2. 美国FDA药物对胎儿危险性等级标准分类

1979年起，美国FDA根据药物对胎儿产生危害性的等级制定并颁布了药物胎儿危害等级标准，分为A、B、C、D、X类共5类。此后，多数药物妊娠期危险性级别均由药厂根据美国FDA标准拟定。随着新药的不断问世，分级药品不断增多。

(1) A类药物：已有妊娠妇女对照研究证实，在妊娠前、中、后期未能证明药物对胎儿具有危险性，且几乎未出现胎儿损害可能性。

(2) B类药物：指动物研究未证明药物对胎儿有危险性，但未曾进行合适的妊娠妇女对照研究；或指动物研究显示药物对胎儿具有某些危险性，但妊娠妇女对照研究未能证明药物对胎儿具有危险性。

(3) C类药物：动物研究显示药物具有致畸性和胚胎毒性效应，但无充分的妊娠妇女对照研究；或无动物与妊娠妇女研究资料可供应用。此类药物仅在权衡对胎儿的利大于弊时给予。

(4) D类药物：已存在该药物对胎儿危险性证据，但在某些情况下（例如威胁生命时或严重疾病状态下且无安全性药物可供使用），虽有阳性证据存在，但仍可应用于妊娠妇女。

(5) X类药物：该药物的动物实验和人类研究均已证实可造成胎儿异常，或基于人类经验具有胎儿危险性证据，且其危险性明显超过任何可能的效益，该药物禁用于妊娠或可能妊娠的妇女。

3. 妊娠期用药医嘱审核要点

(1) 没有一种药物对胎儿的发育是绝对安全的，孕期应尽量避免不必要的用药，特别是孕期前 3 个月，可推迟的治疗尽量推迟到此期以后。

(2) 必需使用药物治疗时，应选用对母体、胎儿无损害，且对孕妇所患疾病有效的药物，尽量选用已经临床验证的 A、B 类药物。孕期前 3 个月不应使用 C、D 类药物。

(3) 能用一种药物治疗就避免联合用药，能选择效果确切的老药就避免使用对母体、胎儿影响不明的新药，能用小剂量药物就避免使用大剂量药物。

(4) 一般情况下，整个孕期都不应使用 D 类药物。如病重或抢救等特殊情况下，必须使用 C、D 类药物，也应在权衡利弊后，确认利大于弊时方能使用。

(5) 在必须使用 C、D 类药物时，应进行血药浓度监测，以减少药物不良反应，如万古霉素、磺胺类、氟胞嘧啶 (C 类)、氨基糖苷类 (D 类)。

(6) 很多中药及中成药在妊娠期是禁用或慎用的，必须予以重视。

(7) 整个妊娠期中，如使用各种疫苗，则应十分谨慎，因大部分活病毒疫苗孕妇禁用。

三、全静脉营养液医嘱审核

药师参与医疗机构肠外营养小组活动是有效审核全静脉营养液医嘱的重要机制。医疗机构通常采用协定营养处方规划患者的肠外营养支持。肠外营养协定处方或由营养科主导制定，或营养师主导、药师参与制定，或由各科室自行协定。肠外营养医嘱或由营养医师开具、药师审核，也有相当一部分由非营养医师开具。全静脉营养药或由直接采用制药企业预制的“三腔袋”，或由药物静脉配置中心或营养科自行配置。鉴于此，依据中华人民共和国卫生部 2007 年 2 月 14 日颁布施行的《处方管理办法》所定义的药师职责，已建立静脉药物配置中心的医疗机构，药师应参与审核肠外营养医嘱，参与肠外营养方案制定，利用药师的药学专业技能，参与制定、审核、配置对各种适应证、患者人群的个性化全静脉营养液。

(一) 正常人体所需的营养物质

正常人体所需的营养物质主要包括可提供能量的糖类、蛋白质、脂肪、水，以及电解质、维生素、微量元素。其中，糖类、蛋白质、脂肪又称为宏量营养素，是维持人体生命存在和机体环境的最重要营养素。

1. 能量

机体的能量需求以非蛋白热量计算，主要来源糖类和脂肪。临床上通常用 Harris-Bendeict 公式计算机体基础能量消耗值 (BEE)：

$$\text{男性：BEE(kcal/d)} = 66.4730 + 13.7513W + 5.0033H - 6.7750A$$

$$\text{女性：BEE(kcal/d)} = 655.0955 + 9.5634W + 1.8496H - 4.6756A$$

(W. 体重，kg；H. 身高，cm；A. 年龄，年)

临床实践表明，根据 Harris-Benedict 公式计算的结果比我国正常成年人实际测量值高 10% 左右，在估算正常人体能量消耗时需要注意。1985 年，WHO 推荐使用 Schofield 公式计算基础代谢值 (BMR)，我国人群的结果约为该值的 95%。

正常人体，通过食物摄入糖类，经代谢最终以血液中单糖 (主要是葡萄糖) 形式提供人体每日 35% ～ 70% 的热量，正常成年人每日葡萄糖最低需要量为 100 ～ 150g。最大摄入量不应超过 7g/kg[4.8mg/(kg·min)]。

脂肪的主要生理功能是提供能量，构成身体组织，供给必需脂肪酸，并携带脂溶性维生素等。脂肪所提供能量占总能量的 30% ～ 50%。脂肪每天的适宜摄入量为 1 ～ 1.5g/kg，最大摄入量不应超过 2g/kg。临床常用的脂肪乳剂除提供脂肪外，尚提供必需脂肪酸，包括必需脂肪亚油酸和亚麻酸，分别为每日能量推荐值的 0.5% ～ 1.0% 和 3% ～ 5%。

需要着重指出的是，肠外营养支持应避免过度摄入葡萄糖，给予葡萄糖和脂肪乳双能量来源，即必须由糖和脂肪共同提供能量。

2. 蛋白质

蛋白质主要参与各种细胞组织的多种生理功能及氧化供能，维持细胞组织生长、更新和修复。蛋白质在人体内最终水解为人体直接吸收的基本物质氨基酸，是提供机体最直接、最有效的氮源。肠外营养每日蛋白质基础需求量为 0.8 ～ 1.0g/(kg·d)，相当于氮量 0.15g/kg。考虑个体差异，个别患者可达 2.0g/(kg·d)。

疾病状态下，机体对能量及氮的需求增加，但非蛋白质热量 (kcal) 与氮量比值应保持在 100 ～ 150d。另外，不同疾病对氨基酸的需求不同，如创伤状态下谷氨酰胺的需求量明显增加，肝病时则应增加支链氨基酸，肾功能不良个体则以提供必需氨基酸为主等。

3. 水

水是器官、组织发挥正常功能和代谢的递质，占体重的 50% ～ 70%。美国胃肠外和经肠营养学会 (ASPEN) 推荐的每日水需求量见表 4-2。

表 4-2　不同人群每日水需求量

人群	每日水需求量
小儿 (体重)	
＜ 1500g	20 ～ 150mL/kg
1500 ～ 2000g	110 ～ 130mL/kg
2.5 ～ 10kg	100mL/kg
10 ～ 20kg	100mL/kg ＋ 50mL/kg(超过 10kg 部分)
＞ 20kg	1500mL/20kg ＋ 20mL(超过 20kg 部分)
成年人	20 ～ 40mL/kg

4. 电解质

电解质具有重要的生理功能。钠离子参与维持和调节渗透压，有助于增强神经肌肉和心肌的兴奋性。钾离子参与糖、蛋白质和能量代谢，是多种生物酶系的组成部分，维持细胞外液的渗透压和酸碱平衡，以及神经肌肉的兴奋性和心肌功能。镁离子是激活ATP酶和其他多种酶的金属辅酶，参与多种代谢反应。钙离子则是多种酶的辅酶，是形成和维持骨骼、牙结构、参与凝血过程的重要阳离子。磷是机体所有细胞核酸的组成成分及构成细胞膜的必需物质，也是物质代谢反应及骨骼、体液构成等不可缺少的成分。氧离子参与体内胃酸的合成，可激活唾液淀粉酶，帮助淀粉的消化。

表 4-3 为 2000 年中国营养学会和 2002 年 ASPEN 在肠内外营养杂志发布的正常成年人电解质日摄入量参考值。

5. 微量元素

临床上常提及的必需微量元素有 9 种，即铁、铬、铜、氟、碘、锰、硒、钼和锌，为人体必需营养素，与机体多种代谢酶和辅助因子密切相关，具有重要的生理作用。人体无法自身合成微量元素，需要每天补充。表 4-4 为 2000 年中国营养学会和 2002 年 ASPEN 在肠内外营养杂志发布的正常成年人微量元素日需要量参考值。

6. 维生素

维生素是维持机体正常代谢所必需的营养素，不能于体内合成或合成量不足，必须由外源性补充。维生素分为水溶性维生素和脂溶性维生素。水溶性维生素包括维生素 C、维生素 B_1、维生素 B_2、维生素 B_6、维生素 B_{12}、烟酸、叶酸、泛酸、生物素，脂溶性维生素包括维生素 A、维生素 D、维生素 E、维生素 K。表 4-5 为 2000 年中国营养学会和 2002 年 ASPEN 在肠内外营养杂志发布的正常成年人维生素日需要量参考值。

表 4-3 正常成年人电解质日摄入量参考值

电解质	中国营养学会 RNIs* 或 AIs**	ASPEN(肠外)
钠	51mmol(2000mg)	1 ~ 2mmol/kg
钾	95.6mmol(2200mg)	1 ~ 2mmol/kg
镁	14.6mmol(350mg)	4 ~ 10μmol/kg
钙	25mmol(1000mg)	5 ~ 7.5μmol/kg
磷	23.3mmol(700mg)	20 ~ 40μmol/kg
氯		满足维持酸碱平衡的量

注：* 推荐营养素摄入；** 适宜摄入量。

表 4-4　正常成年人微量元素日需要量参考值

微量元素	中国营养学会 RNIs* 或 AIs**	ASPEN(肠外)
铁	15mg	不需常规添加
碘	150μg	无确切标准
锌	11.5mg	2.5 ～ 5mg
硒	50μg	20 ～ 60μg
氟	1.5mg	无确切标准
铬	50μg	0 ～ 15μg
锰	3.5mg	60 ～ 100μg
钼	60mg	不需常规添加

注：* 推荐营养素摄入；** 适宜摄入量。

表 4-5　正常成年人维生素日需要量参考值

维生素	中国营养学会 RNIs* 或 AIs**	ASPEN(肠外)
维生素 A	800μgRE(M)700μgRE(F)	1000μg
维生素 D	10μg	5μg
维生素 E	14mgα-TE***	10mg
维生素 K	-	1mg
维生素 B_1	1.4mg(M)1.3mg(F)	3mg
维生素 B_2	1.4mg(M)1.2mg(F)	3.6mg
维生素 B_6	1.2 ～ 1.5mg	4mg
维生素 B_{12}	2.4μg	5μg
维生素 C	100mg	100mg
泛酸	5.0mg	15mg
叶酸	400μgDFE****	400μg
烟酸	14mgNE(M)13mgNE*****(F)	40mg
生物素	30μg	60μg

注：* 为 α-TE 生育酚当量；** 为膳食叶酸当量；*** 为叶酸当量。

（二）肠外营养医嘱审核

肠外营养医嘱审核应包括肠外营养医嘱的规范性、适应证、禁忌证及合理性。

1. 肠外营养医嘱的规范性

由医疗机构具有资质的专业营养医师开具且应遵循相应流程，如图 4-1 所示。

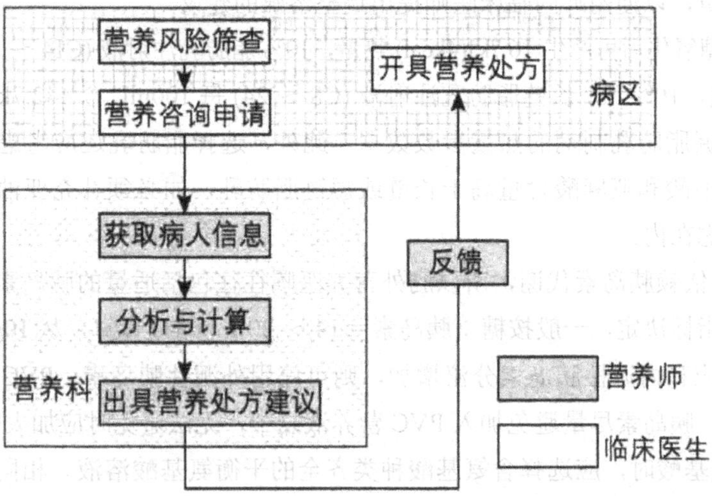

图 4-1 肠外营养医嘱流程（设计肠外营养方案、开具肠外营养医嘱）

2. 肠外营养的适应证

(1) 危重疾病、重度营养风险或蛋白质 - 能量营养不良，经口或经肠道营养素严重摄入不足，且短期内 (10 ～ 14 天) 无法恢复正常的进食者。

(2) 围术期或术后患者。

(3) 胃肠道功能障碍患者。

(4) 肠梗阻、短肠综合征、胃肠道瘘患者。

(5) 胰腺炎患者。

(6) 活动期肠炎，包括克罗恩病和溃疡性结肠炎患者。

(7) 外伤性脑损伤患者。

(8) 恶性肿瘤终末期患者。

(9) 其他具有肠内营养禁忌证患者。

3. 肠外营养的禁忌证

(1) 胃肠功能正常、适应肠内营养或 5 天内可恢复胃肠功能患者。

(2) 严重水电解质、酸碱平衡失调患者。

(3) 休克、器官功能衰竭终末期患者。

(4) 心血管疾病不常规推荐使用肠外营养患者。

4. 肠外营养方案的合理性

(1) 能量补充应以保持体重而非增加体重为目的，且须糖和脂肪同时使用。

葡萄糖来源的热量，尤其对于糖尿病患者，应遵循“允许性低摄入方案”提供，其余不足的部分通过脂肪乳提供。建议脂肪乳所提供的热量应占非蛋白热量的 25% ～ 50%。

临床上在使用肠外营养液时，还使用其他治疗药物，其中很多药物以葡萄糖注射液作为溶媒。所以，在制定肠外营养方案时，营养医师应掌握患者肠外营养支持每日葡萄糖溶液的摄入量，以便药师向临床医师提出调整溶媒的建议。

每克葡萄糖氧化后可产生 16.7kJ(4kcal) 热量，10% 脂肪乳注射液 (C14 ～ 24) 提供 4602kJ (1100kcal) 热量，10% 中 / 长链脂肪乳注射液 (C8 ～ 24) 每 100mL 含 442.7kJ(105.8kcal) 热量。药师应掌握脂肪乳制剂的热量参数数据。此外，选择脂肪乳还应考虑长链脂肪乳所提供的脂肪亚油酸和亚麻酸含量高于长链或短链脂肪乳，如必须补充亚油酸和亚麻酸，须将此差异考虑在内。

(2) 葡萄糖依赖胰岛素代谢，所以肠外营养医嘱往往包括适量的胰岛素，两者比例根据血糖或尿糖指标决定，一般按糖：胰岛素＝(4 ～ 20)g ：1U 计算，从 10g ：1U 开始，随着机体的适应和内源性胰岛素分泌增加，则可停用外源性胰岛素。PVC 输液袋对胰岛素有吸附作用。胰岛素尽量避免加入 PVC 营养液袋中，无法避免时应加大胰岛素剂量。

(3) 补充氨基酸时，应选择含氨基酸种类齐全的平衡氨基酸溶液。相同脂肪乳制剂，不同氨基酸制剂，氨基酸种类和含量不同，药师也应熟悉各种市售复方氨基酸制剂的营养参数。复方氨基酸注射液 (18AA) 氨基酸种类和含量见表 4-6。

表 4-6　复方氨基酸注射液 (18AA) 氨基酸种类和含量

氨基酸种类	每 250mL 含	每 500mL 含
L- 脯氨酸	0.250g	0.500g
L- 丝氨酸	0.250g	0.500g
L- 丙氨酸	0.500g	1.000g
L- 丙氨酸	0.880g	1.760g
L- 亮氨酸	1.225g	2.450g
L- 门冬氨酸	0.625g	1.250g
L- 酪氨酸	0.062g	0.125g
L- 谷氨酸	0.188g	0.375g
L- 苯丙氨酸 *	1.332g	2.665g
L- 精氨酸盐酸盐	1.250g	2.500g
L- 赖氨酸盐酸盐 *	1.075g	2.150g
L- 缬氨酸 *	0.900g	1.800g
L- 苏氨酸 *	0.625g	1.250g

注：* 必需氨基酸。

必需氨基酸是指人体自身不能合成或合成量不能满足人体需要，必须从食物中摄取的氨基酸。亮氨酸、异亮氨酸和缬氨酸分子中含有分支侧链，又称为支链氨基酸。

肝功能不全的患者应选用富含支链氨基酸的氨基酸溶液，肝性脑病患者应选用复方氨基酸注射液 (3AA)，慢性肾功能不全患者应选用以必需氨基酸为主要成分的专用氨基酸制剂，如复方氨基酸注射液 (9AA)。

鉴于谷氨酰胺对于免疫、胃肠道功能的重要性，在肠外营养液，尤其外科术后患者，常需外加谷氨酰胺双肽。

(4) 补充电解质时须考虑需求量和营养液渗透压。每日人体电解质需求量，可参考中国营养学会颁布的 RNI(推荐量) 和 AIs(适宜量)。

溶剂透过半透膜进入溶液的自发过程称为渗透现象。而阻止不同浓度的两种溶液通过半透膜产生渗透现象的最小压力为渗透压，以毫渗透量浓度毫渗量 · 升、mmol·L 或 mOsm·L 表示，为溶液中能产生渗透作用的溶质的粒子 (分子或离子) 总浓度。

人血浆含低分子晶体物质，如氯化钠、葡萄糖和碳酸氢钠等和高分子胶体物质，如蛋白质。其渗透压是晶体物质和胶体物质所产生渗透压的总和，由低分子晶体物质产生的渗透压称为晶体渗透压，由高分子胶体物质产生的渗透压称为胶体渗透压。血浆总渗透压绝大部分来自低分子晶体物质。

血浆总渗量浓度正常范围是 280 ～ 320mOsm·L。毫渗透量浓度处于该范围以内的溶液，为等渗溶液；低于此范围的溶液，为低渗溶液；高于此范围的溶液，为高渗溶液。0.9% 氯化钠注射液的毫渗透量浓度为 308mOsm·L，属于等渗溶液。5% 葡萄糖 (无水葡萄糖) 注射液的毫渗透量浓度为 278mOsm·L，也属于等渗溶液。目前，市售葡萄糖注射液葡萄糖含量是含 1 分子水的含水葡萄糖 (分子量 $C_6H_{12}O_6 \cdot H_2O$)，计算时应注意。

在肠外营养液中加入电解质时，必须考虑葡萄糖、氨基酸、脂肪乳等物质对总渗透压的贡献。

(5) 肠外营养液的稳定性。肠外营养液是由多种物质调配而成的复杂载体，多种物质具有发生潜在相互作用的可能性，如肠外营养制剂成分间、器皿材料与制剂间、油性制剂与水性制剂配置顺序可能产生的配伍禁忌等，最终可导致 pH 和渗透压的改变。因此，需药师认真计算甚至进行实验论证。

5. 肠外营养医嘱审核内容

大部分肠外营养医嘱均按照营养预案和规范流程执行，但仍不能避免偶然、意外的不合理、不规范营养医嘱的出现。所以，药师应在集中调配前，仔细审核肠外营养医嘱。审核内容如下。

(1) 是否符合营养医嘱的开具资质和流程的规定。

(2) 是否存在不符合适应证或存在禁忌证情形。

(3) 是否存在重复使用肠外营养物质情形，如以葡萄糖溶液作为溶媒。

(4) 是否存在单独使用脂肪乳或复合氨基酸溶液的情形。

临床上，尤其是未明确营养医嘱资质规定的医疗机构，极易出现不规范的肠外营养医嘱，如单独使用复方氨基酸的情况。由于蛋白质也能提供能量，如在使用氨基酸制剂时，不同时补充支持能量的制剂，极易出现蛋白质被作为能量来源消耗，而不能发挥其重要的生理功能的现象。

(5) 是否存在禁忌证、交叉过敏相互作用等情况。药师应审核肠外营养液成分和患者病历资料，及时发现营养成分间物理的、化学的配伍禁忌，以及患者过敏史等信息。

6. 肠外营养液配制辅助软件管理系统

医嘱审核整理软件的应用可规范肠外营养液医嘱产生、审核的流程，包括营养筛查和肠外营养支持申请，制定营养支持方案，医嘱审核与实施等。

软件系统所构建的肠外营养制剂全营养参数数据库可为营养方案制定、调整和医嘱形成提供快捷的换算和准确的验算，并可及时发现具有潜在临床意义的相互作用、配伍禁忌等。

第四节　静脉用药集中调配的操作规程

静脉用药集中调配涉及静脉用药医嘱 (处方) 的信息传递、接受、审核、标签生成、打印、排药、贴签、核对、无菌配置、核对、包装、分发等多个环节。

一、静脉用药医嘱 (处方) 接受、审核的操作规程

(一) 静脉用药医嘱 (处方) 接受与审核

1. 医嘱的信息传递流程

临床医师根据患者病情开具用药医嘱 (处方)，静脉用药医嘱 (处方) 按组开具，每组为可混合静脉用药品。上级医师审查后确认，临床医师或护士将医嘱输入计算机系统，每个输入人需登录自己的用户信息以便跟踪、确认，另一临床医师或护士核对输入的医嘱内容并确认无误后发出，并输入确认人信息。

计算机系统将自动对处方进行分类，静脉用的药物处方直接发送至静脉用药调配中心 (室)，并自动生成标签；非静脉用的药物处方将发送至相应药房。

静脉用药的配置信息若是长期静脉用药医嘱 (处方)，则多数医嘱应在用药前一天的中午 13：00 前，通过计算机网络传送至静脉用药调配中心 (室)。

2. 医嘱的接受

配药信息通过医院信息系统 (HIS) 发送至静脉用药调配中心 (室)，由审核岗位的主管药师以上药学人员接受医嘱。

3. 医嘱的审核

药师主要审核并确认静脉用药医嘱 (处方) 的正确性、适宜性、合理性与完整性，前节已有详细叙述。主要包括以下内容。

(1) 形式审核：静脉用药医嘱 (处方) 内容应当符合《处方管理办法》《病例书写基本规范》的有关规定，应书写正确、完整、清晰，无遗漏信息。应包括患者姓名、性别、病区、疾病诊断，所用药品的药名、规格、剂量、数量、给药途径、用药时间及调配批次等。

(2) 内容审核：审核临床诊断与所选用药品的相符性，以免治疗错误；审核药品种类、规格、给药途径、用法、用量的合理性，防止重复给药；审核单、药品与溶媒或多种静脉药品间或与溶媒间配伍的适宜性、相容性和混合后的稳定性，防止物理的或化学的相互作用发生；审核注射剂，包括溶液剂、粉针剂、溶媒与直接或间接包装材料，以及静脉输液成品的完整性，防止因运输、转移、配制过程等发生的破损或配伍改变；审核存在过敏反应药品的敏感性试验结果、药品本身存在的严重或特殊不良反应等重要信息，防止因疏忽对患者造成伤害。

4. 医嘱的拒绝调配

对于存在疑点，或未确定，或错误的用药医嘱 (处方)，应与开具用药医嘱 (处方) 的医师沟通并提出用药建议，进行调整，并签名备查。否则，药师应拒绝调配。

因患者病情等需要的超剂量、超疗程、超说明书等特殊用药医嘱 (处方)，医师应告知患者，并签署知情同意书后签名确认。否则，药师应拒绝调配。

此外，药师还应拒绝调配不能保证成品药液质量的用药医嘱 (处方)。

药师确认静脉用药配置信息无误后，根据静脉用药时间和配置顺序进行定批次。定批次方法和规则由各医疗机构自行确定，安排配置。

(二) 标签生成、打印、管理

1. 标签的生成与打印

静脉用药一旦混合配制完成后，即应该明确标注其内含成分，以确保其合理使用。静脉用药医嘱 (处方) 经审核无误，计算机信息管理系统按静脉用药医嘱组自动生成静脉用药标签，并以病区为单位打印。

2. 标签要求

标签设计应符合《处方管理办法》的规定，各岗位人员签名位置齐全，字迹简明、清晰、规范，大小适宜、没有缩写或其他易混淆的术语、数据准确、完整、无误，并在给药时便于阅读、辨别，以及易粘贴在输液袋或针筒上，但也要考虑成本。

3. 标签内容

标签内容应包含患者静脉用药的必要信息，且易于追溯，包括医嘱接受、审核、摆药、混合配制、核对、病区分发的各个环节。

(1) 患者姓名：可表明该药液是该患者专用，如果无患者姓名，该药液有可能被其他患者使用而出现差错。因同姓、同名的情况时而发生，患者姓名必须为全名。

(2) 患者所在病区、床号：可确保药品准确、无误地运送。

(3) 所有所加的药物名称、规格、剂量 (溶液以 mL 表示，固体以 g 或 mg 标示)：名称必须完整、准确、易辨识，能够减少潜在错误的商品名也可同时备注使用，而且所用数量、规格必须标准且容易明白。

(4) 溶媒或混合溶液的名称和体积：可使标签信息更完整。由于有的药品在某溶媒中不稳定或存在配伍禁忌、有的药品需一定体积的溶媒才能完全溶解、有的药品需一定的浓度才有效等情况，故必须明确标注溶媒或混合溶液的药品名称及体积。

(5) 临时或长期标识：可以提醒药师及时安排排药，临时医嘱则应该尽快配置并送到病区，长期医嘱则当天备药、隔日配置使用。

(6) 混合液全部体积的估计：如有效含有 500mL 药液的软袋中最多再加 150mL 液体，一定量的药物需与一定体积的混合液配制，才能确保该药物的有效浓度；TPN 中的钙离子浓度测算等。

(7) 给药时间：它可提示护士有计划地根据药动学特点为患者给药，确保治疗的有效、安全。例如，每日 2 次抗菌药给药时间确定为 2 次相隔 12h，避免用药无规律、遗漏或药品失效。

(8) 给药途径：它可提示并帮助护士进行正确用药。例如，有些药品只能静脉滴注而不能静脉推注。

(9) 批次：根据不同病区、不同患者的给药时间规律设定，它可以确保药品被有序地送到各病区，保证护士及时为患者给药。

(10) 审核者、排药者、核对者、配制人、执行人等。

(11) 皮试情况：青霉素等可致过敏反应的药品，患者在使用前，必须经皮肤敏感性试验且结果为阴性时，才可使用。

(12) 共几页第几页：某些肠外营养制剂中需混合配制的药品较多，需多页标签。此时，每一页标签均应标注页码信息。

(13) 配制日期和时间、失效时间：确保药品在有效时间范围内使用。

(14) 给药速率 (以 mL/h 表示)：有些药品的输注速度需要严格控制，不能太快或太慢，则需在标签上明确给药速率。

(15) 储存条件：有些药液需储藏在 2 ～ 10℃的冰箱中或避光等，否则可失效或变质。

(16) 警示系统：非单剂量、避光药物等标记。可提示配置或给药时需注意事项，减少差错发生。

(17) 静脉用药标签还应注明需要特别提示的事项，包括含有过敏性药品或成分或含某些特殊药物时，标签应有明显标识，如青霉素类、细胞毒性药物标记等。涉及浓度换算、非整瓶 (支) 使用药品的实际量等用药标记；特别注意的事项，如避光、特殊用药监护等。

将静脉用药标签按静脉用药处方性质和用药时间顺序排序，放置于不同颜色 (区分批次) 的容器，以方便有序调配操作。

标签不仅是排药的依据，也是成品静脉用药的标识，更是明确责任、溯源复核的文书。

4. 标签使用

标签贴于输液袋(瓶)或注射器上，输液软袋正贴，输液瓶倒置贴，注射器上贴成“插旗”，不能将标签上任何字覆盖，便于配置和使用时阅读。

5. 标签类型

根据各医院情况，标签可在计算机网络中设置不同状态，便于了解静脉药品的配制情况。

(1) 接受标签：标签上显示“接受”，则表示该标签已被静脉用药调配中心药师接受，可进行排药。

(2) 申请退标签：标签上显示“申请退”，则表示该标签已被病区认作不需要，不能再配制。

(3) 作废标签：标签上显示“作废”，则表示该标签经病区申请退，药师统一退，即没有配置。

(4) 确认标签：标签上显示“确认”，则表示该标签已配置完成，并收取标签上药品费用，同时减去静脉用药调配中心库存。

6. 标签的管理

标签应符合《静脉用药集中调配质量管理规范》的有关规定，可采用电子处方系统，也可采用同时打印备份静脉用药标签方式。一份静脉用药标签贴于静脉用药袋(瓶)，另一份静脉用药标签随调配流程，由各岗位操作人员依据标签执行调配操作，并签名或盖签章，保存1年备查。

二、摆药、贴签、审方、核对的操作流程

(一)摆药前的准备

摆药前应仔细阅读、核查静脉用药标签是否准确、完整。如有信息错误或不全，应告知医嘱(处方)审核药师，并及时校对纠正。

按静脉用药标签所列批次顺序药品(按组)摆备药品，注意所取药品与配置单上药品相一致，将静脉用药标签整齐地贴在输液袋(瓶)上，不得覆盖原有信息。按静脉用药成组(标签含有的药品)、不同用药时间，分批次将药品放置于不同颜色的容器内。

摆药时，需检查药品的品名、剂量、规格等是否与标签内容一致，注意药品的完好性及有效期，签名或者盖章备查。

(二)摆药注意事项

(1) 确认同一患者所用同一种药品的批号相同。

(2) 遇药品变质、过期、失效的药品不得使用，如对药品有疑问，需核实无误后再行排药。

(3) 摆好的药品擦拭清洁后，方可传递入洁净室，但不应去掉粉、针剂西林瓶盖。

(4) 对用过的容器进行整理、擦洗、消毒，以备下次使用。

(三) 摆药室药品的补充

(1) 每日完成摆药后，应及时补充摆药准备室短缺的药品，并应有 2 人核对。

(2) 补充的药品应在专门区域拆除外包装，同时查看药品的生产企业、生产批号、药品质量等，如有尘埃，须擦拭清洁，并严防错误发生。

(3) 补充药品时，应注意药品有效期，遵循先进先用、近期先用的原则。

(4) 对于氯化钾注射液等高危药品，应当有特殊标识和固定摆放位置。

(四) 摆药核对的操作流程

(1) 排药：药师将药品配齐后，须将静脉用药标签贴在输液袋或瓶上并盖章，将备有药品和静脉用药标签的不同颜色容器一起交给复核药师核对。

(2) 复核：药师根据静脉用药标签仔细校对摆备药名、规格、数量、质量、配伍情况等，确认正确无误后盖章。

(3) 将摆有药品与贴有标签的输液袋 (瓶) 按批次、病区、药品种类通过传递窗送入相应洁净区，待配置。

三、退药的操作流程

静脉用药医嘱 (处方)，通过医院信息系统传递到静脉用药调配中心 (PIVAS)。当天接收，并分批次。临时静脉用药医嘱 (处方) 当天配置，长期静脉用药医嘱 (处方) 隔天配置。由于长期静脉用药医嘱 (处方) 为提前 1 天摆备药品，如医生修改医嘱或调整用药方案，则可能发生退药。频繁地退药不仅耗时，且增加差错的发生，影响静脉用药调配的工作秩序及患者及时安全用药。为了避免退药而引发的用药差错或药品浪费，应根据医院实际情况制定退药的具体规则和操作流程。

(一) 静脉用药退药的管理

由于 PIVAS 配置静脉药物流程的特殊性，即按用药医嘱 (处方) 治疗时间、批次、病区分批配置。退药应及时、有序，应有符合相关管理、操作流程的规定。

1. 预留充足的退药操作时间

由于退药和重新排药需要一定的操作时间，因此，必须与临床约定退药的提前时间，超过规定时间无法做退药处理。

2. 设定可退药的默认时间

长期静脉用药医嘱 (处方) 常需提前 1 天摆备药品，退药程序应根据医疗机构实际情况、不同的治疗时间或批次设定可退药时间，如长期静脉用药医嘱 (处方) 在其混合调配前可退药。

3. 预出院的处理

住院患者在约定出院时间的前 1 天需办理预出院手续，以方便财务结算。实际工作中，往往会发生患者已做预出院处理，但未及时停止长期静脉用药医嘱(处方)的情况。为避免发生医患纠纷，可将预出院之后的用药全部做退药处理。

4. 紧急情况

可根据临床或患者需要作特殊处理。

(二)静脉用药退药的操作流程

1. 退药单的接收

(1) 病区按可退药规则在医院 HIS 系统申请退药，或将填写好的申请退药单(一式二份)送达静脉药物调配中心。

(2) 每次退药操作应全部病区一次提取完成，以防止遗漏病区。

(3) 接收退药单，找出并取回尚未开启内包装冲配的需退药品。

(4) 在 HIS 系统中确认接受退药申请。

2. 退药的具体方法

通常 PIVAS 工作人员要进行多次退药操作，且须尽快在已经排好的排药容器内找到需要做退药处理的药物。为提高效率，可采取以下方法。

(1) 以不同的颜色区分不同批次，按病区、批次设置顺序号，分组存放。

(2) 退药单除包含患者床号、姓名、药品等信息外，还应包含组号和顺序号信息。

(3) 在医院 HIS 系统设置退药查询功能，以便查询退药处理的历史记录、补打退药单。

四、成品输液的核对与配送

(一)成品输液的核对

静脉药品配制完成后，配制者、药学人员或护理人员对其进行再次核对，包括药名、规格、数量等信息，确认无误后盖章，传出配制室。

成品输液复核是对已经配置的成品输液在发往病区前的最后一次核对。成品输液复核药师的工作职责如下。

(1) 从配制者处接收已配制完成的静脉用药品。

(2) 检查成品输液的外观(有无裂纹、沉淀、变色、异物等)。

(3) 用力挤压成品输液，观察有无渗漏，尤其是加药处。

(4) 仔细核对药筐内的空安瓿、或西林瓶与标签上标识的药品名称、剂量、数量是否一致。

(5) 核对非整瓶(支)用量患者的用药剂量与标记的标识用量是否相符。

(6) 核对各岗位操作人员签名是否齐全，如果一切无误，在静脉用药标签上签字并放行。

(7) 交于工勤人员、打包、通知外送。

(8) 将任何可多次重复使用的西林瓶，如胰岛素，放回准备区的冷藏柜中，尽可能缩短其放置于室温的时间。

(9) 复核完成后，空安瓿等废弃物按相关规定集中处理。

（二）成品输液的配送

(1) 核对无误的成品输液，用专用塑料袋包装，按病区分别整齐放置于有病区标记的密闭容器内送药时间及数量应记录在送药登记本。危害药品和高危药品的外包装上应有醒目标识。

(2) 将密闭容器加锁或加封条后由配送工人送至各病区。如加锁送达，则钥匙由静脉药物调配中心和病区分别保存，由病区护士开锁后逐一清点核对。无误后，在送药登记本上签名备查，同时注明交接时间。

(3) 交接记录本应整册保存备查。

第五节　静脉用药的无菌调配

无菌技术是根据生产或操作要求所采取的一系列控制微生物污染的方法或措施，如空气的生物净化技术、灭菌技术等。无菌技术是一套完整、系统的操作体系，包括无菌环境设施、无菌设备器材及人员的无菌操作等。静脉用药调配的药品将通过静脉给药方式进入人体，因此必须保证药品配置过程中的每一个环节都不会受到微生物的污染，为静脉用药品的安全提供无菌保证。

一、无菌调配前注意事项

（一）无菌操作前准备

(1) 操作环境应清洁、宽敞、定期消毒；物品布局合理；无菌操作前 30min 应停止清扫操作，减少走动，避免飞尘或漂浮物。

①清洁过程必须从最清洁的区域向门外进行，从无菌区域到前室。

②所有的清洁设备均应专用和每日消毒，使用后应彻底冲洗、消毒。

③用低棉纺抹布和稀释的消毒液，清洁所有的仪器设备、层流台的外表面等，一旦有证据表明细菌已对所用消毒液产生耐药性，则应立即更换消毒液。

(2) 工作人员均应经过培训、考核合格。在进入洁净室前，应佩戴帽子、口罩，修剪指甲并洗手，穿着相应洁净服、戴无菌手套。

(3) 当药品和物料从非控制室运送到洁净室前进行清洁和消毒，注意防止污染。

（二）无菌操作过程

(1) 工作人员应面向无菌区，手臂应保持在腰部或操作台台面以上，不可跨越无菌区，并避免面对无菌区谈笑、咳嗽、打喷嚏。

(2) 用无菌持物镊取用物品；无菌物品一经取出，即使未用，也不可放回无菌容器内；一套无菌物品仅供一次操作使用，以避免交叉感染。

(3) 无菌操作整个过程中，一旦发现无菌物品疑有污染或已被污染，应予以立即更换并重新灭菌。

（三）无菌物品保管

(1) 无菌物品必须与非无菌物品分别放置。

(2) 无菌物品不可暴露于空气中，应存放于无菌包或无菌容器，无菌包外须标明物品名称、灭菌日期，并按失效期先后顺序排放。

(3) 定期检查无菌物品的灭菌日期及保存情况。无菌包在未被污染的情况下保存期一般为 7 天，如过期或受潮应重新灭菌。

二、静脉用药无菌调配操作规程

（一）调配操作前准备

(1) 在调配操作前 30min，按操作规程启动洁净间和层流洁净操作台净化系统，并确认其处于正常工作状态，操作间室温控制于 20 ～ 25℃，湿度在 70% 以下，室内外压差应符合规定，操作人员记录并签名。

(2) 早班工作人员先阅读交接班记录，发现问题应及时处理。

(3) 按更衣操作规程，进入洁净区操作间，首先用 75% 乙醇的无纺布从上到下、从内到外擦拭层流洁净操作台内部的各个位置。

(4) 将摆好药品容器的药车推至层流洁净操作台附近相应的位置。

（二）调配前的核对

调配药师（士）或护师（士）按静脉用药标签核对药品名称、规格、数量、有效期等，确保准确无误和药品完好后，进入加药混合调配操作程序。

（三）静脉用药调配操作流程

(1) 选用适宜的一次性注射器，拆除外包装，旋转针头连接注射器，确保针尖斜面与注射器刻度处于同一方向，将注射器垂直放置于层流洁净操作台的内侧。

(2) 用 75% 乙醇消毒输液袋（瓶）加药处，放置于层流洁净操作台的中央区域。

(3) 除去西林瓶盖，用 75% 乙醇消毒安瓿瓶颈或西林瓶胶塞，并在层流洁净操作台侧壁打开安瓿，应避免正对高效过滤器打开，以防药液喷溅到高效过滤器上。

(4) 抽取药液时，注射器针尖斜面应朝上，紧靠安瓿瓶颈口抽取药液，然后注入输液袋（瓶）中，轻轻摇匀。

(5) 溶解粉针剂时，用注射器抽取适量静脉注射用溶媒，注入粉针剂的西林瓶内，必要时可轻轻摇动（或置振荡器上）助溶。全部溶解混匀后，用同一注射器抽出药液，注入输液袋（瓶）内，轻轻摇匀。

(6) 调配结束后，再次核对输液标签与所用药品名称、规格、用量，准确无误后，调配操作人员在输液标签上签名或者盖章，记录调配时间，并将调配好的成品输液和空西林瓶、安瓿与备份输液标签及其他相关信息一并放入筐内，以供检查者核对。

(7) 通过传送窗将成品输液送至成品核对区，进入成品核对和包装程序。

(8) 每完成一组静脉用药调配操作，应立即清洁配制场所、台面，用清水或 75% 乙醇的无纺布擦拭台面，除去残留药液，移走与下批输液调配无关的药物、余液、注射器和其他物品。

每天调配完毕后，按调配操作规程规定的清洁消毒操作程序进行清洁消毒处理。

(四) 静脉用药调配操作注意事项

(1) 不得进行交叉调配操作。

(2) 静脉用药调配所用的药品，如果非整瓶 (支) 用量，则必须在静脉用药标签上明显标识实际用量，以便核对。不影响质量、可多次重复使用的剩余药品，如胰岛素，应按照药品说明书要求，置于准备区冷藏柜内存放，尽量缩短其室温存放时间。

(3) 若两种以上粉针剂或注射液需加入同一输液时，必须严格按照药品说明书要求和药品性质顺序加入；肠外营养液、高危药品和某些特殊药品的调配，应遵守相关的加药顺序操作规程。

(4) 调配过程中，输液出现异常或对药品配伍、操作程序有疑问时，应停止调配，查明原因，或与处方医师协商调整医嘱；发生调配错误应及时纠正，重新调配并如实记录。

(五) 危害药物调配操作要点

危害药物调配时应拉下生物安全柜防护玻璃，前窗玻璃不可高于安全警戒线，以确保负压。

危害药物调配完成后，必须将留有危害药物的西林瓶、安瓿等单独置于适宜的包装内，与成品及静脉用药标签副联或者审方单 (明细单) 一并送出，以供核查。

调配危害药物用过的一次性注射器、手套、口罩及检查后的西林瓶、安瓿等废弃物，统一放置于专用塑料袋内，待当日调配工作结束后，封口，按规定统一处理。

危险药物溢出处理按照相关规定执行。

第五章　呼吸系统疾病合理用药

第一节　急性上呼吸道感染

急性上呼吸道感染（简称上感），是指鼻、鼻窦、咽、喉部的感染，是小儿时期最常见的疾病，一年四季均可发生，以冬春季节发病率最高，病原体90%以上为病毒，常可侵及口腔、中耳、眼部、颈淋巴结等邻近器官，如炎症向下蔓延则可引起气管炎、支气管炎或肺炎。

因受累部位、年龄和病原体不同，临床表现差别很大，有的仅有流涕、鼻塞，有的甚至高热惊厥。如为链球菌感染，可引起急性肾炎、风湿热等疾病。本病预后良好。

一、诊断

1. 临床表现

(1) 起病急，有鼻塞、流涕、打喷嚏、咳嗽、咽痛，发热或有或无。年长儿可有乏力、头痛。

(2) 婴幼儿症状较重，可有高热、呕吐、腹泻、进食减少，甚至高热惊厥，常在起病后1～2日发生。

(3) 年长儿在起病早期，有的有腹痛，多在脐周，可能与肠蠕动亢进或肠系膜淋巴结炎有关。

(4) 当侵犯扁桃体时，有高热、咽痛、局部红肿，在隐窝内有白色或黄色干性滤泡性渗出物，多为病毒引起；若为脓性渗出物，多为溶血性链球菌引起。

(5) 累及咽部时，咽痛明显且咽红，咽后壁可见淋巴滤泡充血肿大或伴有双侧颊黏膜散在小出血点。若咽部有小疱疹、小溃疡，除咽痛外，可有流涎、拒食等。

(6) 体征除具有咽部充血、扁桃体充血肿大外，有时颈淋巴结可肿大并有压痛。肺部听诊多正常，有时有痰鸣音，咳嗽后消失。

2. 实验室检查

(1) 血白细胞计数减少或接近正常，早期中性粒细胞百分数可稍高，并发细菌感染时，血白细胞计数及中性粒细胞百分数可增高。

(2) X线检查阴性，鼻咽部分泌物细菌培养或病毒分离、双份血清抗体效价测定或荧光免疫检查可有阳性发现。

二、治疗

1. 一般治疗

注意休息，多饮开水，室内保持空气流通。加强营养，补充维生素C。

2. 对症治疗

(1) 退热：物理降温，常用冰袋枕、退热贴，酒精擦浴(50%酒精抹头部、腋下、腹股沟区)。口服对乙酰氨基酚或布洛芬(哮喘、溃疡病慎用)，每次5～10mg/kg。如有呕吐无法口服吸收，高热时可采用肌内注射安乃近，每次5～10mg/kg。或使用安乃近灌肠剂，15～20mg·kg^{-1}·次$^{-1}$或对乙酰氨基酚栓剂，10～15mg·kg^{-1}·次$^{-1}$。

(2) 镇静止痉：烦躁不安时可给适量镇静剂，如口服10%水合氯醛，0.5mL·kg^{-1}·次$^{-1}$。高热惊厥时可用10%水合氯醛灌肠，1mL·kg^{-1}·次$^{-1}$，或肌内注射苯巴比妥钠，5mg·kg^{-1}·次$^{-1}$。在紧急处理时，可使用地西泮，0.25～0.5mg·kg^{-1}·次$^{-1}$，能起到快速止痉的效果。

(3) 流涕、鼻塞

①艾畅：含有盐酸伪麻黄碱，为拟肾上腺素药，可收缩鼻黏膜血管，减轻鼻塞症状。

②惠菲宁：除含有盐酸伪麻黄碱、氢溴酸右甲吗喃外，还含有马来酸氯苯那敏作为抗组胺药，具有消除或减轻鼻塞、流涕和打喷嚏的作用。口服溶液，每日3次。2～3岁(12～14kg)：1.5～2mL/次；4～6岁(16～20 kg)：2～3mL/次；7～9岁(22～26 kg)：4mL/次；10～12岁(28～32kg)：5mL/次。不良反应有嗜睡、头晕、心悸、兴奋、失眠、恶心。

③祺尔百服宁：含有盐酸伪麻黄碱、氢溴酸右甲吗喃、马来酸氯苯那敏，增加了对乙酰氨基酚，能抑制前列腺素的合成，具有解热镇痛的作用。可间隔4～6h重复用药1次，24h内不超过4次，口服溶液。2～3岁：2.5～3.5mL/次；4～6岁：4～5.5mL/次；7～9岁：6mL/次；10～12岁：8mL/次。不良反应偶见皮疹、药热及白细胞减少。

④时美百服宁：含有对乙酰氨基酚和盐酸伪麻黄碱。可间隔4～6h重复用药1次，24h内不超过4次，口服溶液。12～23个月：1.2mL/次(1.5滴管)；24～36个月：1.6mL/次(2滴管)。不良反应偶见皮疹、药热及白细胞减少。

⑤泰诺酚麻美敏口服溶液(泰诺儿童感冒口服溶液)：含有盐酸伪麻黄碱、氢溴酸右甲吗喃、马来酸氯苯那敏和对乙酰氨基酚。可间隔4～6h重复用药1次，24h内不超过4次，口服溶液。2～3岁：2.5～3.5mL/次；4～6岁：4～5.5mL/次；7～9岁：6mL/次；10～12岁：8mL/次。不良反应有轻度头晕、乏力、恶心、上腹不适、口干和食欲缺乏。

⑥鼻塞、流涕影响呼吸或吸奶者，在哺乳前用0.5%呋麻滴鼻液，每侧1～2滴，使鼻黏膜血管暂时收缩而呼吸畅通。

(4) 止咳化痰

①敌咳：主要含有氯化铵、氯仿、越创木酚磺酸钾、盐酸麻黄碱和桔梗流浸膏，增

加支气管黏液分泌，使痰液变稀而发挥祛痰作用。0.5 ～ 1mL/(岁 · 次)，每日 3 次口服。

②氢溴酸右甲吗喃：为镇咳药，通过抑制延髓咳嗽中枢而产生镇咳作用。口服，每 4 ～ 6h 可重复用药，每 24h 用药不超过 4 次。0 ～ 3 个月 0.4mL/ 次 (半滴管)，4 ～ 11 个月 0.8mL/ 次 (1 滴管)，12 ～ 23 个月 1.2mL/ 次 (1.5 滴管)，24 ～ 36 个月 1.6mL/ 次 (2 滴管)。持续性或慢性咳嗽 (如哮喘引起的或伴大量黏痰) 者慎用。

③复方美沙芬糖浆 (速立)：含有氢溴酸右甲吗喃和越创木酚甘油醚，1mL/(岁 · 次)，最大剂量每次 10mL，每日 3 次。不良反应偶有头晕、恶心。

④美可：含有氢溴酸右甲吗喃、越创木酚甘油醚、盐酸 DI，甲基麻黄碱和马来酸氯苯那敏。＜1 岁：1 ～ 2mL/ 次；1 ～ 6 岁：3 ～ 4mL/ 次；6 ～ 12 岁：5 ～ 7.5mL/ 次；每日 3 次。不良反应偶有头晕、恶心。

⑤沐舒坦：盐酸氨溴索口服溶液。具有黏痰溶解作用，并能抑制支气管黏膜酸性糖蛋白的合成而降低痰黏度，便于咳出。1 ～ 2 岁，每日 2 次，每次 2.5mL；2 ～ 6 岁，每日 3 次，每次 2.5mL；6 ～ 12 岁，每日 2 ～ 3 次，每次 5mL。

⑥百沫舒：盐酸氨溴索缓释胶囊。饭后口服，每日 1 次。3 ～ 5 岁 (14 kg 左右)：25mg(1/3 粒)；5 ～ 10 岁 (18 kg 左 右)：37.5mg(1/2 粒)；10 ～ 14 岁 (28 kg 左 右)：50mg(2/3 粒)；14 岁及以上 (36 kg 左右)：75mg(1 粒)。不良反应偶见皮疹、恶心、胃部不适、食欲缺乏、腹痛、腹泻。

⑦富露施：乙酰半胱氨酸颗粒。通过分解黏蛋白复合物、核酸，将脓性成分及其他分泌物从黏稠变为透明，同时可以增加纤毛的摆动频率和黏液的周转率，使黏痰容易咳出。儿童 100mg/ 次，依照年龄每日 2 ～ 4 次。不良反应偶见皮疹、恶心、呕吐和支气管痉挛。

(5) 咽痛：可用溶菌酶含片或西瓜霜含片 1 ～ 4 片 /d 含服，局部雾化治疗。年长儿可用温盐水漱口，亦可用碘甘油涂咽部。

3. 抗感染治疗

(1) 抗病毒药物：起病早期可口服或肌内注射利巴韦林，10 ～ 15$mg \cdot kg^{-1} \cdot d^{-1}$。因利巴韦林本身有降低白细胞的作用，可选用中药大青叶、双黄连、板蓝根口服也有一定疗效；或使用中药抗病毒针剂肌内注射或静滴，如莲必治，10 ～ 15$mg \cdot kg^{-1} \cdot d^{-1}$。

(2) 抗生素：细菌感染或继发细菌感染，可选用口服青霉素，如阿莫西林，40 ～ 80$mg \cdot kg^{-1} \cdot d^{-1}$，分 3 ～ 4 次口服；或选用一代头孢霉素，如头孢拉定干混悬剂或胶囊，50 ～ 100$mg \cdot kg^{-1} \cdot d^{-1}$，分 3 ～ 4 次口服。若对青霉素、先锋霉素过敏，可选用红霉素，25 ～ 50$mg \cdot kg^{-1} \cdot d^{-1}$，分 4 次口服，可有胃肠道反应。合并急性肾炎、风湿热则视病情选用口服或静脉用药，青霉素或大环类酯类抗生素，疗程 10 ～ 14 天。

第二节 反复呼吸道感染

一般认为1年内发生10次以上感冒或3次以上肺炎的小儿，称为反复呼吸道感染。主要原因有以下5种。

①免疫功能低下，多见于原发性或继发性免疫缺陷，如先天性IgG缺乏症、选择性IgA缺乏症、脾切除等。

②先天畸形，如Kartagener综合征，先天性肺发育不良、先天性肺囊肿、胃食管反流症，尤其是患有先天性心脏病、唐氏综合征、唇腭裂的婴幼儿。

③营养缺乏病，如营养不良、贫血、佝偻病、微量元素(锌、铁、钙、磷等)缺乏、维生素A缺乏症等。

④哮喘、喘息性气管炎、过敏性咳嗽，由于治疗不彻底，未坚持较长时间治疗，以致咳嗽反复发作。

⑤慢性病灶，如副鼻窦炎，扁桃体隐性肿大、充血，细菌、病毒等易于存留和侵犯扁桃体，引起反复呼吸道感染和反复发热。

一、诊断

1. 临床表现

呼吸道感染一年四季均可发生，多见于冬春季节。患儿可无发热，但有反复上呼吸道感染、气管炎、支气管炎、肺炎等症状与体征。

2. 诊断标准

0～2岁，每年上呼吸道感染(URI)7次，下呼吸道感染(LRI)3次；3～5岁，每年URI 6次，LRI 2次；6～12岁，每年URI 5次，LRI 2次。

3. 实验室检查

血白细胞总数降低，中性粒细胞百分比增高。元素锌、铁、钙、磷、镁测定，部分患儿可降低。Ig测定，部分患儿有IgG或IgA降低。T细胞亚群测定，表现为CD_4降低及CD_4/CD_8比值倒置；IgG亚群测定，呈部分降低。

二、治疗

1. 注意护理

加强体格锻炼，提倡户外活动，妥善安排膳食，做到营养比例恰当，蛋白质合理搭配，三餐的比例正确，不吃零食，预防交叉感染。

2. 抗生素应用

若有细菌感染的征象，可适当选用抗生素。

3. 有免疫功能低下者给予免疫治疗

(1) 丙种球蛋白：适用于 IgG 缺乏或 IgG 亚群缺乏者，每次 200 ～ 500mg·kg^{-1}·次$^{-1}$，静脉滴注。若为先天性 IgG 缺乏，可考虑每 3 ～ 4 周输注 1 次，维持终身。

(2) 胸腺肽：诱导各个阶段 T 细胞分化发育，调节机体免疫平衡，增强成熟 T 细胞对抗原或其他刺激的反应。每次 3 ～ 5mg，每日 1 次，连用 5 ～ 7d，逐渐减量至每周 1 ～ 2 次，维持数月，皮下注射于淋巴回流较丰富的上臂内侧或腹股沟下方，或肌内注射。

(3) 转移因子：通过传递免疫信息给正常淋巴细胞或作为淋巴细胞受体的调节剂而产生作用，能特异地将供体的某一特定细胞免疫能力转给受体，亦能提高受体非特异性的细胞免疫功能。每周 1 ～ 2 次，每次 1U，3 个月为 1 个疗程，皮下注射。不良反应有注射部位酸胀感，个别有轻度风疹样皮疹、皮肤瘙痒、短暂发热。

(4) 盐酸左旋咪唑：能使受抑制的 T 淋巴细胞和巨噬细胞的功能恢复，一般用小剂量，2 ～ 4mg·kg^{-1}·次$^{-1}$，每天 1 次口服，服 3 天，停 12 天；或服 2 天，停 5 天，连用 3 ～ 6 个月。大剂量反而有抑制免疫的作用。不良反应偶有胃肠道反应、发热、头晕、嗜睡、乏力，个别有白细胞减少和皮疹。

(5) 泛福舒：含 8 种常见呼吸道病原菌的冻干溶解物，可加快 T 淋巴细胞循环，提高唾液中分泌型 IgA 的分泌水平，增进多克隆有丝分裂的非特异性反应和增强混合的异源淋巴细胞反应。可预防呼吸道感染及慢性支气管炎的急性发作，也可作为急性呼吸道感染治疗的合并用药。6 个月至 12 岁儿童每日空腹口服 1 粒 (3.5mg)，每月连服 10 天，连续使用 3 个月为 1 个疗程，即连服 10 天，停 20 天；再服 10 天，停 20 天；再服 10 天。不良反应有胃肠道紊乱 (恶心、腹痛、呕吐)，皮肤反应 (皮疹、荨麻疹)，呼吸道症状 (咳嗽、呼吸困难、哮喘) 以及其他反应，如发热、疲劳、过敏反应。

(6) 兰菌净：6 种常见呼吸道病原菌自溶得到的多价细菌抗原悬浮液，舌下给药激发局部免疫，通过口咽部黏膜对细菌抗原的吸收，导致黏膜下浆细胞产生分泌型免疫球蛋白 A(IgA-S)，对保护呼吸道表面具有重要意义。可预防和治疗上呼吸道细菌感染 (如鼻炎、鼻咽炎、鼻窦炎、扁桃体炎、支气管炎)。滴剂，3 个月至 10 岁儿童：7 滴 (按压 1 次药瓶)/ 次，早餐前和临睡前各 1 次，或早餐前 15 滴。10 岁以上儿童：15 滴 (按压 2 次药瓶)/ 次，早餐前和临睡前各 1 次。疗程：10 岁以上儿童服完 2 瓶，10 岁以下儿童服完 1 瓶。停药 2 ～ 3 周，为了增强疗效，10 岁以上儿童加服 1 瓶，10 岁以下儿童加服半瓶。不良反应：在第 1 次用药后可能会出现症状短暂性加重，偶见轻度恶心。

(7) 血浆疗法：可供给 IgG、补体、调理素等，一般每次 5 ～ 10mg/kg，每月静脉注射 1 次。

4. 营养治疗和微量元素补充

营养不良及各种营养缺乏要给予相应治疗。佝偻病婴幼儿予以补充维生素 D 和钙；贫血补充铁剂或富含铁的食物 (猪肝、猪血等)；锌缺乏补充硫酸锌或葡萄糖酸锌，3.5 ～ 7mg·kg^{-1}·d^{-1}，2 周为 1 个疗程，一般需 2 ～ 3 个疗程。维生素 A 缺乏补充维生素 A 及胡萝卜素等。某些食欲差或消化吸收功能差的儿童可以服用双歧杆菌乳酸菌类制剂、酵母片及调节脾胃的中药。

5. 手术治疗

扁桃体明显肿大、反复发烧，甚至睡眠时打鼾，影响呼吸的儿童，要切除扁桃体。先天性心脏病及唇腭裂的儿童要进行手术修补。

6. 咳喘反复发作的儿童

要针对哮喘坚持较长时间治疗，选用支气管扩张剂及抗感染、抗过敏药物等。

第三节 急性喉炎

急性喉炎是一种喉部黏膜弥散性炎症，好发于声门下部，又称“急性声门下喉炎”。主要发生于 1 ～ 3 岁的婴幼儿，2 岁左右幼儿的发病率最高。本病多发生于男孩，据文献统计，男孩患者约占 70%。多见于春、冬两季，以 1 ～ 2 月的发病率最高。

常见病原微生物病毒为副流感病毒、嗜血性流感病毒、腺病毒及金黄色葡萄球菌、肺炎球菌和链球菌等。小儿喉腔狭小，喉软骨柔软，黏膜下淋巴管丰富，组织疏松，炎症时显著肿胀而发生严重呼吸困难。

一、诊断

1. 临床表现

起病骤急，有高热、精神萎靡、声音嘶哑、食欲缺乏、咳嗽及心率增快等。炎症累及声门下区时咳嗽有吼声，夜间加重，犬吠样咳嗽和吸气性喉鸣伴呼吸困难。咽喉部充血假声带肿胀，声门下黏膜呈梭状肿胀，以致喉腔狭小而发生喉梗阻。呈吸气性呼吸困难，鼻翼翕动，吸气时出现三凹征。若炎症继续向下呼吸道蔓延，可使呼吸困难加重。白天症状较轻，夜间加剧（因入睡后喉部肌肉松弛，分泌物潴留阻塞喉部，刺激喉部发生喉痉挛）。按吸气性呼吸困难的轻重将喉梗阻分为以下四度。

(1) 第一度喉梗阻：患儿在安静时如常人，只是在活动后才出现吸气性喉鸣和呼吸困难。

胸部听诊，呼吸音清楚。如下呼吸道有炎症及分泌物，可闻及啰音和痰鸣音，心率无改变。

(2) 第二度喉梗阻：患儿在安静时也出现喉鸣及吸气性呼吸困难，胸部听诊可闻及喉传导音或管状呼吸音。支气管远端呼吸音降低，听不清啰音。心音无改变，心率较快，120 ～ 140 次 / 分。

(3) 第三度喉梗阻：除第二度喉梗阻的症状外，患儿因缺氧而出现阵发性烦躁不安，口唇及指、趾发绀，口周发青或苍白，恐惧、出汗。胸部听诊呼吸音明显降低或听不见，也听不到啰音。心音较钝，心率在 140 ～ 160 次 / 分以上。

(4) 第四度喉梗阻：经过呼吸困难挣扎后，渐呈衰竭，半昏睡或昏睡状态，由于无力呼吸，表现暂时安静，三凹征也不明显，但面色苍白或发灰。

2. 鉴别诊断

要注意与急性会厌炎、喉白喉及呼吸道异物鉴别。

二、治疗

小儿急性喉炎病情发展快，易并发喉梗阻，治疗应及时。使用抗生素及肾上腺皮质激素治疗，起效迅速且效果良好。

1. 一般治疗

保持呼吸道通畅，应立即将患儿置于高湿度和适当温度的环境中 (相对湿度 90%，温度 18 ～ 20℃)，高湿度有助于气管、支气管分泌物的稀薄而易咳出。应及早防止和纠正脱水，适当补液，可以避免气管内分泌物变干。对严重病例，可用小量输血或血浆等法治疗，以增强抵抗力。

2. 抗生素疗法

急性喉炎发展迅速，应及早选用适当足量的广谱抗生素控制感染。一般患儿使用一种抗生素即可。病情严重者可用两种以上抗生素以发挥协同作用，并以静脉给药为宜；应取咽拭子培养并进行药物敏感试验，以便选用适当抗生素，以及时控制炎症。

3. 肾上腺皮质激素的应用

激素有抗感染及抑制变态反应的作用，治疗喉炎效果好，但用量要大，否则不易生效。凡有二度以上呼吸困难者均用激素治疗，常用泼尼松、地塞米松或氢化可的松。二度呼吸困难者，可口服泼尼松，每次 1mg/kg，每 4 ～ 6h 口服一次，一般服药 6 ～ 8 次后，喉鸣及呼吸困难多可缓解或消失，呼吸困难缓解后即可停药。二度呼吸困难较重者，可先肌内注射 2 ～ 5mg 地塞米松，再口服泼尼松。对深二度或三度严重呼吸困难者，静脉滴注地塞米松 (每次 2 ～ 5mg，视年龄大小酌情增减) 或氢化可的松 (5 ～ 10mg/kg)，于 4 ～ 6h 静脉滴完。

4. 对症治疗

(1) 镇静剂：急性喉炎患儿因呼吸困难、缺氧，多烦躁不安，宜用镇静剂。异丙嗪口服或注射除镇静作用外，还可减轻喉水肿及喉痉挛，多数患儿用后效果良好。氯丙嗪及吗啡有抑制呼吸的作用，影响观察呼吸困难的程度，故急性喉炎患儿最好不用。

(2) 雾化吸入：超声雾化吸入，将 1% 黄麻碱 10 ～ 20mL 和地塞米松 2 ～ 5mg、庆大霉素 2 万～ 4 万 U、沐舒坦 15mg 加入雾化器中，雾化吸入后加速喉部炎症及水肿的消退，并稀释分泌物，利于咳出。

5. 气管切开术

有明显气道阻塞症状或分泌物不易咳出，经各种方法治疗后仍不见效时，即应进行气管切开术。术后可经气管套管内滴入稀释剂，使分泌物易于吸出。气管内尚可滴入消毒的生理盐水、抗生素溶液、α- 糜蛋白酶及碳酸氢钠溶液等。

三度呼吸困难患儿，由于咳嗽反射差，喉部或气管内常有分泌物潴留，也可在直接喉镜下吸出以减轻呼吸困难。

第四节　急性支气管炎

急性支气管炎或急性气管支气管炎是气管或支气管黏膜发生炎症引起的，临床以咳嗽伴（或不伴）有支气管分泌物增多为其特征。在幼小婴儿中发病率较高，常继发于上呼吸道感染以及麻疹、百日咳等急性传染病。常见病原有病毒或细菌，病毒如流感病毒、副流感病毒、呼吸道合胞病毒(RSV)、腺病毒等，或细菌如肺炎球菌、β- 溶血性链球菌A 组、葡萄球菌及流感杆菌等。

一、诊断

1. 临床表现

发病可急可缓，先有上呼吸道感染症状，如流涕，也可忽然出现频繁而较深的干咳，2 ～ 3 天后咳嗽加重，转为湿性咳嗽，有痰声或咳出黄色脓痰，可伴发热。较大儿童诉有头痛、胸痛、疲乏、食欲缺乏、睡眠不安。5 ～ 10 天后，浓痰变稀薄，咳嗽渐轻，但也有持续长达 3 周左右或反复发作。如不经适当治疗可引起肺炎。

肺部体征视病变部位和病程而变化，如以气管病变为主，仅呼吸音粗糙；以支气管病变为主，则在胸背中下部可闻及干啰音或粗湿啰音，且随体位变动或咳嗽而改变。

2. 辅助检查

病毒引起者血白细胞和中性粒细胞比例一般正常或稍降低，细菌感染则二者可轻度增高。胸部 X 线检查可正常，或可见肺门阴影增深或肺纹理扩散，与肺部实质性病变不同。

二、治疗

1. 一般疗法

休息，室内温、湿度适当，经常变换体位，多喂开水，给易消化饮食。应避免含阿片、可待因等成分的镇咳药物，以免抑制分泌物排出。当急性支气管炎发生痉挛时可给予支气管扩张药物。亦可采用中医治疗方法。轻者按“实热喘”处理，重者参考毛细支气管炎及支气管哮喘的治疗方法。

2. 控制感染

致病源以病毒居多，虽分泌物培养有细菌存在，但并非真正的致病菌，故一般不用广谱抗生素。对婴幼儿或有发热、白细胞明显增高者，可适当选用抗菌药物，如青霉素类或红霉素类。若病情较重，年龄较小，体质较弱，可应用青霉素加阿莫西林克拉维酸钾或广谱抗生素。

3. 对症治疗

(1) 止咳祛痰：目的是使痰液变稀薄，易于咳出。一般尽量不用镇咳剂特别是含阿片、可待因等镇咳药或镇静剂，因其不但抑制咳嗽，影响纤毛的生理性活力，且使黏痰难于排出，造成支气管阻塞，增加细菌感染机会。常用的祛痰剂有吐根糖浆 0.1 ～ 1mL，每日 3 次；10％氯化铵 0.1 ～ 0.2mL/kg，每日 3 次；必漱平 0.2mg/kg，每日 3 次。沐舒坦糖浆 5 ～ 10mL，每日 3 次。如干咳严重，影响睡眠，可给小剂量镇静剂。

(2) 止喘：哮喘性支气管炎时，喘息常难于控制。除应用支气管解痉剂外，如美喘清 1.25μg/kg，12h1 次，还要注意同时补充水分，以稀释痰液。喘鸣严重时可加用泼尼松 $1mg \cdot kg^{-1} \cdot d^{-1}$，分 3 次口服，4 ～ 7 天为 1 疗程。抗过敏药物如异丙嗪可使痰液干燥，应尽量少用，可应用西替利嗪。

4. 中医疗法

本病中医称为外感咳嗽，由于致病因素不同，临床分为风寒咳嗽、风热咳嗽和实热喘。治法以疏风散寒、清热宣肺、降热平喘为主。可结合临床辨证施治。

第五节　毛细支气管炎

毛细支气管炎是一种以毛细支气管为主的婴幼儿下呼吸道急性感染性炎症。引起毛细支气管炎症的病原主要是呼吸道合胞病毒 (RSV)，其他如腺病毒、副流感病毒 (1 型、3 型)、肠道病毒及近年发现的偏肺病毒也可引起发病。临床表现以明显的喘咳和缺氧症状为特征。本症可流行发病，死亡率为 0.5％～ 1％，在先天性心脏病、免疫功能低下、肺发育不良患儿中死亡率可达 5％。7 岁以内有高达 38％的患儿可发展为哮喘，而对照组中只有 2％。

一、诊断

1. 临床表现

(1) 好发于 2 岁以内婴幼儿，尤以 6 个月左右多见。

(2) 流行于冬、春两季发病。

(3) 起病较急，先有轻度感冒的前驱症状，1 ～ 3 天内迅速出现呼吸增快和咳喘，体温可正常或低热，病程为 1 ～ 2 周。

(4) 咳嗽明显，先为阵发性干咳，以后咳白色黏稠痰液。同时出现轻重不等的喘憋，较一般肺炎表现为重，出现亦早。喘憋时呼吸浅而快，伴有呼气性喘鸣。

(5) 肺部叩诊呈高清音，听诊呼吸音减低，满布哮鸣音，喘憋减轻时可闻及细湿啰音。症状严重时，呼吸困难发展甚快，明显鼻扇、烦躁不安、口唇青紫，三凹征显著。随着喘憋症状的减轻，体征逐渐消失。喘憋发作时，心率可达 140 ～ 180 次 / 分或更多。临床可见心力衰竭表现，如面色灰白、四肢发冷、心音低钝、烦躁加重、肝脏进行性迅速增大。患儿精神萎靡，有时烦躁与萎靡交替。缺氧严重时可出现神志模糊、惊厥、昏迷等脑病征象。

2. 辅助诊断

(1) 血白细胞总数多正常或轻度增高，少数达 15000/mm^3 左右；中性粒细胞常在 60% 以下，嗜酸粒性细胞正常。血气检查可见血 pH 降低，PaO_2 及 SaO_2 下降；$PaCO_2$ 可降低 (过度换气) 或增高 (CO_2 潴留)。

(2) 胸部 X 线检查，可见明显的梗阻性肺气肿征象，如两肺透明度增加、肋间隙增宽，横膈平坦。两侧肺门阴影增大，肺纹理增粗增多，支气管周围有密度不匀不规则阴影。临床喘憋明显者，胸部 X 线检查也可正常。一般肺实质无浸润阴影，若肺泡受累明显者则有小点状或散在片状阴影，个别尚可见胸膜反应。

二、治疗

1. 支持治疗

(1) 喂养及护理：有明显呼吸困难的患儿应禁食，鼻饲管喂养也应避免。因为患儿气急明显会影响进食，而鼻饲管喂养时可加重上呼吸道梗阻，并增加返流的机会。对喘憋严重的婴儿应加强护理。增加室内空气中的湿度，可洒冷水、火炉上置水壶，或用湿化雾化器。首先抬高头，避免一切不必要的干扰和操作。合理使用雾化治疗 (用庆大霉素、糜蛋白酶、地塞米松稀释于生理盐水内) 对患儿有一定疗效。一般雾化器可结合给氧进行雾化，每次 15 ～ 20 分钟，每天 3 ～ 4 次。雾化后要配合拍背吸痰。

(2) 氧疗：在本病的治疗中至关重要。毛细支气管炎患儿都可能有低氧血症，必须给予患儿充足的氧气，将血氧饱和度维持在 92%～ 95%。一般使用鼻管或面罩法即可提供 40%浓度的氧，以纠正大多数患儿的低氧血症，使 PaO_2 达到 9.33 ～ 12 kPa；但病情严重的婴幼儿所吸氧气浓度常需达到 40%～ 50%。若患儿在 40%氧供应下仍严重发绀，出现呼吸频率加快、严重吸气三凹征、极度烦躁不安或对疼痛刺激反应减弱或消失，$PaCO_2 \geq 8.67$ kPa(65mmHg) 时，则应考虑机械通气并监测血气。

(3) 镇静剂：一般不采用。但在喘憋发作严重时，可用异丙嗪缓解支气管痉挛和镇静，一般口服 $1mg \cdot kg^{-1} \cdot$ 次 $^{-1}$，每日 3 次，但不宜多次应用，避免引起分泌物干燥；若烦躁明显可与同量的氯丙嗪合用肌内注射，亦可加用水化氯醛加强镇静作用。

(4) 补液：由于水分摄入较少，呕吐及气急所致不显性失水增多，故临床上常发生脱水，应根据需要补液，但必须防止水分过多而加重呼吸道阻塞。一般用 10% 葡萄糖溶液加入少量 (约 1/5 量) 生理盐水，给予正常生理维持液的 2/3 量。

(5) 维持酸碱平衡：对呼吸性酸中毒的患儿，主要是通过雾化、吸痰、平喘药物设法保持其呼吸道通畅。遇有代谢性酸中毒，可通过静脉输入适量碳酸氢钠，按 [输入的碳酸氢钠毫当量 =0.3× 体重 (kg)× 剩余碱 (负值)] 公式计算，一般先输入 1/2 量，必要时再输入其余 1/2 量。如果喘憋非常严重，一般方法难以控制，可试行静脉缓慢推入 5% 碳酸氢钠溶液 3 ～ 5ml/kg，有时可见明显效果，但不宜多次使用。

2. 抗感染

(1) 干扰素：用 IFN-α 100 万 U/d，每日 1 次，通过静脉途径给予，共 3 ～ 5 天，有一定疗效。近年有不少研究表明：雾化吸入和滴鼻等局部治疗效果较全身用药好。有报道小剂量 IFN-(1.5 万 U) 超声雾化吸入，每次 20 分钟，2 次 / 日，连用 3 ～ 7 天，取得良好效果。

(2) 利巴韦林 (病毒唑)：病毒唑是广谱抗病毒药物，在体外对大多数 DNA 和 RNA 病毒均有抑制作用。自 1981 年以来，通过雾化途径应用此药取得了良好的疗效。1987 年美国儿科协会推荐雾化病毒唑的剂量是每日 6mg，溶于 300mL 蒸馏水中，配成 20μg/mL，每天雾化吸入 12 ～ 18h，疗程 3 ～ 7 天；建议使用 Knight 小颗粒雾化吸入器，气雾颗粒直径约为 1.3μm，以 1.25L/min 的速度吸入可迅速到达下呼吸道，抑制病毒复制。上述推荐方法所需的时间长，临床上使用不方便，有人采用高浓度 (60μg/mL)、短时间 (6h) 雾化吸入治疗 RSV 感染，同样取得良好效果。

(3) 抗病毒抗体：在国内尚未被广泛应用于临床。静脉应用抗 RSV 免疫球蛋白 (RSV-IVIG Respi Canl) 或肌内注射 Palivizumab(一种抗 RSV-F 蛋白单克隆抗体) 可用于 RSV 易感小儿、RSV 重症感染者以及 RSV 好发季节的预防。Palivizumab 被推荐应用于小于 2 岁且有慢性肺疾病 (支气管肺发育不良) 或有早产史的患儿。

(4) 抗生素：本病多系病毒所致，故原则上不用抗生素。考虑有继发细菌感染时可酌情应用。

3. 平喘

(1) β_2 肾上腺素能受体激动剂：由于毛细支气管炎的喘息和呼吸困难主要是由于毛细支气管内坏死脱落的内皮细胞和过度分泌的黏液共同形成的栓子堵塞毛细支气管所引起，具有解痉作用的 β_2 肾上腺素能受体激动剂对毛细支气管炎的喘息作用十分有限。临床上常用盐酸丙卡特罗 (美喘清)1.25μg·kg^{-1}· 次$^{-1}$，2 次 / 日。β_2 肾上腺素能受体激动剂雾化制剂 (如普米克令舒) 通过氧驱动雾化器雾化吸入，2 次 / 日。

(2) 肾上腺皮质激素：此类药物可抑制炎性反应。因此早在 20 世纪 60 年代，糖皮质激素就应用于临床治疗毛细支气管炎。据报道氢化可的松 5 ～ 8mg·kg^{-1}· 次$^{-1}$ 或地塞米松 0.3 ～ 0.5mg·kg^{-1}· 次$^{-1}$ 稀释后静脉滴注，每 6h 1 次，可起到平喘的作用，疗程 3 ～ 5 天或泼尼松 1 ～ 2mg·kg^{-1}·d^{-1}，口服 3 ～ 5 天。某些研究表明：全身应用激素不能有效缩短病程和改善症状，甚至可使某些患儿病情恶化。1988 年英国学者用丁地去炎松吸入治疗毛细支气管炎具有减轻症状、减少复发的作用。

(3) 维生素 K_1：维生素 K_1 的药理作用除参与合成凝血酶原起到止血作用外，尚具有抗感染、解痉和类激素的作用，可激活腺苷酸环化酶，促进 cAMP 合成，有平喘、止咳作用。用于治疗毛细支气管炎，剂量 0.5 ～ 1mg·kg^{-1}· 次$^{-1}$，肌内注射或缓慢静脉注射，每日 2 ～ 3 次，疗程 4 ～ 6 天。

(4) 抗胆碱药：此类药物具有平喘作用。国内报道应用山莨菪碱 0.3 ～ 1mg·kg^{-1}· 次$^{-1}$、东莨菪碱 0.02 ～ 0.04mg·kg^{-1}· 次$^{-1}$，稀释于 30mL 的%葡萄糖溶液内静脉滴注治疗毛细支气管炎，取得了一定的效果。但此类药物用后分泌物黏稠且不易排出，故使用时应注意呼吸道湿化。

4. 其他

(1) α 肾上腺素能阻滞剂：酚妥拉明可扩张血管平滑肌，使肺血管阻力降低，降低肺动脉压。用法为 0.5 ～ 0.6mg·kg^{-1}· 次$^{-1}$，加入 10% 葡萄糖溶液 10 ～ 20mL 中缓慢滴注。但本药可使血压下降、心动过速、心律失常，偶有引起猝死的报道，应严密观察。亦有推荐酚妥拉明和间羟胺适量稀释后静滴或缓慢静推。

(2) 洋地黄类药物：若临床上并发心衰时应及时应用，对疑似心衰的病例也应及早应用。

第六节 支气管扩张症

支气管扩张症为支气管壁破坏、变形和扩张的一种慢性疾病，病变进展较慢，一般不可逆，多因支气管及周围组织反复感染，分泌物及异物阻塞所致。多继发于麻疹、百日咳，也可继发于肺炎、支气管炎及哮喘，少数可为先天性，如 Kartagener 综合征、纤毛运动异常等。

一、诊断

1. 临床表现

(1) 慢性咳嗽，间断性加重，尤其在起床或就寝体位改变时促发咳嗽，无合并感染时可无症状。

(2) 咳黏液或脓痰，厌氧菌混合感染时有恶臭。如果将痰液静置 24h，上层为泡沫，中层为清晰浆液，下层为脓液及坏死物质沉淀物。

(3) 痰中可带血甚至大量咯血，咯血量多少与病情轻重无关。

(4) 急性感染期有发热、气急或胸痛，痰量增多。

(5) 病情迁延，有消瘦、盗汗、乏力、食欲缺乏、发育迟缓。

(6) 早期无明显体征，随病情发展，局部可以闻及较恒定的湿啰音，咳嗽时加重。湿啰音随痰咳出后或随体位的改变而变化。也可伴有呼吸音减低，叩诊浊音。25%～50%患儿有杵状指(趾)。

2. 辅助检查

(1) 胸部 X 线检查：局部肺纹理增粗，囊状或蜂窝状透明区改变，有的肺纹理并拢或呈卷发样改变。胸部 CT 较胸部平片显示病变更清楚。支气管碘油造影、可提供扩张的部位、范围及病变类型。

(2) 支气管镜检查：可发现支气管异物和阻塞原因，炎症范围与程度，并可引流治疗。

二、治疗

控制感染，减轻症状，疏通呼吸道，有利于进一步检查或手术前准备。

1. 控制感染

根据痰培养结果选择适当的抗生素。由于支气管与外界相通，病原多为混合性。常见的病原为肺炎链球菌、流感嗜血杆菌、金黄色葡萄球菌、大肠杆菌等。故在得到病原学证据之前，首先选用的是对肺炎链球菌、流感嗜血杆菌敏感的抗生素。一般可苄星青霉素(每日 160 万～320 万 U)加氨苄西林合用，经 3～5 日治疗效果不理想时，改用第二、三代头孢菌素或新的大环内酯类药物，如克拉霉素、阿奇霉素。疗程宜长，最少 1～3 周，并注意其副作用。中草药也可采用，如根据辨证论治，采用桔梗汤和千金苇茎汤加减。

2. 祛痰剂

痰液黏稠时，尤在体位引流前，宜加用支气管扩张剂(如 β_2 受体激动剂或黄嘌呤制剂)、祛痰剂(如氯化铵、碘化钾、黏液溶解剂)或中药竹沥水等。

3. 并发大量咯血

并发大量咯血时，应防止窒息。采取侧卧位，加用止血镇静药物，如安络血、止血粉。重症患者用脑垂体后叶素 10～20U 加于葡萄糖溶液 250mL 中，静脉滴注。

4. 体位引流

体位引流为治疗支气管扩张症的重要措施，但对较大儿童能取得合作者效果较好。每天 3 次，每次 15～20 分钟，以饭前或睡前为妥。按病变部位采取不同体位进行引流。

第七节　肺　炎

肺炎是小儿的一种主要常见病，婴幼儿尤其多见。肺炎是肺实质的炎症。大多数肺炎是因微生物引起，但也有一些非感染性因素，其中包括食物、胃酸、异物、碳氢化合物和脂质物质吸入，以及超敏反应、药物或放射性因素。在发展中国家，小儿肺炎是5岁以下儿童死亡的主要原因。

目前临床多按病因对肺炎进行分类，以利于选用合适的抗生素等进行治疗。

①细菌性肺炎：包括需氧革兰阳性球菌(如肺炎链球菌、金黄色葡萄球菌、甲型溶血性链球菌)、需氧革兰阴性菌(如肺炎克雷白杆菌、流感嗜血杆菌、大肠杆菌、绿脓杆菌、嗜肺军团菌)、厌氧菌(如棒状杆菌、梭形杆菌)。细菌性肺炎占肺炎的80%。

②病毒性肺炎：如腺病毒、呼吸道合胞病毒、流感病毒、麻疹病毒、巨细胞病毒、单纯疱疹病毒等。

③支原体肺炎：如肺炎支原体。

④真菌性肺炎：如白念珠菌、曲菌、放线菌等，近年来发病率有上升趋势。

⑤衣原体肺炎：如鹦鹉热衣原体、肺炎衣原体等。

⑥寄生虫肺炎：如弓形虫、卡氏肺孢子虫、肺棘球蚴、肺吸虫等。

⑦其他：如吸入性肺炎、过敏性肺炎、嗜酸细胞性肺炎、类脂性肺炎、脱屑性肺炎等。

流行病学因素对明确肺炎病因是有帮助的。病毒感染在婴儿和5岁以下幼儿的下呼吸道感染的病因中占优势。44%～85%社区获得性肺炎的患儿病原体是细菌和病毒。有一个以上病原体的占25%～40%。最常见的病原体组合是链球菌肺炎(肺炎球菌)合并呼吸道合胞病毒(RSV)或支原体。

如果患儿有反复的细菌感染，应考虑是否有基础疾病。这包括抗体产生异常(如无丙种球蛋白血症、低丙种球蛋白血症或IgG亚型缺乏)；粒细胞缺陷(如慢性肉芽肿疾病)；囊性纤维化；纤毛功能障碍；先天性支气管扩张；气管食管瘘；肺血流增多或咽反射异常。

怀疑细菌性肺炎时，治疗应以所推测的病原和患儿的临床表现为基础。症状轻微者无须住院，首选青霉素或头孢类抗生素治疗。学龄儿童和怀疑支原体感染者可选用大环内酯类抗生素，如阿奇霉素。如果临床提示葡萄球菌肺炎可能(如合并肺大疱、脓胸)，首先的治疗应包括应用万古霉素或克林霉素。

如果考虑患儿为病毒性肺炎，不用抗生素是明智的。然而这仅是对那些病情轻微，临床证据显示病毒感染并且没有呼吸窘迫的患儿。约30%的病毒感染患者也合并有细菌感染，临床状态的恶化标志着重叠细菌感染的可能，应及时应用抗生素治疗。

一、肺炎链球菌肺炎

肺炎链球菌是大叶性肺炎的主要病原菌，其特点是肺泡炎，多见于3岁以上小儿，年长儿较多。婴幼儿肺炎链球菌感染更易引起支气管肺炎。本节主要论述大叶性肺炎。

(一)诊断

1.临床表现

起病急骤，突发高热、胸痛、食欲缺乏、疲乏和烦躁不安。体温可高达40～41℃，呼吸急促，达 40 ～ 60 次 / 分。病初咳嗽不重，无痰，后期偶有痰呈铁锈色。少数患儿有腹痛，有时易误诊为阑尾炎。重症时可有惊厥、谵妄及昏迷等中毒性脑病的表现，严重病例可伴发感染性休克。病程第 2 ～ 3 日肺实变后有典型叩诊浊音、语颤增强及管性呼吸音等。消散期可闻及湿啰音。少数病例始终不见胸部异常体征。

未经适当治疗的患儿可发生脓胸、肺脓肿等并发症，抗生素治疗及时者并发症很少见。

2. 辅助检查

(1) X 线特点：可见大片均匀而致密的阴影，占全肺叶或一个节段，经治疗后逐渐消散。少数病例出现胸腔积液。

(2) 实验室检查：可见白细胞及中性粒细胞明显增高，白细胞总数可达 20×10^9/L，C- 反应蛋白阳性。做呼吸道分泌物、血液、胸腔积液培养可获肺炎链球菌。

（二）治疗

1. 一般及对症治疗

(1) 患者应卧床休息，进食易消化饮食，补充足够热量及蛋白质。经常翻身及变换体位。环境安静、整洁，室内通风换气。

(2) 氧疗：有缺氧表现，如烦躁、唇紫，可用鼻导管吸氧，氧流量 0.5 ～ 2L/min，或用面罩、头罩给氧，氧流量 2 ～ 5 L/min。

(3) 退热：一般先物理降温，如头部冷敷、冰枕，高热者给予对乙酰氨基酚或布洛芬口服。

(4) 止咳化痰：一般咳嗽只要去除病因，佐以祛痰剂，如复方甘草合剂等即可。如痰多，则给予吸痰。

(5) 控制心力衰竭：详见心力衰竭一节。

(6) 液体疗法：重症肺炎易出现水、电解质平衡失调和酸碱紊乱。不能进食者，可进行静脉滴注输液，总液量以 60 ～ 80$mL\cdot kg^{-1}\cdot d^{-1}$ 为宜，热量为 210 ～ 250$kJ\cdot kg^{-1}\cdot d^{-1}$。

(7) 免疫调节剂的应用：重症肺炎患者细胞免疫和体液免疫功能多降低，可应用胸腺肽以及静脉注射丙种球蛋白，丙球剂量为 400$mg\cdot kg^{-1}\cdot d^{-1}$，连用 3 天，可提高机体免疫功能。

(8) 激素治疗：严重的细菌性肺炎，用有效抗生素控制感染的同时，在下列情况下可加用激素：①中毒症状严重，如休克、中毒性脑病、超高热等。②支气管痉挛明显，严重喘憋。可短期应用。

2. 抗生素治疗

(1) 抗生素选择：首选苄星青霉素，也可选用第一代或第二代头孢菌素，青霉素过敏者可选用红霉素。备选头孢曲松、头孢噻肟或万古霉素。

(2) 剂量及用法：青霉素 10 万～ 30 万 $U\cdot kg^{-1}\cdot d^{-1}$，分 3 ～ 4 次静脉滴注；红霉素

$30\sim50mg\cdot kg^{-1}\cdot d^{-1}$，分 3～4 次静脉滴注；万古霉素 $40mg\cdot kg^{-1}\cdot d^{-1}$，分 3 次静脉滴注，输注时间＞1h。

(3) 疗程：治疗应持续 1～2 周，或完全退热后 5 天。

二、金黄色葡萄球菌肺炎

金黄色葡萄球菌肺炎是由金黄色葡萄球菌所致的肺炎。病情较严重，多见于婴儿及新生儿，儿童亦可感染。发病以冬、春季较多。常在医院内或婴儿室内发生交叉感染，引起流行。葡萄球菌能产生多种毒素和酶，如溶血素、葡萄球菌激酶、凝固酶等。儿童尤其是新生儿免疫功能不全是金黄色葡萄球菌感染的重要因素。由于广泛应用抗生素，金黄色葡萄球菌的耐药菌株明显增加，对苄星青霉素耐药的金黄色葡萄球菌已成为世界难题。20 世纪 80 年代国内外报道耐甲氧西林金黄色葡萄球菌已成为院内感染的主要病原。近年来，对万古霉素耐药的金黄色葡萄球菌也已经在日本和美国出现。

（一）诊断

1. 临床特点

(1) 金黄色葡萄球菌肺炎常见于 1 岁以下幼婴。一开始可有 1～2 天上呼吸道感染症状，或有皮肤小脓疱的病史，数天到 1 周后，突起高热，新生儿可低热或无热。

(2) 肺炎发展迅速，表现为呼吸和心率增快、咳嗽、呻吟、青紫等，肺部体征出现较早，早期呼吸音减低，有散在中细湿啰音，病情迅速恶化。容易并发脓胸、脓气胸、肺脓肿及肺大疱。

(3) 中毒症状较明显，可有嗜睡、烦躁、惊厥及中毒性肠麻痹及中毒性休克等。

2. 辅助检查

(1) 胸部 X 线特点

①临床表现与胸片所见不一致，疾病早期症状已很严重，而肺部 X 线改变不明显，仅有肺纹理增深或单、双侧小片状浸润；而当临床症状已明显好转时，肺部却出现肺脓肿和肺大疱等表现，并可持续存在数月之久。

②病情发展转变极快，肺部小片状浸润或小块状实变可于数小时内发展成为多发性肺脓肿或肺大疱，在短时间内可形成脓胸、脓气胸或纵隔气肿。

③胸片上病灶阴影持续时间较一般细菌性肺炎长，在 2 个月左右阴影仍不能完全消失。

(2) 血白细胞超过 $(15\sim30)\times10^9/L$，中性粒细胞增高，C- 反应蛋白增高，白细胞内可出现中毒颗粒。白细胞总数减低者多提示病情严重及预后不良。

（二）治疗

1. 一般治疗

见肺炎链球菌肺炎一节。

2. 对症治疗

(1) 清除病灶：有脓胸或脓气胸时，可反复胸腔穿刺或闭式引流。胸腔内注射抗生素的疗效不稳定，一般不用。

(2) 对有严重毒血症者，在应用足量有效抗生素的同时，可短期使用肾上腺皮质激素。

(3) 重症患儿酌情给予输血、血浆、白蛋白或丙种球蛋白。及时纠正水、电解质紊乱及酸碱平衡失调。

(4) 如有休克、DIC 发生，应及时抢救。

3. 抗生素治疗

(1) 使用原则：使用宜早，剂量要足，疗程要长，联合用药，静脉用药，不宜轻易变换抗生素。

(2) 抗生素选择：甲氧西林敏感的金黄色葡萄球菌 (MSSA)，首选苯唑西林及氯唑西林，备选第一代、第二代头孢菌素。耐药者首选万古霉素或联用利福平。对有黄疸的新生儿，不用苯唑西林，以免加重黄疸。万古霉素的肾毒性较大，用药中应注意监测尿常规及肾功能，避免与肾毒性药物合用。

(3) 剂量及用法：苯唑西林或氯唑西林 $100mg \cdot kg^{-1} \cdot d^{-1}$，分 3 ～ 4 次静脉滴注；万古霉素 $40mg \cdot kg^{-1} \cdot d^{-1}$，分 3 次静脉滴注，输注时间＞ 1h。

(4) 疗程：一般在体温正常后 2 周，大部分肺部体征消失时即可停用抗生素，总疗程至少 4 周。

(5) 抗生素的更换：金黄色葡萄球菌肺炎在敏感抗生素治疗后，至少 5 ～ 7 天体温才能下降，故观察疗效也需 5 ～ 7 天，不宜急于更换其他抗生素。如果体温仍未下降，或临床症状无好转，可选用头孢霉素。

三、病毒性肺炎

病毒性肺炎是婴幼儿时期重要的常见疾病，可由病毒直接感染引起，也可因上呼吸道炎和支气管炎向下蔓延所致。病变广泛，病理损害不仅在肺泡管、肺泡，毛细支气管以及肺间质均可累及，使肺的正常气体交换发生障碍，从而导致低氧血症和呼吸性酸中毒，严重者可危及生命。

病毒所致肺部感染性疾病随着其传染强度和流行情况的不同，发病率亦随之不同。由于婴幼儿呼吸道解剖生理特点及免疫功能的不完善，病毒性肺炎的发病率因年龄而异。腺病毒肺炎多发生于 6 个月到 2 岁的婴幼儿，呼吸道合胞病毒肺部感染以 1 岁以下婴儿多见，其他病毒性肺炎主要发生在 3 岁以内婴幼儿。

四、呼吸道合胞病毒肺炎

呼吸道合胞病毒是引发婴幼儿非细菌性呼吸道疾病的主要病原之一。呼吸道合胞病毒和其他呼吸道病毒的流行情况不同，多数情况下流行于冬季或春初，常在气温骤降后开始流行，一待气温上升，发病率即下降。每年流行季节往往与婴儿下呼吸道感染发病率骤增的时间一致，当流行时，毛细支气管炎和肺炎在婴儿和年幼儿中发病率亦增高。呼吸道合胞病毒感染引起的严重呼吸道疾病主要见于6个月内小婴儿，尤以2～3个月小儿为最多，也有生后10天感染的报告。有文献报道小儿呼吸道合胞病毒感染中，男女比例为2 ∶ 1或3 ∶ 2，也有研究认为二者之间无差异。

（一）诊断

1. 临床表现

婴儿在发病前常有接触史，一般在感染呼吸道合胞病毒后经3～5天的潜伏期，即出现上呼吸道的症状如鼻炎、咽炎。发热一般不高，甚至可不发热，很少超过39℃。1～2天后出现毛细支气管炎的症状。呼吸困难表现为阵发性喘鸣，以呼气性呼吸困难为主，唇周发绀和烦躁不安，严重时呼吸可达60～80次/分，有鼻翼扇动和三凹征，甚至可有梗阻性肺气肿，胸廓膨隆，肋间隙增宽。叩诊呈过度清音，阻塞严重时呼吸音降低。两肺满布喘鸣音。由于肺部膨胀，膈肌下移，肝、脾被推向下方，易被误诊为心衰引起的瘀血性肝大。由于过度换气加上喘息，呼吸困难，不能吮乳，常有脱水症状。CO_2潴留又可致呼吸性酸中毒。

2. 辅助检查

(1) 血常规一般在正常范围内，血气分析主要表现为PaO_2减低，$PaCO_2$增高的现象有时不太明显，说明缺氧程度较明显。

(2) 肺部X线检查，胸片表现为支气管肺炎和间质性肺炎改变，亦可有肺气肿、肺不张和暂时性肺大疱以及肺门淋巴结肿大等。

（二）治疗

1. 一般治疗

包括退热、祛痰及吸氧，喘憋严重时可用支气管扩张药物，如β受体激动剂特布他林加普米克令舒雾化吸入。

2. 抗感染治疗

至今尚无抗呼吸道合胞病毒的药物，在治疗方面较多采用干扰素，认为干扰素对呼吸道合胞病毒是敏感的，并能阻止病变的发展，必须早期应用才能奏效。干扰素剂量为100万U/次，肌内注射，连用3天。也可用干扰素1万～2万U，加入生理盐水20mL中超声雾化吸入，2次/日。

三氮唑核苷(Ribavirin)为广谱抗病毒制剂，对呼吸道合胞病毒感染有效，剂量为10～15$mg \cdot kg^{-1} \cdot d^{-1}$，肌内或静脉注射，5～7天；也可雾化吸入，2～3次/d。

五、腺病毒肺炎

1958年Chang等首先报道1例7a型腺病毒肺炎，以后各国相继有不少报道，我国在 1958 年亦开始对腺病毒肺炎进行了研究，发病率较国外高。临床上以发热、咽结膜炎为其特点。轻症患者预后较好，严重感染如腺病毒毛细支气管炎和肺炎，预后不良。

(一)诊断

1. 临床表现

先有咳嗽、咽炎、结膜炎和口腔黏膜充血等症状。一般中毒症状较重，如发热、畏食、精神萎靡等。发热在 39℃以上，多呈稽留或不规则热型，轻症患者 3 ～ 5 天即退热。一般病程为 1 ～ 14 天，个别病例发热时间可长达 20 天。

多数患儿自起病时即有咳嗽，程度不等的呼吸困难，严重病例可出现三凹征，并具有喘息和憋气的梗阻性呼吸困难。

肺部体征在疾病早期不明显，发热 4 ～ 5 天后出现肺部体征。叩诊呈浊音，呼吸音减低，并可闻及湿啰音或捻发音。肺部实变时可闻及管状呼吸音。常合并胸膜反应和胸腔少量积液，在胸腔积液中可分离出腺病毒。

可出现脑水肿和中毒性脑病的症状，40％～ 50％的重症腺病毒肺炎患者可出现心力衰竭。

2. 辅助检查

(1) 血白细胞总数：在早期减少或正常，以淋巴细胞为主。

(2) X 线胸片：在肺部体征不明显时，X 线胸片已有改变。轻症仅表现为支气管周围炎。一般病例以大病灶改变为主，右侧多于左侧；小病灶改变分布于两肺的内中带及两侧下部。随着病情发展，病灶密度增高，病变也增多，分布较广，有的互相融合成大病灶。部分病例在疾病的极期可有胸膜反应或胸膜积液。个别可见肺气肿、肺不张。

血气分析主要表现为 PaO_2 减低、$PaCO_2$ 增高，在缺氧程度较明显的病例中表现显著。

(二)治疗

1. 一般治疗

包括退热、改善缺氧症状、纠正酸中毒。

2. 抗感染治疗

三氮唑核苷 (病毒唑，Virazole) 对腺病毒有抑制作用，剂量为 10 ～ 15mg·kg^{-1}·d^{-1}，肌内或静脉注射，5 ～ 7 天。

干扰素 100 万 U，肌内注射，连用 3 天。

六、军团菌肺炎

军团菌肺炎是由革兰阴性嗜肺性军团菌引起的肺炎。军团菌是一种环境污染菌，与空气、水源污染有关，好发于夏、秋季。小儿病例多见于 4 岁以上。

（一）诊断

1. 临床特点

前驱症状与上呼吸道感染相似，随后1～2日出现高热、寒战、呕吐、干咳，约半数患者有水样泻或腹痛，1/3病例有胸痛、呼吸增快，有时为脓性血痰。严重时有呼吸困难和发绀，肺部可闻及干湿啰音或实变体征，神经系统症状有共济失调等。胸部X线检查早期为点片状支气管肺炎浸润，逐步进展为肺叶实变，多侵及下叶，也可呈多叶实变。大约1/3有胸腔积液，少数可见肺脓肿。

2. 辅助检查

用气管分泌物、痰、胸腔积液做军团菌培养，直接免疫荧光检查可检测出军团菌等。

（二）治疗

与一般肺炎基本相同，采用综合治疗的原则。抗生素应选择大环内酯类药物。注意防治肺外并发症。

(1) 首先红霉素：应用剂量：25～50mg·kg^{-1}·d^{-1}，轻者分次口服即可，重者应静脉给药。疗程至少3周。副作用：有胃肠道症状，有时会引起高胆红素血症和肝脏氨基转移酶升高，并有耐药菌产生。如与茶碱类药物同用时具有增加茶碱在血液中浓度的作用而出现中毒症状。

(2) 如果不能耐受红霉素，可选用阿奇霉素，作用机理：通过阻碍细菌转肽过程，从而抑制细菌蛋白质的合成。应用剂量：儿童，体重＜15kg，年龄1～3岁，1日1次口服100mg；体重15～25kg，年龄3～8岁，1日1次口服200mg；体重26～35kg，年龄9～12岁，1日1次口服300mg，连续服用3天，停用4天，为1个疗程，一般可用3～4个疗程。重者可用阿奇霉素静滴，10mg·kg^{-1}·d^{-1}连用5～7天后，再改成口服。

(3) 克拉霉素：应用剂量15mg·kg^{-1}·d^{-1}，分2次服，一般可用2～3周。

(4) 氟喹诺酮类药物：也有良好疗效，但目前12岁以下小儿不赞成使用。

(5) 重症患者可加用利福平，10mg·kg^{-1}·d^{-1}口服。

七、支原体肺炎

支原体肺炎是由支原体引起的肺部急性炎症病变，是我国5岁以上儿童最常见的肺炎类型之一。该病平时散发，每隔3～5年出现1次地区流行。在我国，支原体肺炎在流行期间可占小儿肺炎的30%。近年来，婴幼儿发病也有增多趋势，可以引起肺外多器官病变。

（一）诊断

1. 临床表现

可有发热，热型不定，持续时间较长。持久的阵发性剧烈咳嗽症状突出。婴幼儿可表现为喘憋或呼吸困难。年长儿肺部病变常轻微，或无阳性体征。婴幼儿肺部可闻及啰音。肺外并发症常见的受累系统为血液系统、中枢神经系统、消化系统、心脏、皮肤、肌肉关节等。

2. 辅助检查

血常规白细胞计数大都正常，少数稍高或稍低，中性粒细胞比例增高。血冷凝集试验滴度超过 1 ∶ 32，支原体特异性抗体阳性。胸部 X 线多为单侧下叶病变，常呈淡薄片或云雾状浸润影。

（二）治疗

与一般肺炎基本相同，采用综合治疗的原则。抗生素应选择大环内酯类药物。注意防治肺外并发症。

1. 抗生素

(1) 首先红霉素：临床使用能缓解症状，缩短病程，但不能消除肺炎支原体。应用剂量：25 ～ 50$mg \cdot kg^{-1} \cdot d^{-1}$，轻者分次口服即可，重者应静脉给药。疗程 3 ～ 4 周为宜。副作用：有胃肠道症状，有时会引起高胆红素血症和肝脏氨基转移酶升高，并有耐药菌产生。如与茶碱类药物同用时具有增加茶碱在血液中浓度的作用而出现中毒症状。

(2) 如果不能耐受红霉素，可选用阿奇霉素，作用机理：通过阻碍细菌转肽过程，从而抑制细菌蛋白质的合成。应用剂量：儿童，体重＜ 15 kg，年龄 1 ～ 3 岁，1 日 1 次口服 100mg；体重 15 ～ 25 kg，年龄 3 ～ 8 岁，1 日 1 次口服 200mg；体重 26 ～ 35kg，年龄 9 ～ 12 岁，1 日 1 次口服 300mg，连续服用 3 天，停用 4 天，为 1 个疗程，一般可用 3 ～ 4 个疗程。重者可用阿奇霉素静滴，10$mg \cdot kg^{-1} \cdot d^{-1}$ 连用 5 ～ 7 天后，再改成口服。

(3) 克拉霉素：应用剂量 15$mg \cdot kg^{-1} \cdot d^{-1}$，分 2 次服，一般可用 2 ～ 3 周。

(4) 重症患者可加用利福平，10$mg \cdot kg^{-1} \cdot d^{-1}$ 口服。

2. 肾上腺皮质激素

对病情严重、发展迅速的支原体肺炎或有严重肺外并发症的患者，除抗生素外，可加用肾上腺皮质激素改善病情。

八、真菌性肺部感染

真菌广泛存在于自然界，也可寄生于人的皮肤、口腔、呼吸道或阴道等处。它们引起呼吸道感染的原因可概括为两种：一是原发的吸入感染；二是条件致病。前者较少见。条件致病的诱发因素可分为以下 5 种。

①广泛应用广谱抗生素导致呼吸道菌群失调。

②消耗性疾病及营养不良。

③长期或大量应用免疫抑制剂，如肾上腺皮质激素及细胞毒性药物。

④原发性细胞免疫功能缺陷。

⑤医源性因素，如静脉插管给予高营养液、血液透析、外科手术(包括人工瓣膜置换)等。常见的肺部真菌感染包括肺念珠菌病、肺隐球菌病、肺曲菌病、肺毛霉菌病以及肺组织胞质菌病。

(一)诊断

1. 临床表现

对于临床上有免疫缺陷，长期应用抗生素或肾上腺皮质激素、免疫抑制剂的患者，出现反复的发热、咳嗽、气急，均应考虑有真菌感染的可能。

2. 辅助检查

胸片上可见弥散性的斑点状或棉絮状阴影。

痰液涂片或培养有助于诊断。

(二)治疗

1. 一般治疗

(1) 积极治疗原发疾病，尽可能减少真菌繁殖机会。

(2) 加强营养，补充维生素。可少量多次输血、血浆，或用转移因子、胸腺肽、免疫球蛋白。

(3) 停用抗生素、免疫抑制剂、肾上腺皮质激素。若合并细菌感染，选用有效抗生素。

2. 抗感染治疗

抗真菌治疗必须早期、联用、足量、足疗程治疗，以免复发。对有血液感染者，总疗程可达 2 ～ 3 个月以上，过早停药可致复发。

(1) 两性霉素 B 为广谱抗真菌药物，对念珠菌、隐球菌、曲菌、毛霉菌、组织胞质菌等所致的严重深部真菌病有效。口服不能吸收，必须由静脉滴注。开始剂量宜小，随病情变化及患者对药物的反应情况，酌情加大剂量。初始剂量为 $0.1mg \cdot kg^{-1} \cdot d^{-1}$，逐日增加 0.1mg/kg，直至每天或隔日 1mg/kg，肺真菌病总疗程至少 2 个月。对于肺毛霉菌病及肺曲菌病，剂量可达 $1.5mg \cdot kg^{-1} \cdot d^{-1}$。用上述剂量时，均需由静脉途径给予氢化可的松或地塞米松以控制毒性反应。总疗程剂量约 50mg/kg，但应＜ 1.5g。

首先以注射用水 10mL 溶解，振摇 10 ～ 15 分钟后，抽取所需剂量加于 5% 葡萄糖溶液中，稀释成为 0.1mg/mL 的浓度静滴(避光)，4 ～ 8h 滴完，给药过快或用药浓度过高可导致抽搐、心室纤颤甚至心跳暂停，必须引起注意。常见的副作用为寒战、高热、恶心、呕吐；其次为低钾血症、肝肾损害等。使用本药期间应定期检查尿素氮、肌酐以及血清钾。

目前有进口的脂质体，副作用及毒性作用均较国产的两性霉素 B 小。

(2) 5- 氟胞嘧啶 (5 Fluorocytosine，5-FC)：剂量 100 ～ $150mg \cdot kg^{-1} \cdot d^{-1}$，分 4 次口服，往往与两性霉素 B 合用。

(3) 大蒜素：60 ～ 120mg/d，静脉滴注，或 10 ～ 40mg/ 次，口服，3 次 / 日。

第八节　支气管哮喘

哮喘是一种慢性的呼吸道炎症，参与炎症的细胞主要是肥大细胞、嗜酸性粒细胞、淋巴细胞等，以呼吸道高反应性为病理生理特征。临床上表现为反复咳嗽、喘息、呼吸困难，症状易变可逆，病情呈慢性过程，可导致呼吸道重塑，造成肺功能永久损害。全世界有 1 亿哮喘患者，我国有 3000 万。我国儿童哮喘调查显示其患病率为 0.5%～3.4%，个别地区则高达 5%，发病率呈上升趋势。

1994 年在美国国立卫生研究院心肺血液研究所与世界卫生组织共同努力下，组织 17 个国家参与制定了《全球哮喘预防治疗》倡议，作为哮喘诊断和防治的指导性文件，在全世界推广应用。

一、诊断

（一）诊断标准

1. 儿童哮喘诊断标准

(1) 反复发作的喘息、呼吸困难、胸闷和咳嗽，多与接触变应原、冷空气、物理、化学性刺激、病毒性上呼吸道感染、运动等有关。

(2) 发作时在双肺可闻及散在或弥散性，以呼气相为主的哮鸣音，呼气相延长，上述症状可经治疗缓解或自行缓解。

(3) 症状不典型者（如无明显喘息或体征）应至少具备以下一项试验阳性：

①支气管激发试验或运动试验阳性。

②支气管扩张试验阳性。

③最大呼气流量 (PEF) 日内变异率或昼夜波动率 20% 以上。

(4) 除其他疾病所引起的喘息、胸闷和咳嗽。

2. 婴幼儿哮喘诊断标准

(1) 年龄＜ 3 岁，喘息发作大于或等于 3 次。

(2) 发作时双肺闻及喘鸣音，呼气相延长。

(3) 具有特应体质，如过敏性湿疹、过敏性鼻炎等。

(4) 父母有哮喘病等过敏史。

(5) 除其他引起喘息的疾病。

(6) 喘息 1 ～ 2 次，持续时间 2 周以上，对抗哮喘治疗有效，应高度怀疑患有哮喘。

3. 咳嗽变异性哮喘

(1) 咳嗽是唯一症状，持续或反复发作大于 1 个月，常在夜间和（或）清晨发作，运动后加重，痰少，临床无感染征象，抗生素治疗无效。

(2) 支气管舒张剂治疗可使咳嗽发作缓解，特别是晚上服用长效支气管舒张剂能改善症状，可明确诊断。

(3) 有个人过敏史或家族过敏史，过敏原皮试阳性可做辅助诊断。

(4) 呼吸道呈高反应性，支气管激发试验阳性可做辅助诊断。

(5) 痰中嗜酸性粒细胞阳性，肺功能可正常。

(6) 除其他原因引起的慢性咳嗽。

(二) 严重度的分级

1. 治疗前哮喘患儿病情严重度分级诊断标准

根据近 1 个月的病情和肺功能进行评定。

2. 哮喘分级过程中的注意事项

(1) 白天症状、夜间症状和肺功能只要有 1 项达到高一级即应将患者按高一级方案治疗。

(2) 1 年内如有因哮喘而住院治疗，则应按重度哮喘治疗。

(3) 询问患者使用短效 β_2 受体激动剂 (SABA) 的次数可帮助正确分级。

(4) 肺功能检测在哮喘分级中十分重要。

二、治疗

(一) 急性发作时的处理

1. 家庭处理

根据临床表现和肺功能判断病情：咳嗽、呼吸困难、喘息、胸闷、呼吸辅助肌肉的运动、三凹征、睡眠困难、PEF 低于个人最佳值或预计值的 80%。

初始治疗：吸入短效 SABA 可达 3 次 /h(如果患儿处于高度危险状态应在初始治疗后立即入医院急诊处理)。

2. 医院处理

初始分度诊断：病史，体格检查 (听诊、PEF、FEV_1、血氧饱和度)。

初始适度治疗：雾化吸入 SABA，吸氧，全身肾上腺皮质激素，慎用镇静剂。

重新评估：PEF、FEV_1、血氧饱和度等。

(二) 哮喘长期规范化治疗方案

根据病情和肺功能分级，按级进行治疗。

1. 升级和降级治疗

在治疗过程中，每 3 个月应对治疗效果进行一次评价，如果没有得到良好的控制，就应该按高一级的方案治疗。但在升级之前应对患儿应用吸入疗法的技术掌握程度、依从性和环境的控制情况进行分析，以排除非药物因素的影响。如果患儿经过治疗获得了良好的控制就可以给予降级治疗，以确定维持哮喘控制的最小药物剂量。

2. 部分轻度间歇患者可以吸入小剂量肾上腺皮质激素治疗

哮喘的本质是呼吸道慢性炎症，无论哮喘的严重程度如何，呼吸道炎症始终存在，早期治疗可避免不可逆性呼吸道阻塞的发生，有利于肺功能的完全恢复从而增加完全控制的机会。另外，哮喘急性发作的严重程度不一定与总体的严重程度一致，轻度间歇与轻度持续的哮喘都可能出现严重哮喘发作，甚至死亡。因此，目前认为部分轻度间歇患者吸入小剂量肾上腺皮质激素治疗 (每日 100 ～ 400μg) 安全有效。

表 5-1　5 岁以下哮喘患者长期规范化治疗方案

级别	长期控制药物	备选方案
轻度间歇	部分吸入低剂量 ICS	
轻度持续	吸入低剂量 ICS	口服缓释茶碱、白三烯调节剂，吸入色甘酸钠
中度持续	吸入中剂量 ICS	吸入中剂量 ICS 加缓释茶碱或口服 LABA、白三烯调节剂
重度持续	吸入高剂量 ICS 如需要时加入下列一种或多种药物： LABA、缓释茶碱、白三烯调节剂、口服肾上腺皮质激素	

表 5-2　成人及 5 岁以上哮喘患者长期规范化治疗方案

级别	长期控制药物	备选方案
轻度间歇	部分吸入低剂量 ICS	按需吸入 SABA 或口服支气管舒张剂或白三烯调节剂
轻度持续	吸入低剂量 ICS(N+LABA)	缓释茶碱、白三烯调节剂、吸入色甘酸钠
中度持续	吸入低、中剂量 ICS+LABA	中剂量 ICS ＋缓释茶碱 中剂量 ICS ＋口服 LABA 中剂量 ICS ＋白三烯调节剂
重度持续	吸入高剂量 ICS ＋ LABA 如需要时加入下列一种或多种药物： 缓释茶碱、白三烯调节剂、口服 LABA、口服肾上腺皮质激素	

(三)哮喘发作时的分度(表 5-3)

表 5-3　哮喘发作时的分度

参数	轻度	中度	重度	呼吸暂停
呼吸困难	行走时 能够躺下	说话时 婴幼儿哭声弱短，喂食困难	休息时 婴幼儿哭声弱短，喂食困难	
谈话	成句	成短语	单字	
意识	可能激惹	经常出现激惹	经常出现激惹	嗜睡或意识模糊
呼吸频率	增加	增加	＞30 次 / 分	反常呼吸

注意：尽管有上述多项指标作为判断哮喘发作时的病情程度，但在实际应用时无须上述指标都具备才能做判断，只需要几个严重度参数就可以。

(四)治疗哮喘药物及应用

1. 哮喘药物分类

(1) 快速缓解药物：哮喘治疗药物可分为快速解救药及长期控制药。支气管痉挛急性发作时，需用快速解救药(吸入 β_2 激动剂，吸入抗胆碱能药及短程全身应用肾上腺皮质激素)。

(2) 长期控制药物：轻至中度持续哮喘应接受长期控制药物治疗，包括非类固醇类抗感染药物、吸入肾上腺皮质激素、缓释茶碱、长效吸入型 β 受体激动剂和白三烯调节剂。

2. 药物及应用

(1) 皮质激素：肾上腺皮质激素可吸入、口服及静脉用药。肾上腺皮质激素是最有效的药物，无论是治疗急性哮喘(全身用药)还是慢性哮喘(局部用药)。

①吸入肾上腺皮质激素治疗：吸入装置的发展使肾上腺皮质激素可以有效地传送进呼吸道，也使得吸入肾上腺皮质激素成为哮喘患者的治疗方法。吸入肾上腺皮质激素疗法可减轻哮喘症状、改善肺功能及降低支气管高反应性。另外，在轻中度持续哮喘患儿中，使用吸入肾上腺皮质激素治疗可减少“解救药”短效 β 受体激动剂的使用，减少泼尼松的使用，减少 50% 因哮喘急性发作而需急诊及住院的患儿。最近，大量流行病学研究表明：低剂量吸入肾上腺皮质激素疗法可减少哮喘的死亡率。吸入肾上腺皮质激素可达到所有哮喘治疗的目标，因此已成为哮喘的标准治疗方案。

吸入型肾上腺皮质激素有以下剂型，用氟利昂做抛射剂的定量吸入器 (metered-dose inhaler，MDI)、干粉吸入装置 (DPI) 或雾化吸入用的混悬液。所有的吸入型肾上腺皮质激素治疗哮喘均有效。丙酸氟替卡松、莫米松、布地奈德被认为是“第二代”吸入肾上腺皮质激素，与其他的吸入肾上腺皮质激素相比较，它们显示出很大的局部及系统的效能，具有良好的治疗指数。第二代吸入型肾上腺皮质激素既增加了抗感染作用，又降低了全身的生物利用度，由于广泛的肝脏首关代谢效应，使这些药物非常适用于重症哮喘患者。启用高剂量吸入肾上腺皮质激素，哮喘改善控制后，采用“降级”治疗。许多研究显示：肾上腺皮质激素的初始剂量通常需足量，以期达到哮喘控制。理想的吸入激素的剂量应足够大，用以控制哮喘症状，不应该为避免潜在的全身副作用而仅用很小的剂量。每天吸入 1 次或 2 次肾上腺皮质激素是有效的。

副作用：尚未发现或罕有报道儿童用推荐剂量的吸入肾上腺皮质激素治疗哮喘出现明显副作用。吸入肾上腺皮质激素治疗出现副作用的风险与吸入激素的剂量和次数有关。高剂量 (儿童 1000μg/24 h) 频繁给药 (如 4 次 /24h) 可增加局部及全身副反应的风险。吸入肾上腺皮质激素治疗最常见的副作用是局部问题，包括鹅口疮和声音嘶哑。鹅口疮是局部免疫抑制所致，声音嘶哑因声带疾病所致。这些副作用与剂量有关，最常见于高剂量吸入和 (或) 口服肾上腺皮质激素治疗者。使用“储雾罐”吸入由定量吸入器传送的皮质激素，可最大限度地减少这些局部副作用。吸入肾上腺皮质激素治疗可导致轻微、暂时的生长抑制，对达到成人期身高无明显影响。

吸入技巧：定量吸入器的最佳吸入技巧是，每按下一喷药物的同时缓慢吸气 5 秒，然后屏气 5 ～ 10 秒。每一喷药物之间无须等待时间。储雾罐装置可传送所有来自定量吸入器的药物，广泛适用于所有哮喘儿童。储雾罐是简单及价廉的工具，具有 3 项主要功能：a. 无须协调，尤其是年幼儿童；b. 使吸入药物更易传送至小呼吸道，从而改善了药物治疗的效果；c. 将吸入肾上腺皮质激素全身吸收的风险降至最小，将此类药物的潜在副反应降至最低。吸入肾上腺皮质激素后漱口，漱出沉积在口腔黏膜上的药物。

②全身肾上腺皮质激素治疗：全身短程肾上腺皮质激素治疗适用于中、重度哮喘急性发作患者，既可促进恢复又可预防症状反复。肾上腺皮质激素治疗儿童哮喘急性发作的效果是肯定的。研究表明：急诊室患儿给予单次剂量的肾上腺皮质激素，门诊患儿给予短程口服激素，住院患儿给予口服或静脉应用激素，都有很好的效果。因哮喘急性发作而住院的患儿中发现口服肾上腺皮质激素与静脉应用激素一样有效。住院患儿甲泼尼龙每次 1mg/kg，6h1 次，用 48h，然后减至 1 ～ 2$mg\cdot kg^{-1}\cdot d^{-1}$(最大 60mg/d)，分 2 次应用，直至 PEF 达到预计值或个人最佳值的 70%。门诊患儿泼尼松或甲泼尼龙 1 ～ 2$mg\cdot kg^{-1}\cdot d^{-1}$(最大 60mg/d)，单次应用或分 2 次应用，共 3 ～ 10d。

(2) β_2 受体激动剂

①短效 β 受体激动剂 (SABA)：快速起效，维持药效 4 ～ 6h，支气管痉挛急性发作时可吸入短效 β 受体激动剂，如沙丁胺醇、特布他林、吡布特罗，此药还可预防运动诱发支气管痉挛。β 受体激动剂通过松弛呼吸道平滑肌、减轻血管渗透性呼吸道水肿、改善黏液纤毛清除率，从而使支气管扩张。对于随时出现症状的治疗及活动前的预防治疗均可给予 2 喷 MDI 或 1 吸 DPI。哮喘发作时需定量吸入器 4 ～ 8 喷，每 2 ～ 4h1 次，或每 20 分钟 1 次，共 3 次；或雾化器吸入沙丁胺醇溶液 5mg。

②长效吸入β受体激动剂：沙美特罗和福莫特罗是长效吸入的β受体激动剂，可作为控制药物应用。一般不作为支气管痉挛或哮喘急性发作时的“解救”药物，也不作为单一的哮喘维持治疗药物。沙美特罗起效较慢，用药后1h产生最大的支气管扩张效应，福莫特罗用药后5～10分钟即可起效。两种药物的有效持续时间很长，至少12h。由于它们持续有效时间很长，故适用于夜间哮喘及白天为预防运动诱发支气管痉挛而需反复使用短效β受体激动剂的患儿。常作为“附加”药物，适用于单独吸入肾上腺皮质激素而哮喘控制得不好的患儿。一些研究表明：对那些单独吸入激素而哮喘未完全控制的患儿，附加应用LABA的效果优于加倍吸入激素。福莫特罗定量吸入器每次1吸(12μg)，2次/日。福莫特罗定量吸入器每次2喷，2次/日。沙美特罗DPI每次1吸(50μg)，2次/日。沙美特罗定量吸入器每次2喷，2次/日。

(3) 白三烯调节剂：白三烯受体拮抗剂具有支气管扩张作用，定向的抗炎作用及能阻滞由运动、阿司匹林和变应原诱发的支气管收缩。孟鲁司特每日给药1次(≥15岁，10mg；2～5岁，4mg；6～14岁，5mg)，用于7岁及7岁以上的儿童，每天给药2次(7～11岁，10mg；＞12岁，20mg)。据初步研究，LTRAs对中度持续哮喘的效果不如吸入肾上腺皮质激素。一般来说，研究发现吸入肾上腺皮质激素改善肺功能基线10%～15%，而LTRAs改善肺功能基线5%～7.5%。这些药物没有明显的副作用。

(4) 茶碱类：茶碱具有潜在毒性，故很少应用于儿童。长期使用茶碱可减轻哮喘症状及减少β受体激动剂的需要量。对于依赖口服激素的哮喘患儿，茶碱有少量类似激素的效果，因此在这组哮喘患儿中，有时仍使用茶碱。茶碱的治疗与中毒血药浓度接近，因此应常规监测其血清浓度。茶碱的有效血浓度为10～20μg/mL，如果＞25μg/mL就可能出现心悸、惊厥等中毒反应。氨茶碱用法：4～6mg·kg^{-1}·次$^{-1}$，口服，每日3～4次。

静脉应用茶碱治疗儿童严重的、威胁生命的哮喘急性发作有一定的作用。对急性重症哮喘儿童，静脉应用茶碱是很重要的辅助治疗方法。如果患儿对雾化吸入沙丁胺醇和静脉应用激素的强化治疗反应不佳，应考虑静脉应用茶碱。由于茶碱副反应与剂量相关，过量应用可导致不良后果，应依据患儿的年龄、体重给予合适的负荷量和维持量，并做茶碱血清浓度监测，以保证其在有效治疗和非中毒范围之间。氨茶碱静脉用法：2～4mg/kg，静脉滴注或稀释后缓慢静脉推注。

(5) 抗胆碱能药物：抗胆碱能药物(如异丙托溴铵)的作用比β受体激动剂弱。吸入异丙托溴铵最初只是用来治疗急性严重哮喘。联合应用沙丁胺醇和异丙托溴铵患儿显示出明显的肺功能改善且急诊哮喘患儿的住院率降低。抗胆碱能药物中之所以选用异丙托溴铵是因为它很少有中枢神经系统副作用，且定量吸入器和雾化吸入剂型都有。异丙托溴铵定量吸入器4～6喷/次，6h1次，或在急诊室每20分钟1次。雾化吸入溶液250μg，每20分钟1次，共3次，然后间隔2～4h1次。

(6) 非类固醇类抗感染药物：色甘酸钠和奈多罗米是非类固醇类抗感染药物，可抑制变应原诱发的早发相或迟发相的哮喘样反应，还可抑制运动性支气管痉挛。这两种药物对轻、中度哮喘均有效。这些药物必须每天多次使用 (2 ～ 4 次 / 日)，且效果不如另外两种主要的控制药物 (吸入肾上腺皮质激素和白三烯调节剂)。因此，现在把它们作为可选择性药物。定量吸入器 2mg/ 喷或 5mg/ 喷，每次 2 ～ 4 喷，每日 3 ～ 4 次。雾化溶液 20mg/ 次，每日 3 ～ 4 次。

(7) 硫酸镁：硫酸镁具有松弛平滑肌的作用。虽然有研究证实硫酸镁对急性哮喘有效，但目前对此仍有争议。用硫酸镁 25mg/kg(最大 2g) 治疗哮喘急性发作患儿可改善其肺功能及减少住院。应在输注期间以及输注后 90 分钟，每隔 10 ～ 15 分钟监测血压 1 次，低血压是一个已知的副作用。在输注前或输注后 30 分钟同样应该测定血清镁浓度。

第九节　特发性肺含铁血黄素沉着症

特发性肺含铁血黄素沉着症是一种肺泡内反复出血，致肺间质内铁质积聚，进而造成进行性肺纤维化，临床以缺铁性贫血、咳嗽、咯血及进行性气促为主要表现的疾病。此病多见于 1 ～ 2 岁及 13 ～ 15 岁小儿，但亦有人认为 5 岁内较多见，文献中最小的患儿发病年龄为 4 个月，性别与发病率无关系。

有人认为本病发生与牛奶过敏有关，亦有人认为本病是一种自身免疫性疾病。

一、诊断

1. 临床表现

患儿有反复发作性咯血，呈血丝或血块状，极少数病例可无咯血。有时血液被患儿吞入胃肠道而引起呕血或便血。每次发作时间一般在 2 ～ 10 天，少数患儿可持续数周。发作时可有高热、咳嗽；但由于肺出血可抑制受体，或血液与黏液进入支气管树后，黏膜受刺激减少，而无咳嗽出现。呼吸急促，甚者有明显青紫；精神委顿，心率增快，心尖部可闻及收缩期杂音。重症病例可有充血性心力衰竭。由于长期反复咯血，患儿表现出程度不等的贫血。肺出血时，肝、脾可轻度肿大，偶见黄疸、杵状指等。

2. 辅助检查

(1) X 线胸片：显示单侧或双侧纵隔肺门影增宽，淋巴结肿大，肺纹理可有增多、消失、中断、粗乱等改变。肺出血时可呈毛玻璃状或大小不一的片絮状阴影，多数为双侧性，数日后复查，原见阴影可大部分消失或反见增多。反复多次出血而持续时间较久的病例，肺内常留有网状或结节状病灶 (含铁结节)，似血行播散型肺结核，最后造成肺广泛间质纤维性变。

(2) 周围血常规检查：呈小细胞低色素性贫血，疾病发作期约 20% 患者的嗜酸性细胞增多，网织细胞升高。大便隐血试验阳性。

(3) 痰液或胃液检查：取新鲜痰液或胃液加 10%低铁氰化钾 1 滴，数分钟后再加当量盐酸 1 滴，如细胞中的颗粒呈蓝色，即普鲁士蓝阳性反应，为确诊本病的可靠实验室诊断方法，但在疾病缓解期的痰液中不易找到。

(4) 肺组织活检：在痰液检查为阴性，而临床高度怀疑为本病时，可考虑做肺穿刺活检，以确定诊断。

二、治疗

目前本病尚无满意的治疗方法。

1. 对症治疗

口服铁剂或输血以纠正贫血。

2. 药物治疗

在急性发作期用肾上腺皮质激素治疗，可缩短发作期，获得暂时缓解，但不能预防复发。静脉应用氢化可的松 5 ～ $10mg \cdot kg^{-1} \cdot d^{-1}$，待疾病缓解后改为口服泼尼松，并且逐渐减量，以最小剂量维持治疗，疗程通常数年。

在激素治疗无效时，可试用硫唑嘌呤，剂量为每日 2.5mg/kg，持续 6 周，以后减为每日 1.25mg/kg，可能获明显或持久缓解，此药也可与激素并用。

对于多次输血而贫血仍难以纠正的患儿，可用促红细胞生成素 (EPO) 治疗，剂量为 $50U \cdot kg^{-1} \cdot 次^{-1}$，2 次 / 周，肌内注射。当血细胞容积升到 0.30 ～ 0.34 或血红蛋白＞ 100g/L 时停止使用。

第十节　肺脓肿

肺脓肿是由于各种细菌引起的肺部化脓性感染，早期为化脓性肺炎，继而坏死、液化、肺实质破坏并形成脓液脓腔。通常分为吸入性 (原发性) 肺脓肿、血源性肺脓肿与继发性肺脓肿 3 大类。吸入性肺脓肿多见于学龄期及学龄前期儿童，当吸入的物质含有那些平常附着于鼻咽部的细菌，并且细菌到达肺较深的部位时，即可引起脓肿。肺上叶后段和下叶上段常被侵袭。厌氧菌感染是最常见的病原，占分离细菌的 70%以上，包括类杆菌、梭状杆菌和厌氧链球菌。临床以发热、咳嗽、咳脓 (臭) 痰为特征。血源性肺脓肿除有原发病灶所致的症状外，在脓肿向支气管破溃前，多无明显呼吸道症状。婴幼儿期的肺脓肿大都为血源性。继发于化脓性肺炎之后的肺脓肿多为金黄色葡萄球菌和克雷白杆菌感染。原发性或继发性免疫功能低下和免疫抑制剂应用均可促使其发生。近年来肺脓肿已明显较以前少见。

一、诊断

1. 临床表现

急性起病，占 50%～70%；部分起病隐匿。可有齿、口咽部感染，或劳累、受凉、手术等病史。

(1) 发热：无定型，有持续或弛张型高热，可伴寒战，体温达 39～40℃。

(2) 全身中毒症状：精神不振、全身乏力、食欲减退、体重下降、胸痛或腹痛等；婴幼儿多伴呕吐与腹泻。

(3) 咳痰：黏痰或黏性脓痰；脓肿与呼吸道相通，咳出臭味脓痰，多与厌氧菌感染有关。可咳血痰，甚至大咯血。如脓肿破溃，与胸腔相通，则成脓胸及支气管胸膜瘘。

2. 辅助检查

(1) 胸部 X 线检查：早期与细菌性肺炎相似。脓肿形成后，可见圆形阴影，如与支气管相通则见脓腔有液平面，周围环以炎性浸润阴影。脓肿可单发或多发，治疗后可残留少许纤维索条状阴影。X 线后前位及侧位胸片，可以测定脓肿的数目、大小及部位。

(2) CT 检查：对于明确病变范围、基础疾病和异物存在有意义；超声用于病变的随访。

(3) 实验室检查

①急性期白细胞总数高达 $(20～30)\times10^9/L$ 或更高，中性粒细胞增高达 80%～90%，核左移；慢性病患者白细胞无明显改变，但可有贫血。血源性肺脓肿患者，血培养常可发现致病菌。

②痰检查：脓痰可多至数十毫升或上百毫升，镜检时见弹力纤维，证明肺组织有破坏，脓痰或气管吸取分泌物培养可得病原菌。肺脓肿多为以厌氧菌为主的混合感染所致，一般细菌培养不易生长。如痰涂片革兰染色见到细菌，而普通培养又为阴性者，则更提示为厌氧菌感染。经表皮经气管吸取痰液立即做厌氧菌培养，则易获得确切的阳性结果。对阳性培养结果应做药物敏感试验，以便选用有效抗菌药物。

(4) 支气管镜检查：有助于探查病因。对异物吸入所致者，可取出异物以达治疗目的。吸取脓液做细菌学检查或注入抗生素。

二、治疗

对于肺脓肿，必须争取早期诊断，积极、彻底治疗。总的原则是抗感染和引流。

1. 一般治疗

注意加强营养、补充液体、增强体质；室内应保持良好的通风换气；酌情输血或血浆。

2. 对症治疗

(1) 退热：美林混悬滴剂或美林混悬液为新一代的解热镇痛药，吸收迅速完全，半衰期 2h，胃肠道反应较乙酰水杨酸轻。每次 0.25～0.5mL/kg，需要时每 6～8h 可重复使用。24h 不超过 4 次。

(2) 给氧：出现呼吸困难或低氧血症时予鼻导管或面罩给氧。

(3) 痰液引流：支气管扩张药、祛痰药、呼吸道湿化、胸部理疗等均有利于痰液引流。

患者一般情况较好、发热不高且较合作时，可采用体位排痰法。根据病变部位与支气管的解剖位置关系，利用痰液的重力特性，置患者于适当体位，使脓腔内痰液顺利流经支气管排出。体位引流应于空腹时进行，每日 2 ～ 3 次，每次 15 ～ 30 分钟。

3. 抗生素治疗

对无并发症病例可肠道外用抗生素 2 ～ 3 周，紧接着口服抗生素，总疗程 4 ～ 6 周，或直至临床症状完全消失，X 线片显示脓腔及炎性病变完全消散，仅残留索条状纤维阴影为止，疗程也可达 8 ～ 12 周。抗生素选择应根据革兰染色和培养结果，但最初的抗生素应覆盖需氧菌和厌氧菌，应包括耐青霉素酶、抗金黄色葡萄球菌和厌氧菌的抗生素。如果怀疑或分离到革兰阴性菌，应加氨基糖苷类抗生素。

(1) 青霉素：对敏感病原体具有强大的杀灭作用，对人体的毒性低微；但本品易发生变态反应特别是过敏性休克，用药前务必先做青霉素皮试，用药前、中、后都要提高防护，以免发生意外。

吸入性 (原发性) 肺脓肿的感染菌，包括厌氧菌，对青霉素均敏感。目前国内外仍以青霉素为首选。开始阶段给予较大剂量静脉滴注，一般按病情严重度给予 15 万～ 25 万 $U·kg^{-1}·d^{-1}$，分 2 ～ 4 次给药。体温正常后改为肌内注射或口服 (青霉素 V 钾：25 ～ $50mg·kg^{-1}·d^{-1}$，分次口服)。

(2) 克林霉素：厌氧菌中脆性厌氧菌对青霉素不敏感，而对克林霉素很敏感；克林霉素对革兰阳性球菌、梭状芽苞杆菌、类杆菌均有较好的抗菌活性，特别适用于金黄色葡萄球菌和厌氧菌混合感染者。剂量 10 ～ $30mg·kg^{-1}·d^{-1}$，分 2 次给药。

使用中注意消化道反应；长期应用可能出现肝损伤和二重感染；需肌内注射者应深部注射，以防发生无菌性脓肿。

(3) 甲硝唑：在厌氧菌的细胞内可被还原，其还原产物作用于细菌细胞的 DNA 而影响其代谢，为一种能迅速杀灭厌氧菌 (包括脆性厌氧菌) 的药物。剂量为首剂 15mg/kg，然后每次 7.5mg/kg，每 6h 给药 1 次，最大量不超过 4g。也可青霉素和甲硝唑联合用药。

消化道不良反应常见，大剂量可致多发性神经炎，应及时停药。

(4) 特美汀：其成分为替卡西林和克拉维酸钾，有强力的 β- 内酰胺酶抑制作用，抗菌谱广；对耐药金黄色葡萄球菌感染、革兰阴性杆菌感染、厌氧菌感染有很好的杀菌效果；经青霉素治疗无效或已被证实为耐药金黄色葡萄球菌感染者可选用。用药前需做青霉素皮试，剂量为每次 80mg/kg，每 6 ～ 8h1 次，静脉滴注或静脉注射，输注前应将小瓶中的无菌粉末溶于 5 ～ 10mL 的溶剂中，再稀释加入输注容器中。每剂量特美汀须以 30 ～ 40 分钟以上时间静脉输注，应避免过长时间的输注，以免血中浓度过低。

经有效治疗，连续胸部 X 线检查显示：在数周或数月期间脓腔逐渐缩小。在适当的抗生素治疗下大多数患者 1 周内热退，但热程延长也常见。只有为了确诊和取异物才是支气管镜检查的指征。常规使用支气管镜来促进引流或吸取分泌物培养，目前仍存有争论。如果发生脓胸必须做胸腔管道引流。

4. 外科切疗

绝大部分肺脓肿患者可经内科疗法而越。只有在伴反复咯血、胸膜支气管瘘、支气管阻塞致引流不畅致反复感染或疑有肿瘤时才考虑脓肿切除术。

三、预后及预防

增强体质；注意口腔卫生，防治齿或牙龈的化脓性感染与上呼吸道慢性炎症；及时清除小儿支气管异物；加强对昏迷、抽搐、全身麻醉或口腔手术的医疗护理，防止呕吐物或分泌物等吸入肺内，对预防肺部化脓感染、减少肺脓肿的发生均有意义。

第十一节　脓胸与脓气胸

脓胸是指胸膜腔内有脓液积聚。脓胸合并胸膜腔积气则称为脓气胸。脓胸在小儿时期较常见，尤其在冬、春季节，肺部感染性疾病发病率高的时期，脓胸的发病率亦高。近年来，由于抗生素广泛应用，因肺炎而并发脓胸者明显减少。脓胸最常见于葡萄球菌性肺炎，其次是由流感嗜血杆菌，也可由 A 组链球菌、混合性厌氧菌和肺炎球菌等引起。在儿科临床上，脓胸最多见于婴儿及学龄前儿童。脓胸的发生也可由于肺脓肿破裂进入胸腔或外伤、胸部手术引起的污染，而纵隔炎或腹腔脓肿扩散引起者罕见。

大多数情况下化脓性胸膜炎病变广泛，形成多个小脓腔及一侧或两侧胸腔的大部分壁层胸膜增厚。如果不引流排脓，积脓可穿破胸膜进入肺实质，产生支气管胸膜瘘和脓气胸，或进入腹腔。极少情况下积脓可穿破胸壁。

一、诊断

1. 临床表现

(1) 急性中毒症状：如面色灰白、食欲缺乏、精神萎靡，持续高热不退，或一度下降又反复升高。

(2) 呼吸系统症状：咳嗽频繁，呼吸困难或呼吸急促占 3/4，有时发绀；胸膜性疼痛占 2/3。如果病情突然加重，剧烈咳嗽、烦躁不安，呼吸更困难，应考虑有并发气胸的可能。

(3) 体检：患侧肋间隙饱满或增宽，呼吸运动减弱。可有语颤减低，少量积脓时可无明显体征，多量积脓时叩诊呈浊音。有气胸时病侧胸部叩诊呈鼓音，所见各异，积脓量多时，呼吸音消失；积脓量不多时，可在肺底部一定范围闻及湿啰音。

婴幼儿肺炎时若在肺底部叩诊有浊音，则应考虑合并脓胸的可能性。呼吸音减低和语颤减低比捻发音或胸膜摩擦音更常见。

(4) 若有支气管瘘存在，裂口处形成活瓣，空气能吸进而不能排出，致大量积气，肺被压缩，气管与心膜被推向健侧，肋间饱满，膈肌下移，脉搏微弱，发绀明显，气促加重，此时应考虑施行紧急穿刺排气术，以解除危象。

2. 辅助检查

(1) 实验室检查：血常规白细胞增多，可达 (20 ～ 40)×10^9/L，中性粒细胞达 80％以上，白细胞中可见中毒颗粒。

(2) 脓液的细菌学检查及理化特性：胸腔穿刺抽出脓液做涂片染色寻找细菌，并进行培养 (包括革兰染色、需氧菌和厌氧菌)。

一般脓液的性质与病原菌有关。金黄色葡萄球菌引起者，脓液极为黏稠，呈黄色或黄绿色。肺炎球菌引起者，脓液亦较稠厚并呈黄色。链球菌引起者脓液稀薄，呈米汤样。

脓液的生化性质为：pH ＜ 7.2，葡萄糖＜ 2.2mmol/L，LDH ＞ 1000 IU/L。

(3) X 线胸片：可见肋膈角变钝、肺下密度增高，若积液明显 (如 10mm 厚度) 则需要诊断性胸膜腔穿刺术。

合并气胸时可发现无临床症状的小量积气。若气量较多，则显示患侧肺被压缩，纵隔及心脏移向健侧。脓气胸可见有气液平面，体位变动时透视，变化更明显。

(4) 胸部 CT：可鉴别局限性包裹或胸膜肥厚、肺实质性疾病，并可指导引流管的放置。

(5) B 超检查：有利于病情及转归的随访。

二、治疗

治疗脓胸的原则是控制全身和局部感染，充分引流脓液，尽早促进肺膨胀，恢复正常功能。迅速明确病原学诊断，对于治疗极为重要。

1. 一般治疗

卧床休息，饮食要注意热量、蛋白质、维生素、电解质的供给。不能进食时输液，贫血较重者可输血。

2. 对症治疗

对高热、剧咳、缺氧等都应进行对症治疗。

3. 抗生素治疗

全身抗生素治疗是必要的，应根据细菌对药物敏感性试验结果选择抗生素。

(1) 苯唑西林 (新青霉素Ⅱ)：为半合成青霉素，对耐药性葡萄球菌性感染效果好。与苄星青霉素之间有交叉过敏，同类之间有交叉耐药。婴儿葡萄球菌性脓胸最好用肠道外途径给药，剂量为 50 ～ 100mg·kg^{-1}·d^{-1}。

也可视情况用苄星青霉素。

(2) 万古霉素 (稳可信)：属于繁殖期杀菌剂，对苯唑西林具有抗药性的葡萄球菌感染效果好；或用于其他抗生素过敏或治疗失败者。剂量为 15 ～ 30mg·kg^{-1}·d^{-1}，分 2 次静脉滴注。

使用过程中应监测肾功能，注意静脉滴速及尿量。

(3) 第三代头孢菌素：肺炎球菌感染、流感嗜血杆菌感染等可使用第三代头孢菌素。

①头孢噻肟钠：对革兰阴性菌、流感嗜血杆菌、变形杆菌及肺炎链球菌所致的感染抗菌活性强，对金黄色葡萄球菌的抗菌活性较差；静脉用药后感染组织 (胸腔积液、脓胸脓液) 分布浓度高。剂量：50 ～ 100mg·kg^{-1}·d^{-1}，分次静脉滴注。

少部分患儿可发生胃肠道反应、皮疹、药物热；偶见一过性肝、肾功能异常；与青霉素类或其他头孢菌素有交叉过敏，应注意。

②头孢哌酮钠：通过抑制细菌细胞壁的合成达到杀菌作用，抗菌谱广，对金黄色葡萄球菌等革兰阳性菌、革兰阴性菌、厌氧菌均有效。剂量：50 ～ 200mg·kg^{-1}·d^{-1}，分 2 ～ 3 次静脉滴注。

使用头孢哌酮钠应注意肝、肾功能及是否有严重胆道阻塞，以上情况可导致药物在体内蓄积，这时需要调整剂量；青霉素类或其他头孢菌素过敏者慎用。长期使用可出现腹泻、中性粒细胞减少。

(4) 其他 β- 内酰胺类：泰能含亚胺培南和西司他丁钠，有强力的抑制细胞壁合成的能力，有强力降解细菌产生的 β- 内酰胺酶的能力；杀菌谱较其他抗生素广泛，包括大部分 G^- 和 G^+、厌氧菌及对大多数 β- 内酰胺类抗生素耐药的菌株。剂量：每次 15mg/kg，每 6 小时一次，每日总量不超过 2g。

该药静脉滴注剂用碳酸氢钠做缓冲剂，pH6.5 ～ 7.5，与乳酸盐不相容故稀释液不能含乳酸盐。该药不能与其他抗生素混合使用。用药过程中监测肾功能，若肌酐清除率下降，患者的给药剂量须按比例降低，否则可能引起癫痫发作。部分患者可出现局部反应甚至静脉炎；出现皮肤瘙痒、荨麻疹、红斑、血管神经性水肿应考虑过敏反应。中枢神经系统紊乱和粒细胞减少也有报道。

金黄色葡萄球菌及肺炎球菌因脓液吸收缓慢，抗生素治疗时间应延长 (3 ～ 4 周或更长)。直至症状消退，血白细胞恢复正常，脓液吸收后再持续 1 周停药。

临床上非葡萄球菌性脓胸对治疗的反应很慢，即使采用最佳治疗方案也很少在 2 周内好转。脓胸治疗不当，在萎陷的肺表面可能发生广泛的纤维蛋白性粘连。如脓胸治疗恰当，其远期预后良好，肺功能随访研究显示遗留限制性通气功能障碍性疾病并不常见。

4. 引流

如果胸腔穿刺有脓液，必须马上进行闭式引流并由水封瓶持续吸引控制。必须用内径尽可能大的导管插入疑有脓液聚集的部位连续闭式引流大约 1 周。

向胸膜腔内注入溶解纤维蛋白的物质可能对促进引流有效，疗效尚未肯定。抗生素不要注入胸膜腔，与全身抗生素治疗相比并不改善预后，并且有局部反应。

合并气胸者：轻度气胸而其他正常的儿童不用特殊治疗，大约 1 周就可吸收。只要注意减少咳嗽，增加营养，安静休息，即能痊愈。

张力性气胸，须立即采用闭式引流。若仍不能解除压迫，则可采用胸腔连续吸引法引流。对胸膜黏连形成多囊性包裹性脓胸者，可考虑手术做开放引流。小儿脓胸发病后3～5周，胸膜即可形成厚的纤维板，影响肺的再膨胀，并伴有胸廓畸形。因此，有人主张早期施行纤维板剥离术，尤其对乳幼儿脓胸伴有支气管胸膜瘘病，应积极施行支气管瘘闭合术和纤维板剥离术，方可收到良好疗效。

第六章　内分泌代谢疾病合理用药

第一节　生长激素瘤

生长激素瘤是由于腺垂体生长激素 (GH) 释放细胞异常增生形成实体瘤的一种病变，伴有生长激素分泌增多，是临床上引起生长激素分泌过多的主要因素。在青春期前发病引起巨人症，在成年人发病则导致全身多系统的组织增生、结构改变、功能和代谢异常，最终致寿命缩短，即所谓的肢端肥大症。

一、治疗原则

GH 瘤的治疗目标包括：

(1) 抑制 GH 高分泌，将随机血清 GH 降至 2.5ng/mL 以下，口服葡萄糖负荷后血清 GH 水平控制到 1ng/mL 以下。

(2) 使血清 IGF-1 水平下降至年龄和性别相匹配的正常范围。

(3) 消除或缩小垂体肿瘤并防止其复发。

(4) 消除或减轻临床症状和并发症。

(5) 尽可能地保留垂体的内分泌功能。

目前治疗的方法包括手术治疗、放射治疗和药物治疗，其中手术治疗为一线治疗。对于治疗方法的选择要综合考虑病情本身的特点，以及治疗的经验和水平，治疗前要进行充分的利益和风险评估。

二、药物的应用

目前治疗肢端肥大症的药物有 3 种，包括生长抑素受体配基即生长抑素类似物、多巴胺激动剂、GH 受体拮抗剂，主要用于术后疾病未缓解患者的辅助治疗。对于预期手术无法完全切除的大腺瘤且无肿瘤压迫症状的患者、不适合接受手术治疗的患者，或不愿意手术的患者，也可以首选药物治疗。

1. 生长抑素类似物 (SSA)

SSA 是治疗肢端肥大症的首选药物，主要与 2 型和 5 型生长抑素受体结合后直接抑制垂体瘤分泌 GH，并减少胰岛素样生长因子 -1(IGF-1) 的分泌。合成的 SSA 有奥曲肽 (商品名：善宁)、奥曲肽长效缓释剂 LAR(商品名：善龙) 和兰瑞肽 (商品名：索马杜林)。SSA 在肢端肥大症治疗中的五个阶段均发挥作用。

(1) 一线治疗：适用于预期手术无法完全切除的大腺瘤且无肿瘤压迫症状的患者、不适合接受手术治疗的患者 (包括全身情况差，难以承受手术风险的患者，因气道问题麻醉风险较高的患者，有严重的肢端肥大症全身表现，如心肌病、重度高血压和未能控制的糖尿病等)，或不愿意手术的患者。

(2) 手术前治疗：适用于有严重并发症、一般情况较差的患者，如明显呼吸功能障碍、心功能不全及代谢紊乱严重的患者。术前用药可降低血清 GH、IGF-1 水平，结合相关内科治疗可改善心肺功能并降低麻醉和手术风险，同时可缩小肿瘤体积，有可能改善手术效果。

(3) 肿瘤切除后残余肿瘤的辅助治疗：推荐用于术后口服糖耐量试验 (OGTT) 的 GH 谷值＞ 1.0ng/mL，或 IGF-1 升高，或仍有明显的肢端肥大症症状，如头痛等，应接受 3 ～ 6 个月的 SSA 治疗，并根据 GH、IGF-1 的变化决定是否长期治疗或联合放疗。

(4) 放疗后的过度治疗：由于放疗后 GH、IGF-1 水平下降缓慢，所以在放疗充分发挥作用之前的等待期，可用 SSA 进行过渡期的治疗。

(5) 并发症治疗：SSA 治疗可改善高血压、心功能不全、呼吸功能障碍等肢端肥大症的相关并发症。

注意事项：SSA 安全性良好，接受 SSA 治疗后超过 97% 的患者肿瘤生长得到控制，使 55% 的患者 GH 和 IGF-1 水平正常，并通过有效控制 GH、IGF-1 和缩小肿瘤体积，全面控制肢端肥大症的症状和并发症，如可明显改善肢端肥大症的常见症状 (头痛、疲劳、多汗、关节痛和感觉异常)，同时带来心血管的获益，改善呼吸功能障碍，甚至在接受 SSA 治疗后左心室肥厚、睡眠呼吸暂停综合征会消失。常见的不良反应为局部反应和胃肠道症状。局部反应包括疼痛或注射部位针刺、麻刺或烧灼感，伴红肿，通常很轻微且短暂。胃肠道反应包括食欲减退，恶心、呕吐、腹部痉挛、腹胀、胀气，稀便、腹泻和脂肪泻，多在治疗后数月内可缓解。同时长期应用此类药物有增加胆囊结石的风险，建议治疗前后进行胆囊 B 超检查。

2. 多巴胺受体激动剂 (DA)

DA 可以通过下丘脑的多巴胺受体抑制 GH 的释放。常用的 DA 包括麦角衍生物溴隐亭、卡麦角林和非麦角衍生物，如喹高利特等。目前国内仅有溴隐亭，其剂量是治疗 PRL 瘤的 2 ～ 4 倍 (每日 20 ～ 30mg)。尽管 DA 服用方便，价格便宜，但该类药物仅能使小部分患者 GH 和 IGF-1 恢复至正常，因此不作为 GH 瘤治疗的一线用药。

注意事项：以溴隐亭为代表的多巴胺受体激动剂，用于治疗肢端肥大症的剂量较大，常见的不良反应为消化道反应，如恶心、呕吐、腹痛等，直立性低血压和鼻黏膜出血多见于治疗初期，坚持用药并缓慢加量后，上述症状可以消失。卡麦角林和喹高利特的不良反应较轻，更容易被患者接受。

3. GH 受体拮抗剂 (GHRA)

GHRA 如国外已上市的培维索孟是相对较新的一类药物，可与天然 GH 竞争性结合 GH 受体，直接阻断 GH 的作用，使 IGF-1 的合成减少。但目前国内尚无该药。

第二节　尿崩症

尿崩症 (DI) 系因抗利尿激素 (ADH) 即血管升压素分泌缺乏或肾脏对该激素反应低落而使大量低渗尿液排出，以致出现以多饮、多尿、烦渴等症状为主的一组综合征。临床上常见的多尿综合征有 4 种类型，即原发性烦渴症、妊娠期 DI、肾性 DI 和下丘脑性尿崩症 (中枢性 DI)，后者病变位于下丘脑 - 神经垂体，是临床上最重要的类型，如无特指，通常所称尿崩症即指下丘脑性 DI。采用禁水 - 加压素联合试验可确立 DI 诊断，测定禁饮后血浆加压素水平及对所注射的加压素或其类似物的疗效是评定诊断 DI 的金标准。

一、治疗原则

合理治疗取决于病因、ADH 缺乏程度以及机体对 ADH 的敏感性。治疗主要目标是减轻多尿和口渴，把必需摄入水量控制在可接受的范围内，使患者维持比较正常的生活方式。对引起中枢性 DI 的病因要予以相应治疗，如此可改善预后并有可能缓解 DI 症状。

(1) 药物治疗应采用个体化原则，治疗方案简便易行，使患者易于掌握。

(2) 由于 DI 具有相对良性的经过，故在确定治疗方案时须首先考虑用药的安全性，避免过度治疗所致低钠血症等不利后果。

(3) 妊娠患者只能采用去氨加压素作为唯一的治疗用药。

(4) DI 患者需适度低盐饮食，避免高渗饮料，戒烟戒酒，忌饮浓茶，身边随时备有饮用水，口渴时少量多次饮用。

(5) 对渴感丧失或危重患者须加强监护，注意液体和渗透压平衡，防止脱水。

二、药物的应用

(一) 下丘脑性 DI 的药物治疗

药物治疗包括加压素类制剂、吲哚美辛 (茚甲新)、氯磺丙脲和利尿剂 (噻嗪类利尿剂、阿米洛利、吲达帕胺) 等。

1. L- 精氨酸加压素

L- 精氨酸加压素是人天然神经内分泌激素，在正常情况下，血浆渗透压 1% 的变化即可引起垂体后叶加压素释放的快速增减，因而体内血浆渗透压变化幅度很小。加压素通过与肾集合管主细胞上的 V_2 受体相结合，激活腺苷酸环化酶，从而刺激蛋白激酶 A，使水通道蛋白 2 插入到管腔膜上，水得以从集合管进入高渗的内髓质，使尿浓缩。血浆基础加压素浓度为 0.5 ～ 2.0pg/mL，其体内半衰期仅约 15min。

剂型、剂量与应用：加压素有多种剂型，但均不适用于妊娠患者。

(1) 水剂加压素：皮下注射，每次 5 ～ 10U，每 6 ～ 8 小时 1 次。本品作用快，但疗效持续时间短暂，因此，常用于神志不清的继发于脑外伤或神经外科术后尿崩症患者的最初治疗，可用于识别神经垂体功能的恢复。

(2) 加压素粉剂：系鼻腔喷雾剂，吸入量每次 20 ～ 40mg，每日 3 ～ 4 次，每次给药抗利尿作用持续 4 ～ 6 小时。

(3) 鞣酸加压素：即加压素，系鞣酸加压素油性制剂，100mg/5mL(每毫升含 5U)，本品为长效制剂，供深部肌内注射。剂量从每次 0.1mL 开始，根据疗效和耐受性逐步增加到每次 0.3 ～ 0.6mL，3 ～ 7 天注射一次，注射间隔时间需根据疗效持续时间来确定。为防止药物累积作用而引发水中毒，须等上一次注射药物的抗利尿作用基本消失后方可再次给药。

注意事项：在使用加压素时，应防止患者因持续用药合并输液而发生水中毒。呼吸道感染或过敏性鼻炎者由于鼻腔黏膜水肿，对加压素粉剂吸收减少，应改注射剂或换用去氨加压素。鞣酸加压素注射前应充分混匀，本品比其他制剂更易引起水潴留，故心力衰竭、冠心病、哮喘和慢性肾衰患者禁忌使用。

2. 去氨加压素

去氨加压素即 1-(3- 巯基丙酸)-8-D- 精氨酸血管升压素，或 1- 脱氨 -8- 右旋 - 精氨酸血管升压素 (DDAVP)，系一种人工合成的加压素类似物。适于中枢性 DI，也是妊娠患者唯一的 DI 治疗药物。其抗利尿作用机制与血管升压素相同。去氨加压素与精氨酸加压素分子结构的不同之处是以同分异构体 D- 精氨酸取代第 8 位的 L- 精氨酸，这一改变可显著减少加压素的缩血管活性；另一变化是移除 1- 半胱氨酸的氨基，该变化则延长了半衰期。上述两处结构变化使药物抗利尿特异性比天然 L- 精氨酸加压素增加了约 2000 倍。

剂型剂量：可供选择的剂型包括去氨加压素片剂 (0.1mg/ 片、0.2mg/ 片)，鼻内喷雾剂 (0.25mg/2.5mL) 和注射剂 (4μg/mL、2mL/ 支)。

由于药物作用时间的个体差异较大，须在用药前确定在特定剂量下的有效作用时间。具体方法是先停用以往治疗药物以排除干扰，给患者某一剂量的去氨加压素，允许患者随意进水，根据患者排尿时间和尿量 (如果可能应根据渗透压) 确定在该剂量下的有效作用时间。大致起效时间为服药后 1 ～ 2 小时，总体上药效维持时间为 6 ～ 18 小时。通常，小儿应由 25 ～ 50μg 起、成人可由 50 ～ 100μg 起，每晚或每日 2 次服用，渐增至有效剂量，见效后可逐渐减至有效维持量。成人最大剂量不超过片剂 0.2mg 口服，一日 2 次；鼻内喷雾 20μg 连续 2 次喷鼻，一日 2 次，注射剂型很少应用，在并发症或过敏等特殊状况下，可给 0.5 ～ 2.0μg 每次皮下注射，亦可肌内注射或静脉滴注。胃肠外途径给药强度是鼻腔喷雾给药的 5 ～ 20 倍。

注意事项：

(1) 低钠血症是去氨加压素治疗的罕见并发症，通常仅见于患者同时服用利尿剂又摄入足量水分的情况下。

(2) 婴儿尿崩症的治疗方案需由专家制定。婴儿用口服或鼻喷去氨加压素治疗容易产生血钠水平的剧烈变动，可予去氨加压素皮下注射，或用噻嗪类利尿剂治疗。

(3) 老年人肾脏浓缩功能和水负荷排泄能力均有减退，因此老年人用本品时要注意避免低钠血症。

(4) 下丘脑－垂体手术或外伤后 DI 患者如果是处于昏迷状态下，可将本药加入晶体液中，小剂量持续静滴，剂量为 0.25 ～ 2.7mU/(kg·h)，同时须密切监测血钠水平。一旦发生低钠血症须根据病情进行处理。

(5) 对非症状性低钠血症只需减少本药剂量并适当限制液体摄入即可。

(6) 对症状性低钠血症患者需要立即暂停去氨加压素；水潴留严重者应给予呋塞米利尿，病情缓解后再重新调整去氨加压素剂量。

(7) 吲哚美辛有增加患者对去氨加压素反应强度的可能，某些已知可促进 ADH 释放的物质，如三环抗抑郁药、氯磺丙脲和卡马西平等均有抗利尿作用，合并应用上述药物会增加水潴留发生风险。

3. 其他口服药物

可用于中枢性尿崩症的其他口服药较多，包括氯贝丁酯 (安妥明)、吲哚美辛 (吲哚美辛)、噻嗪类利尿剂、卡马西平、氯磺丙脲、阿米洛利、吲达帕胺等，其中卡马西平和氯贝丁酯一般不推荐使用，氯磺丙脲中国市场尚无供货。

(1) 噻嗪类利尿剂：本药的抗利尿作用是因其可使细胞外液量减少，使肾小球滤过率下降，近端肾小管钠和水重吸收减少，汇集到集合管的液量减少，从而使尿量减少。噻嗪类利尿剂对肾性尿崩症也有效。噻嗪类利尿剂可增加水通道蛋白 2，这是独立于加压要素之外的作用，所有噻嗪类利尿剂都具有类似作用。氢氯噻嗪为中效利尿剂，常用量成人每次口服 25mg，每日 3 次，儿童 2mg/(kg·d)。

(2) 卡马西平：系抗癫痫药，亦能促进 ADH 的释放，并增强 ADH 对肾小管的作用，从而发挥抗利尿作用，适用于部分性中枢性 DI。常用量每次口服 0.1 ～ 0.2g，每日 2 ～ 3 次。不良反应有头痛、眩晕、恶心、食欲缺乏、乏力、皮疹、肝功能受损和白细胞减少等。

(3) 吲达帕胺：系利尿剂类降压药，其抗利尿作用机制类似于氢氯噻嗪，常用量为每次 2.5 ～ 5mg，每日 1 ～ 2 次。

由于中枢性 DI 的治疗药物较多，应尽量选择不良反应较小、疗效较好的药物，条件允许时应首选去氨加压素，无法获得或条件不允许时也可选择其他加压素类制剂，不完全性 DI 可选择其他口服药物治疗。

注意事项：在使用噻嗪类利尿剂时，为防止低血钾可同时予补钾或合并应用保钾利尿剂。因卡马西平不良反应多，一般不推荐使用，但对脑损伤后合并有癫痫发作者，可选用之，如此既能控制癫痫发作，也有治疗尿崩症的作用。在吲达帕胺用药期间亦应注意监测血钾水平。

(二) 原发性烦渴症的药物治疗

原发性烦渴症可由器质性疾病、药物、精神因素等多种原因所引起，亦可无任何诱因可循：本症通常较难治疗，普萘洛尔通过抑制肾素－血管紧张素系统，可能对部分患者有效，也有人报道乙酰唑胺对本病治疗有效，但具体用药方案均需进一步临床试验予以确认。

（三）妊娠期尿崩症的药物治疗

妊娠相关性 DI 系因半胱氨酸氨基肽酶（催产素酶）活性异常增强所致，或在已有 DI 分泌或作用潜在异常者，于妊娠阶段由于 AUH 代谢清除增快所激发。去氨加压素仅保留了赖氨酸加压素或精氨酸加压素 2%～25% 的催产活性，对子宫的催产素受体刺激性较弱，可用于妊娠患者。去氨加压素也不会被妊娠期催产素酶所降解，对母婴均安全，是妊娠期 DI 患者唯一可用的治疗药物。治疗目标是缓解患者渴感并使血钠维持于妊娠时常见的正常低限水平。

（四）肾性尿崩症的药物治疗

肾性尿崩症 (NDI) 系因肾脏对 ADH 反应低落所致。先天性 NDI 由 V_2 受体或水通道蛋白 2 基因突变所引起，获得性 NDI 可由多种慢性肾脏疾病、肾梗死、浸润性疾病、低血钾、高血钙，长期应用锂剂、抗生素、抗肿瘤药等所引起。

该病保证水的充分摄入非常重要，而加压素治疗一般均无效。治疗的首要目标是缓解症状性多尿，可通过低钠膳食（氯化钠应控制在 0.5～1.0g/d) 和噻嗪类利尿剂来实现。噻嗪类利尿剂可通过缩减细胞外液容量，降低 GFR、近端肾小管钠和水的重吸收，减少输送至集合管中的液量，从而使尿量减少。噻嗪类利尿剂还具有增加血管升压素水通道蛋白 2 的作用。通常选择氢氯噻嗪，成人常用剂量为每次 25～50mg，每日 3 次口服，儿童 2mg/(kg·d)。有报道应用环氧酶 2 抑制剂可减少水的丢失，但长期应用的安全性尚有待证明。

药物性 NDI 应首先停用相关药物。持续性 NDI 可用氢氯噻嗪和阿米洛利联合治疗。阿米洛利可阻断集合管腔细胞膜上的钠通道，抑制锂的重吸收，故对锂剂所致 NDI 具有独特的优势。氢氯噻嗪用法、用量同前。阿米洛利片，常用剂量成人为 10～20mg/d，儿童为 0.25mg/(kg·d)，分 2 次口服。某些药物性 NDI 患者对去氨加压素治疗可能具有部分疗效，在氢氯噻嗪和阿米洛利联合治疗无效的情况下，可试用大剂量去氨加压素治疗。

第三节　甲状腺功能亢进症

甲状腺功能亢进症是指甲状腺组织增生、功能亢进、产生和分泌甲状腺激素过多所引起的一组临床综合征，简称甲亢。引起甲状腺功能亢进症的病因很多，包括 Graves 病、多结节性甲状腺肿伴甲亢（毒性多结节性甲状腺肿）、甲状腺自主性高功能腺瘤、碘甲亢、垂体性甲亢、绒毛膜促性腺激素相关性甲亢等。其中以 Graves 病最为常见，占所有甲亢的85%左右。本节内容主要针对Graves病的治疗。

一、治疗原则

合理治疗取决于对患者年龄、病情严重程度、并发症等方面的综合判断。治疗目标包括临床症状的缓解和甲状腺功能的恢复，长期控制无复发。

针对甲亢有抗甲状腺药物(ATD)治疗、^{131}I放射治疗和手术治疗3种疗法。ATD的主要作用是抑制甲状腺合成甲状腺激素，^{131}I放射治疗和手术则是通过破坏甲状腺组织、减少甲状腺激素的产生来达到治疗目的。

二、药物的应用

1. 抑制甲状腺激素合成的药物治疗

ATD抑制甲状腺内过氧化物酶，从而阻碍吸聚到甲状腺内碘化物的氧化及酪氨酸的耦联，阻碍甲状腺素(T_4)和三碘甲状腺原氨酸(T_3)的合成。主要药物包括丙硫氧嘧啶(PTU)和甲巯咪唑(MMI)。

MMI半衰期长，可以每天单次使用；PTU血浆半衰期短，具有在外周组织抑制T_4转换为T_3的独特作用，所以发挥作用较MMI迅速，控制甲亢症状快，但是必须保证6～8小时给药一次。PTU与蛋白结合紧密，通过胎盘和进入乳汁的量均小于MMI，所以在妊娠伴发甲亢(孕早期)时优先选用。用法及用量(以PTU为例，如用MMI则剂量为PTU的1/10，可每日1次给药)：一般由300～450mg/d起始，分3次口服，每4周复查血清甲状腺激素水平一次。至临床症状缓解，血甲状腺激素水平接近正常后开始减药，每2～4周减量一次，每次减量50～100mg/d，减至维持量50～100mg/d，维持治疗，一般总疗程1～1.5年。如出现下述预示甲亢治越的指标可以考虑停药。

(1) 甲状腺肿明显缩小。

(2) TSAb(或TRAb)转为阴性。

注意事项：有粒细胞减少、中毒性肝病、皮疹、皮肤瘙痒、血管炎等不良反应。因甲亢本身也可合并粒细胞减少和肝功能异常，所以在用药前需要检查基础的肝功能和血白细胞，以区别是否为药物的不良反应，用药过程中要密切监测血内细胞和肝功能变化。

2. 抑制甲状腺激素分泌的药物治疗

(1) 锂制剂：碳酸锂可以抑制甲状腺激素分泌，还可以提高放射性核素在甲状腺内的保留时间，用作治疗的辅助用药，用量每次300～500mg，8小时1次。

注意事项：其应用价值尚存在争议，由于锂制剂的不良反应较大，抑制作用随时间延长逐渐消失，仅适用短期治疗，不作为一线用药。其主要用于对ATD和碘剂都过敏的患者，临时控制甲状腺毒症。

(2) 碘剂：主要作用为阻抑甲状腺激素释放，常用药物包括饱和碘化钾溶液(SSKI)及复方碘溶液(Lugol液)。临床常用剂量一次5～10滴，每日3次。

用药注意：给药后 2 ～ 3 周内症状逐渐减轻，继而又可使甲亢症状加重，并延长 ATD 控制甲亢症状所需的时间。故仅在手术前和甲状腺危象时使用。

3. 改善症状的药物治疗

β 受体拮抗药主要在 ATD 初治期使用，可较快控制甲亢的临床症状，也可与碘剂合用于术前准备，也用于治疗前后和甲亢危象。作用机制：阻断甲状腺激素对心脏的兴奋作用；阻断外周组织 T_4 向 T_3 的转化。用法与用量：普萘洛尔每次 10 ～ 40mg，每日 3 ～ 4 次。

注意事项：哮喘和慢性阻塞性肺疾病禁用；妊娠妇女慎用；心脏传导阻滞和充血性心力衰竭禁用。

第四节　妊娠合并甲亢

妊娠合并甲亢包括妊娠甲亢综合征和妊娠期甲亢。妊娠甲亢综合征 (SGH) 发生在妊娠前半期，呈一过性，与 HCG 产生增多，过度刺激甲状腺激素产生有关。无突眼，甲状腺自身抗体阴性，多数病例仅需对症治疗。妊娠期甲亢，最常见的病因为 Graves 病，可伴有 Craves 眼病，TPOAb、TgAb、TRAb 阳性，胫前黏液性水肿等。

一、治疗原则

合理治疗取决于确定诊断和明确病因。诊断时应采用妊娠期特异的 TSH、FT_4 正常参考范围。治疗目标首选 FT_4，使血清 FT_4 接近或者轻度高于参考范围的上限。

1. 妊娠甲亢综合征的治疗

以支持疗法为主，纠正脱水和电解质紊乱。不主张给予抗甲状腺药物 (ATD) 治疗。

2. 妊娠期临床甲亢的治疗

(1) 妊娠早期 (T1 期) 优先选择丙硫氧嘧啶 (PTU)，甲巯咪唑 (MMI) 为二线选择。妊娠中期 (T2 期)、妊娠晚期 (T2 期) 建议转换为 MMI，也可继续应用 PTU。

(2) 不推荐 ATD 与左甲状腺素 (L-T_4) 联合用药。因为这样会增加 ATD 的治疗剂量，导致胎儿出现甲减。

(3) β 肾上腺素受体拮抗剂，使用时应权衡利弊，且避免长期使用。β 肾上腺素受体拮抗剂可用于甲状腺切除术术前准备。

(4) 妊娠期间原则上不采取手术疗法治疗甲亢。如果确实需要，甲状腺切除术选择的最佳时机是 T2 期的后半期。

(5) 妊娠期间禁忌 ^{131}I 摄取率和放射性核素扫描检查，不能做 ^{131}I 治疗。

(6) 哺乳期抗甲状腺药物建议首选 MMI，ATD 应当在哺乳后服用，间隔 3 ～ 4 小时进行下一次哺乳。

二、药物的应用

1. 阻碍甲状腺激素合成的药物治疗

目前我国临床应用的药物包括甲巯咪唑 (MMI) 和丙硫氧嘧啶 (PTU)。MMI 和 PTD 均通过抑制甲状腺内过氧化物酶 (TPO)，从而阻碍甲状腺内碘离子的氧化以及碘化酪氨酸的耦联，阻碍甲状腺素 (T_4) 和三碘甲状腺原氨酸 (T_3) 的合成。PTU 在达到一定剂量时，具有在外周组织中抑制 T_4 转化为 T_3 的作用。

(1) 甲巯咪唑：使用 MMI 的甲亢患者最好在甲功正常后再妊娠。准备妊娠期间，建议将 MMI 改为 PTU。如果在使用 MMI 期间妊娠，应在出现最早的妊娠征象时接受妊娠测试。确定妊娠应尽快改为 PTU 治疗，可在妊娠中、晚期再改为 MMI。PTU 与 MMI 的等效剂量比是 10 ∶ 1 到 15 ∶ 1(PTU100mg = MMI 7.5 ～ 10mg)。在 PTU 和 MMI 转换时应当注意监测甲状腺功能变化及药物不良反应 (特别是血常规和肝脏功能)。妊娠期及哺乳期应用最低有效剂量，起始剂量：MMI 5 ～ 15mg/d，当症状消失，血中 FT_4 水平接近正常后逐渐减量，2 ～ 4 周减药一次，每次减量 5 ～ 10mg/d，减至最小维持剂量，使血清 FT_4 接近或者轻度高于参考范围的上限。

注意事项：药物禁忌与不良反应同正常人群。服药期间定期复查肝功及血常规。MMI 的不良反应呈剂量依赖性，对于妊娠妇女及哺乳期妇女应使用最低有效剂量。服药期间如果出现皮疹、皮肤瘙痒、黄疸、血便或尿色加深、关节疼痛、腹痛、恶心、乏力、发热或咽炎等症状时及时告知医生并停药，必要时于 T2 期后期行手术治疗。MMI 在妊娠期药物安全性分类中属于 D 级，即妊娠期应慎重使用。应用前应充分告知其不良反应及可能存在的严重不良事件，起始剂量应选择最低有效剂量。MMI 及代谢产物 75% ～ 80% 经尿液排泄，能通过胎盘，MMI 致胎儿发育畸形已有报告，主要是皮肤发育不全和“甲巯咪唑相关的胚胎病”，包括鼻后孔和食管的闭锁、颜面畸形。所以在怀孕前和妊娠 T1 期优先选择 PTU，避免使用 MMI。

(2) 丙硫氧嘧啶：PTU 可通过胎盘，也可经乳汁分泌，但是胎盘和乳汁的滤过率均低于 MMI，所以，计划妊娠及妊娠 T1 期优先选择 PTU 治疗。起始剂量：PTU50 ～ 300mg/d，每日分次服用。当症状消失，血中 FT_3 和 (或)FT_4 水平接近正常后逐渐减量。2 ～ 4 周减药一次，每次减量 50 ～ 100mg/d，减至维持量 50 ～ 100mg/d。

注意事项：药物禁忌与不良反应同普通人群，服药期间定期复查肝功及血常规。服药期间如果出现皮疹、皮肤瘙痒、粒细胞减少症、中毒性肝病和血管炎等不良反应应及时告知医生，根据症状及程度、化验检查的结果选择减量、换药或停用药物，必要时于 T2 期后期行手术治疗。PTU 在妊娠期药物安全性分类中属于 D 级，即妊娠期应慎重使用。应用前应充分告知其不良反应及可能存在的严重不良事件，起始剂量应选择最低有效剂量。美国 FDA 报告 PTU 可能引起肝脏损害，甚至导致急性肝脏衰竭，所以建议仅在妊娠

T1 期使用 PTU，以减少造成严重肝脏损伤的概率。

2. 降低交感神经兴奋症状的药物治疗

β 肾上腺素受体拮抗剂对控制甲亢高代谢症状有帮助。如普萘洛尔（心得安）20～30mg/d，每 6～8 小时服用。但 β 受体拮抗剂长期治疗与胎儿宫内生长限制，胎儿心动过缓和新生儿低血糖症相关。因此使用时应权衡利弊，且避免长期使用。

第五节　甲状腺功能减退症

甲状腺功能减退症是指因甲状腺激素缺乏或生物效应不足所致的以机体代谢及各系统功能低下为特征的临床综合征，简称甲低。主要临床表现有怕冷、水肿、食欲减退、记忆力下降等。因重症患者可因黏蛋白沉积而引起非压陷性水肿，故又称黏液性水肿。在胚胎期患者可影响胎儿大脑及身体发育，出生后智力低下、身材矮小，称为呆小病。

一、治疗原则

合理治疗取决于病因及甲状腺功能减退的程度。治疗目标包括消除临床甲状腺功能减退症状及使甲状腺功能生化指标恢复正常。

(1) 常用药物为左甲状腺素 ($L-T_4$) 和甲状腺片。永久性甲状腺功能减退需要终身服药，而一过性甲状腺功能减退仅需要短期服药。

(2) 黏液性水肿昏迷为甲状腺功能减退的严重并发症，临床除有中减的表现外，还有低体温、昏迷、休克等，病死率很高，一旦发生要积极抢救。

二、药物的应用

（一）纠正甲状腺功能减退的药物治疗

主要是补充甲状腺激素，将血中甲状腺激素水平提升至正常水平。

1. 左甲状腺素 ($L-T_4$)

为人工合成的四碘甲腺原氨酸，剂量准确，不含 T_3，在体内可稳定转化为 T_3 发挥生物学作用。起始剂量为 25～50μg/d，每 4～8 周测定甲功，如 T_4 仍低，TSH 高则增加 25～50μg/d，直至 T_4 及 TSH 达正常范围，然后保持此维持剂量，3 个月后再次检查甲功，根据结果适当调整 $L-T_4$ 剂量。通常 $L-T_4$ 的维持量为 100～150μg/d。

注意事项：$L-T_4$ 在体内的半衰期为 7d 左右，进入体内后逐渐转化为 T_3 而发挥作用。故在调整剂量过程中监测时间不宜过短，剂量稳定后每 6～12 个月监测一次甲功即可。$L-T_4$ 与甲状腺片的大致等效剂量为 $L-T_4$100μg 约相当于甲状腺片 60mg，老年和（或）伴有心脏疾患者，甲状腺激素治疗宜从更小剂量开始，以免甲状腺激素增加过快、心肌耗氧增加引起心悸及心绞痛，甚或诱发心肌梗死。

L-T_4 治疗一般不会出现不良反应。如果剂量过大或剂量增加过快，可能会引起甲状腺功能亢进的临床症状，如心悸、出汗等，适时减量或停药数日即可恢复。

2. 甲状腺片

为动物甲状腺提取物，主要成分为甲状腺素，但含有少量 T_3，制作过程及动物食物中的碘含量均对二者之比有一定影响，故甲状腺片中甲状腺激素的含量相对不稳定。但来源丰富、价格低廉为其优点。甲状腺片的初始剂量为 20 ～ 40mg/d，每 4 ～ 8 周增加剂量 10 ～ 20mg，直至有效维持量。维持量因疾病严重程度而有所差异，且有很大的个体差异。大部分甲状腺功能减退症患者的维持量为 60 ～ 180mg/d。

注意事项：如上所述，老年和(或)伴有心脏疾患者，宜从更小剂量开始。由于甲状腺片中含有一定量的 T_3，T_3 不经转换而直接发挥作用，故对这类患者宜首选 L-T_4。

3. T_3、T_4 复合制剂

国外上市的产品还有 T_3、T_4 复合制剂，美国上市的产品为 Liotrix，每一片 Liotrix 含有 50μgT_4 和 12.5μgT_3，相当于 60mg 的甲状腺片。如果使用 L-T_4 临床疗效不佳者可考虑选用 T_3、T_4 复合制剂。

(二)黏液性水肿昏迷的药物治疗

1. 左甲状腺素 (L-T_4)

立即静脉注射，首剂 300 ～ 500μg，以后每日 75 ～ 100μg，患者清醒后改为口服。由于三碘甲腺原氨酸 (T_3) 不经转换发挥作用，故开始阶段使用 T_3 效果会更好，首剂 10 ～ 20μg，以后每 6 小时 10μg，如无注射剂可胃管注射，T_3 片剂 20 ～ 30μg，每 4 ～ 6 小时一次；或 L-T_4 片剂，剂量同前；或甲状腺片 40 ～ 80mg，每 4 ～ 6 小时一次。患者清醒后改为口服。

2. 肾上腺糖皮质激素

第一天使用氢化可的松 100 ～ 200mg/d 静脉滴注，以后酌情使用。

注意事项：在使用药物治疗过程中还应注意去除病因，纠正休克，并保温及保持呼吸道通畅。

第六节　库欣综合征

库欣综合征又称皮质醇增多症，是一组因下丘脑 - 垂体 - 肾上腺 (HPA) 轴调控失常，肾上腺皮质分泌过多糖皮质激素而导致的以向心性肥胖、满月脸、多血质外貌、紫纹、高血压、继发性糖尿病和骨质疏松等为表现的临床综合征，包括垂体或者垂体外分泌促肾上腺皮质激素 (ACTH) 的肿瘤、肾上腺皮质肿瘤或者结节以及外源性糖皮质激素过多。

一、治疗原则

合理治疗取决于其病因。治疗目标包括肿瘤的切除，临床症状的改善，生化指标恢复或接近正常，长期控制无复发。

（一）库欣病

有手术、放疗和药物三种方法。首选行微腺瘤摘除术，不能手术或手术失败可行垂体放疗、双侧肾上腺切除术或药物治疗。

（二）异位 ACTH 综合征

首选切除引起 ACTH 高分泌的肿瘤，对于首次手术失败或隐匿性异位 ACTH 综合征患者可行双侧肾上腺切除或药物治疗以阻断皮质醇合成和改善临床症状，为明确定位争取时机。

（三）肾上腺腺瘤

需行患侧腺瘤手术摘除，术中及术后需补充适量糖皮质激素。

（四）肾上腺腺癌

发展迅速，转移较快，应尽早切除原发肿瘤，如已有局部转移，应尽可能切除原发病灶和转移灶，术后加用米托坦治疗。

（五）ACTH 非依赖性大结节样肾上腺增生

推荐行双侧肾上腺切除术，可使病情得到有效缓解。而对中度高皮质醇血症患者，行单侧肾上腺切除术不失为一种安全有效的选择，如对侧肾上腺继续增大，有必要进行第二次肾上腺切除术。

（六）原发性色素沉着结节性肾上腺皮质病

行双侧肾上腺全切是首选有效的治疗方法，术后应行糖皮质激素替代治疗，激素剂量应视患者病情而定，对病情较轻者可先行单侧肾上腺切除，并随访观察，可不用激素替代。

二、药物的应用

药物治疗包括针对 ACTH 肿瘤的治疗和针对肾上腺疾病的治疗。前者以往包括神经调节剂（赛庚啶和溴隐亭），尽管 75% 垂体 ACTH 肿瘤有多巴胺 D_2 受体的表达，但溴隐亭仅对少数患者有效，而 5- 羟色胺拮抗剂和 γ- 氨基丁酸激动剂无效；目前研究发现生长抑素类似物有着广阔的应用前景。后者是指类固醇合成抑制剂，包括酮康唑、甲吡酮、氨鲁米特、美替拉酮和米托坦等。美国内分泌协会指南 (2008 年) 目前推荐用于 ACTH 依赖性库欣综合征治疗的药物包括酮康唑、甲吡酮、米托坦和依托咪酯。

1. 针对 ACTH 肿瘤的药物治疗

直接作用于垂体肿瘤，恢复 ACTH 正常分泌并抑制肿瘤生长的药物。ACTH 瘤表达生长抑素受体的 sst1、sst2 及 sst5 亚型，其中以 sst5 亚型占优势。生长抑素类似物主要是选择性的 sst2 配体，对库欣病无效。帕瑞肽对 sst 1 ～ 3 特别是 sst5 高度亲和，有望成为针对 ACTH 肿瘤本身的药物，目前已有临床研究确认了其安全性和有效性。2012 年欧洲药品管理署和美国食品与药物管理局 (FDA) 先后批准了帕瑞肽用于不能通过手术治疗的库欣病患者。

2. 针对肾上腺的药物治疗

类固醇合成抑制剂，包括酮康唑、甲吡酮、氨鲁米特和米托坦等，能控制高皮质醇血症，但对肿瘤本身无治疗作用，也不能使 HPA 轴功能恢复正常。

(1) 酮康唑：咪唑类衍生物，是广谱抗真菌药物。通过抑制 11-β 羟化酶和 17- 羟化酶 /C17-20 裂合酶活性来抑制皮质醇合成，不推荐妊娠期间服用。初始剂量 200mg，每日 2 次，口服，最大剂量 400mg，每日 3 次，口服。

注意事项：会引起肝酶轻度短暂升高，恶心、呕吐、腹痛、发热、乏力，男性有可能引起男性性功能减退，男性乳房发育，肾上腺皮质功能减退、高血压、甲状腺功能减退、高甘油三酯血症少见。治疗过程中需要监测肝功能，避免使用质子泵抑制剂。

(2) 甲吡酮 (美替拉酮)：主要拮抗 11-β 羟化酶，能明显抑制皮质醇和醛固酮合成，盐皮质激素活性较低的醛固酮前体大量堆积。电解质和血压会随着醛固酮受抑制和 11- 去氧皮质酮受刺激的程度而发生改变。初始剂量 250mg，每日 4 次，口服，最大剂量 1500mg，每日 4 次，口服。

注意事项：不良反应包括高血压、脱发、粉刺、恶心、肠胃不适、头痛、乏力、白细胞减少、低钾血症，女性有可能引起多毛。其作用温和，不良反应小，有潜在的升高雄激素和盐皮质激素的不良反应。美替拉酮可用于治疗妊娠期 Cushing 综合征。

(3) 米托坦 (邻氯苯对氯苯二氯乙烷)：有特异抗肾上腺作用，选择性作用于肾上腺皮质网状带和束状带，抑制 11-β 羟化酶和胆固醇侧链断裂酶，直接破坏肾上腺皮质组织使之出血坏死，抑制类固醇激素的合成，同时通过诱导肝脏清除来消除激素过度分泌引起的症状。最早用于肾上腺皮质癌的治疗，后被用于其他病因引起的库欣综合征。米托坦通过口服途径，60% 经粪便排泄，40% 累积于肝脏、脑、脂肪和肾上腺组织。初始剂量 500mg，每日 3 次，口服，最大剂量 3000mg，每日 3 次，口服。起始每隔 1 ～ 2 个月检测一次米托坦浓度，浓度到达 10 ～ 14mg/L 后改为每 3 个月检测一次。

注意事项：起效慢，作用持久，有恶心、呕吐、厌食症、腹泻、共济失调等消化系统和神经系统不良反应，较少见有胆红素血症、高胆固醇血症，易发生肾上腺功能不全。

(4) 依托咪酯：咪唑类衍生物，属静脉全麻药。对于需要迅速控制皮质醇水平且口服药物存在顾虑时，考虑静脉应用依托咪酯，初始剂量 0.1mg/(kg·h)，维持剂量 0.03mg/(kg·h)，最大剂量 0.3mg/(kg·h)，每日总剂量不超过 25mg/kg。

注意事项：有导致低血压、肌阵挛和镇静作用，仅在需要迅速控制皮质醇水平且口服药物存在顾虑时考虑应用。

(5) 米非司酮(RU486)：是第一个临床使用的糖皮质激素受体拮抗剂，对糖皮质激素受体有高度亲和力，有在受体水平拮抗糖皮质激素的作用，可阻断皮质醇的外周效应，缓解高皮质醇血症的一些症状，常用剂量为每次 200mg，每日 2 次。

注意事项：不良反应包括肾上腺皮质功能减退，由于阻断皮质醇的中枢抑制而产生的 ACTH 和皮质醇升高。长期使用米非司酮还有导致神经性厌食和子宫内膜增厚的危险。

(6) 氨鲁米特：通过抑制 11-β 羟化酶的活性来抑制类固醇激素的合成，但降低的皮质醇可以刺激 ACTH 的合成和分泌，有拮抗药物的作用可以显著抑制胆固醇侧链的水解，可以拮抗美替拉酮升高雄激素和盐皮质激素的不良反应。常用剂量 0.75 ～ 1.5g/d，分次口服。

注意事项：服药期间需监测皮质功能，有无发生肾上腺皮质功能减退危象。由于氨鲁米特是较强的肝酶诱导剂，使用时应注意药物协同作用。

第七节　原发性醛固酮增多症

原发性醛固酮增多症 (简称原醛症)，指肾上腺皮质分泌过量醛固酮，导致体内潴钠排钾，血容量增多，肾素 - 血管紧张素系统活性受到抑制，临床表现主要为高血压和低血钾的综合征。原醛症最常见病因为特发性醛固酮增多症 (特醛症) 及醛固酮瘤，单侧肾上腺增生比较少见，而家族性醛固酮增多症及分泌醛固酮的肾上腺皮质癌则非常罕见。

一、治疗原则

合理治疗取决于原醛症的病因和患者对药物的反应。治疗目标包括控制血压、纠正低钾血症，减少高血压所致靶器官损伤。

(1) 原醛症的治疗有手术和药物两种方法：醛固酮瘤及单侧肾上腺增生首选手术治疗，而特醛症及糖皮质激素可抑制性原醛症首选药物治疗。

(2) 分泌醛固酮的肾上腺皮质癌发展迅速，转移较早，应尽早切除原发肿瘤。如已有局部转移，应尽可能切除原发病灶和转移灶，术后加用米托坦治疗。

(3) 醛固酮瘤或单侧肾上腺增生需行单侧肾上腺切除。术后早期，由于对侧肾上腺抑制作用尚未解除，建议高钠饮食。如有明显低醛固酮血症表现，需暂时服用氟氢可的松行替代治疗。

(4) 对于药物治疗患者，需定期复查肾功能、电解质，并检测血压，根据血钾、血压等指标调整药物剂量。

二、药物的应用

(一) 筛查前药物准备

(1) 停用对 ARR 影响较大的药物至少 4 周：包括螺内酯、依普利酮、阿米洛利、氨苯蝶啶、排钾利尿剂及甘草提取物。

(2) 如服用非干扰性药物 (见表 6-1) 血压控制良好，可考虑停用以下药物至少 2 周，包括 β 受体拮抗剂、中枢 α_2 受体拮抗剂 (可乐定或甲基多巴)、非甾体消炎药、血管紧张素转化酶抑制剂、血管紧张素受体拮抗剂及二氢吡啶类钙通道阻滞剂。

表 6-1　在筛查及确诊试验中可用于控制血压且对 RASS 系统影响较小的药物

药物名称	分类	常用剂量	注意事项
维拉帕米缓释片	非二氢吡啶类 CCB	90 ～ 120mg，每天 2 次	可以单用或与此表中其他药物联合使用
肼屈嗪	血管扩张剂	10 ～ 12.5mg，每天 2 次，根据需要逐渐加量	小剂量开始，减少头痛、面红、心悸等不良反应
哌唑嗪	α 受体拮抗剂	0.5 ～ 1mg，每天 3 次，根据需要逐渐加量	注意直立性低血压
多沙唑嗪	α 受体拮抗剂	1 ～ 2mg，每天 1 次，根据需要逐渐加量	注意直立性低血压
特拉唑嗪	α 受体拮抗剂	1 ～ 2mg，每天 1 次，根据需要逐渐加量	注意直立性低血压

(二) 药物治疗

原醛症的药物治疗主要包括醛固酮受体拮抗剂及糖皮质激素。保钾利尿剂 (氨苯蝶啶、阿米洛利) 并不作为一线用药，血管紧张素转换酶抑制剂 (ACEI)、血管紧张素受体拮抗剂 (ARB) 可能对部分血管紧张素Ⅱ敏感的特醛症有一定治疗效果，而钙通道阻滞剂 (CCB) 主要用于降低血压。

(1) 醛固酮受体拮抗剂

①螺内酯：螺内酯是一种醛固酮受体拮抗剂，起始治疗剂量为 20mg/d，如病情需要，可逐渐增加至最大剂量 100mg/d。开始服药后每周需检测血钾，根据血钾水平调整螺内酯剂量。

注意事项：螺内酯导致的男性乳房发育呈明显剂量相关性，必要时可同时加用氨苯蝶啶、阿米洛利等减少螺内酯剂量，以减轻其不良反应；为避免高钾血症的发生，肾功能不全 3 期 [GFR ＜ 60mL/(min·1.73m^2)] 患者慎用，肾功能不全 4 期及 4 期以上禁止服用 [GFR ＜ 30mL/(min·1.73m^2)]。

②依普利酮：依普利酮是一种选择性醛固酮受体拮抗剂，不拮抗雄激素和孕激素受体，不导致严重的内分泌紊乱。依普利酮起始剂量为 25mg/d，由于其半衰期短，建议一日给药 2 次。

注意事项：与螺内酯一样，肾功能不全 3 期 [GFR ＜ 60mL/(min·1.73m^2)] 患者慎用，肾功能不全 4 期及 4 期以上禁止服用 [GFR ＜ 30mL/(min·1.73m^2)]。

(2) 糖皮质激素：糖皮质激素主要通过抑制垂体 ACTH 分泌以减少醛固酮作用，建议服用长效或中效糖皮质激素，地塞米松起始剂量为 0.125 ～ 0.25mg/d；泼尼松起始剂量为 2.5 ～ 5mg/d，两种药物均在睡前服用。

注意事项：过量糖皮质激素治疗会导致医源性库欣综合征，影响儿童生长发育，建议使用最少剂量糖皮质激素使患者血压或血钾维持在正常范围，如血压控制不佳，可联合使用醛固酮受体拮抗剂。

(3) 保钾利尿剂：醛固酮主要通过上调肾小管远曲小管上皮钠通道活性从而促进钠钾交换，对上皮细胞钠通道有阻断作用的药物，如阿米洛利、氨苯蝶啶等对原醛症都有一定治疗效果，作为保钾利尿剂，它们能缓解原醛症患者的高血压、低血钾症状，而不存在螺内酯所致的激素相关性不良反应，但由于其作用相对较弱，且无上皮保护作用，并不作为一线用药。

(4) 其他：血管紧张素转换酶抑制剂 (ACEI)、血管紧张素受体拮抗剂 (ARB) 可能对部分血管紧张素Ⅱ敏感的特醛症有一定治疗效果，而钙通道阻滞剂 (CCB) 主要用于降低血压，对醛固酮分泌并无明显抑制作用。如患者单用螺内酯治疗血压控制不佳时，可联合使用 ACEI、ARB 及 CCB 类药物。

（三）手术前后用药

(1) 术前：纠正高血压、低血钾。如患者低血钾严重，在服用螺内酯同时，可口服或静脉补钾。一般术前准备时间为 2 ～ 4 周，对于血压控制不理想者，可联合使用其他降压药物。

(2) 术后：术后第一日即可停用螺内酯，同时减少其他降压药剂量。静脉补液无须加入氯化钾，除非患者血钾＜ 3.0mmol/L。术后前几周，由于对侧肾上腺抑制作用尚未解除，应提高钠盐摄入，如有明显低醛固酮血症表现，需暂时服用氟氢可的松行替代治疗。

第八节　肾上腺皮质功能减退症

肾上腺皮质功能减退症按病变部位可分为原发性和继发性，按病程和病情程度分为慢性、急性和危象发作。原发性者又称艾迪生病，是肾上腺本身的病变致肾上腺皮质激素分泌不足和反馈性促肾上腺皮质激素 (ACTH) 增高；继发性者是指下丘脑、垂体病变或手术等致 ACTH 分泌不足而致肾上腺皮质激素分泌障碍。

一、治疗原则

合理治疗取决于病因、病程和病情严重程度。治疗目标包括最佳剂量糖皮质激素替代治疗以模拟生理性激素分泌节律，提高患者生活质量；应激情况下及时增加糖皮质激素需要量，预防危象发生。

（一）肾上腺皮质功能减退症的治疗

肾上腺皮质功能减退症的治疗包括应激等导致肾上腺皮质危象时的急性治疗和慢性肾上腺皮质功能减退症的糖皮质激素生理剂量替代治疗，以及病因治疗。

（二）慢性肾上腺皮质功能减退症替代治疗

目标是模拟皮质醇的昼夜节律，同时指导患者正确应对期间发生的疾病或应激事件（如手术）。糖皮质激素给予生理剂量替代，以达到缓解症状的目的，避免替代过量；对原发性肾上腺皮质功能减退症必要时应同时补充盐皮质激素；应激时及时增加糖皮质激素剂量，有恶心、呕吐不能进食时应静脉给予氢化可的松；其他治疗包括病因治疗，避免应激，预防危象和患者教育。

（三）急性期治疗

当临床高度怀疑急性肾上腺皮质功能减退或肾上腺危象时，在取血标本送检 ACTH 和皮质醇后立即开始治疗（不必等待激素测定结果）。治疗包括静脉给予大剂量氢化可的松；纠正低血容量和电解质紊乱；全身支持疗法和去除诱因。

二、药物的应用

（一）慢性肾上腺皮质功能减退症的药物治疗

1. 糖皮质激素替代治疗

诊断明确后应尽早给予糖皮质激素替代治疗，一般需要终身替代治疗。替代治疗通常采用氢化可的松或醋酸可的松口服。氢化可的松最符合生理性，潴钠作用较强；醋酸可的松需要经肝脏转化为氢化可的松才能发挥作用，因此对肝功能不良的患者应避免使用。当缺乏氢化可的松或醋酸可的松时，泼尼松也可作为替代治疗的糖皮质激素，但其潴钠作用较弱。给药方式应模拟皮质激素的昼夜分泌节律，一般早晨 8 时前服替代剂量的 2/3，下午 2 ～ 3 时服 1/3。糖皮质激素的替代剂量：氢化可的松 10 ～ 30mg/d，醋酸可的松 12.5 ～ 37.5mg/d，泼尼松 2.5 ～ 7.5mg/d。

没有可靠的生化指标提示糖皮质激素替代剂量是否合适，血 ACTH 和皮质醇水平不能作为替代剂量是否合适的指标。应根据患者的症状和体征判断糖皮质激素替代剂量是否合适，以期达到基本控制症状和最佳的生活质量。糖皮质激素替代过量常表现为体重过度增加甚至出现满月脸，而剂量不足则表现为乏力、血压偏低，继发性者还表现为皮肤色素沉着。

注意事项：在有发热、感染或其他并发疾病和手术（局麻手术）等应激时，氢化可的松剂量需要在原有剂量上增加 1 ～ 2 倍；在有较严重疾病时，氢化可的松剂量需要增加到 75 ～ 150mg/d，待应激过后再逐渐恢复至原替代剂量。

2. 盐皮质激素替代治疗

原发性肾上腺皮质功能减退症患者常需要盐皮质激素替代治疗，继发性者一般不需要盐皮质激素替代，用适量的糖皮质激素替代治疗后患者仍有头晕、乏力、低血压、血浆肾素活性增高，则需要加用盐皮质激素，可每日上午 8 时口服 9α- 氟氢可的松 0.05 ～ 0.2mg，不能口服者可用醋酸去氧皮质酮 (DOCA)，每日 1 ～ 2mg，肌内注射，根据检测结果调节剂量。

注意事项：盐皮质激素治疗过程中应检测血压、体重、血钠、血钾，有条件时检测血浆肾素活性。如有水肿、高血压、低血钾、肾素活性降低，则应减量；相反，如原症状改善不明显并伴低血压、高血钾、肾素活性增高则应适当增加剂量。

（二）急性肾上腺皮质功能减退或肾上腺危象的治疗

急性肾上腺皮质功能减退或肾上腺危象是危急的病况，当临床高度怀疑急性肾上腺皮质功能减退或肾上腺危象时，在立即采血测 ACTH 和皮质醇后，即应开始静脉氢化可的松治疗，补液纠正低血容量和电解质紊乱，去除诱因。

1. 糖皮质激素治疗

首个 24 小时，静脉滴注氢化可的松每 6 ～ 8 小时 100mg，继而减量至每 6 小时 50mg，持续 1 ～ 2 天，逐日减量，危象控制、患者可进食后可改为口服氢化可的松，并逐渐减量恢复至非应激状态下的替代治疗剂量。

2. 补液

补液量视患者的病情而定，一般第 1 天需补充 5% 葡萄糖盐水 2500 ～ 3000mL 以上，第 2 天再视血压、尿量等调整补液量。补液时需注意电解质平衡和酸碱平衡，注意及时补钾。

3. 抗感染

有感染者应针对病因予以抗感染治疗。

4. 其他对症和支持治疗

其他对症和支持治疗包括给氧、对症治疗药物等。

（三）特殊情况下的糖皮质激素替代治疗

1. 肾上腺皮质功能减退症外科大手术时

对于接受大手术 (全麻手术) 的肾上腺皮质功能减退症患者，在手术日及术后第 1 天予静脉输注氢化可的松每小时 10mg 或每 8 小时 50 ～ 100mg，然后快速减量，根据患者情况逐渐恢复至术前替代剂量。如有发热、低血压或其他并发症出现，应增加氢化可的松量至每 24 小时 200 ～ 300mg。

2. 肾上腺手术后

双侧肾上腺切除后，应予氢化可的松 20 ～ 30mg/d 口服替代治疗，并应补充氟氢可的松，分泌皮质醇的肾上腺腺瘤摘除术后也应给予糖皮质激素替代治疗，如氢化可的松 20 ～ 30mg/d 或泼尼松 5 ～ 7.5mg/d 替代，根据下丘脑 - 垂体 - 肾上腺轴的恢复情况调整剂量。术后对糖皮质激素剂量调整依赖于临床症状和血清激素 (ACTH 和皮质醇) 水平，当晨 8 时血清皮质醇浓度＞ 10μg/dL 时停用糖皮质激素。

3. 妊娠期和分娩期

妊娠期血中皮质激素结合球蛋白水平随孕龄增加而升高，同时具有抗盐皮质激素作用的孕激素水平也升高，因此，在妊娠的后 3 个月氢化可的松的替代剂量需要增加 50%，或增加氢化可的松 5 ～ 10mg/d，同时根据血压和血钾调整盐皮质激素的剂量。分娩时一般给予静脉输注氢化可的松每 6 小时 50mg，如产程延长，可予每 6 小时 100mg 静脉滴注，直到分娩结束，然后再快速减量，在 3d 内恢复至产前替代剂量。

4. 儿童期肾上腺皮质功能减退症

儿童期糖皮质激素（氢化可的松）的替代剂量是 10 ～ 20mg/(m^2·d)，剂量必须个体化以保证充分地替代而又不过量，避免糖皮质激素替代过量而抑制生长。在婴幼儿和儿童中应尽量避免使用强效而长效的药物，如地塞米松、泼尼松和甲泼尼龙，补充盐皮质激素的剂量可不随身体的大小而改变。对婴儿原发性肾上腺皮质功能减退症通常需要补充氯化钠 (2 ～ 4g/d)。

5. 服用其他药物时

治疗肾上腺结核的药物利福平能增加皮质醇的代谢，因此在利福平治疗过程中糖皮质激素剂量应加倍，由于米托坦可增加皮质激素结合球蛋白的浓度并促进糖皮质激素代谢，因此服用米托坦治疗肾上腺癌的患者，糖皮质激素替代剂量应加倍，甚至 3 倍剂量。

（四）病因治疗及其他

如因肾上腺结核所致者，应联合抗结核治疗尤其在较大剂量糖皮质激素替代治疗时，如病因为自身免疫者，应检查是否有其他腺体功能减退，如伴有甲状腺功能减退、性腺功能减退应进行甲状腺激素和性腺激素的替代治疗。但需注意，甲状腺激素的替代治疗至少应在糖尿病皮质激素替代治疗 2 周后开始，以免诱发肾上腺危象；应教育患者，避免过劳及饮食不当，有发热、腹泻、呕吐及其他精神应激时，要增加糖皮质激素的剂量；佩戴急救卡，写明患者姓名、出生年月、疾病名称、所用糖皮质激素的名称和剂量、联系人姓名和电话，告知如被发现昏迷，紧急送往医院。

第九节　多囊卵巢综合征

多囊卵巢综合征 (PCOS) 是造成育龄期女性不孕和肥胖最常见的内分泌疾病，临床表现为月经减少或闭经、慢性无排卵性不孕、雄激素过多（多毛、痤疮以及雄激素水平增高）以及卵巢多囊样改变。患者多伴有肥胖和胰岛素抵抗（高胰岛素血症、黑棘皮病和血糖水平异常），在育龄妇女中的患病率为 5% ～ 10%。

一、治疗原则

合理治疗取决于是否有生育要求和是否伴有血糖等代谢异常。治疗总体目标是降低雄激素产生及循环中雄激素水平及活性，对抗外周高雄激素体征，保护子宫内膜，对抗单一雌激素对子宫内膜的作用，调整生活方式（运动和饮食）以获得正常体重，促进排卵功能的恢复。

(1) PCOS 患者无论是否有生育要求，首先均应进行生活方式调整，通过低热量饮食和耗能锻炼，减轻体重。此外，对于有糖耐量异常的患者还可以通过二甲双胍和噻唑烷二酮类药物改善胰岛素抵抗状态。

(2) 对于无生育要求且月经紊乱的患者可以采用口服避孕药或孕激素来调整紊乱的月经周期，降低雄激素水平并改善其相应的临床表现。此外，螺内酯也具有抗雄激素样作用，能改善痤疮和多毛。

(3) 对于有生育要求的患者在调整生活方式的基础上应考虑促排卵治疗（一线治疗：枸橼酸氯米芬；二线治疗：促性腺激素、腹腔镜下卵巢打孔术），促排卵治疗失败者可行体外受精－胚胎移植。

二、药物的应用

（一）调整月经周期

月经不规律是 PCOS 患者的主要症状之一，可表现为月经周期不规律、月经减少或闭经。通过调整月经周期，可以达到保护子宫内膜，减少子宫内膜癌发生的目的。常用的药物主要包括口服避孕药和孕激素。

1. 口服避孕药

主要为雌激素和孕激素配伍组成的复方甾体类激素制剂。可选择各种短效口服避孕药，模拟正常月经周期中雌、孕激素的分泌规律，建立人工月经周期。常规用法为：在闭经的患者中，每日 1 片，连服 21 天，停药 7 天后重新开始用药。通常在停药后 2 ～ 3 天发生撤退性出血，而在重新开始用药时出血可能尚未结束。若患者的月经不规律，可在自然月经周期的第 1 天（月经出血的第 1 天）开始服药，也可以在第 2 ～ 5 天开始，每日 1 片，连服 21 天，停药 7 天后重新开始用药。药物至少需要使用 3 ～ 6 个月，可以重复使用。

注意事项：短效口服避孕药的禁忌证主要包括血栓栓塞病、缺血性心脑血管病、伴血管损害的糖尿病、血压＞ 160/100mmHg、肝功能异常或肝脏肿瘤等。此外，PCOS 患者常存在糖、脂代谢紊乱，用药期间应监测血糖、血脂变化。有重度肥胖、糖耐量受损的患者长期服用口服避孕药可能加重糖耐量损害程度。对于青春期女性应用口服避孕药前应进行充分的知情同意。

2. 孕激素

若 PCOS 患者无明显雄激素水平升高的临床和实验室表现，同时也无明显胰岛素抵抗，则可以单独采用孕激素治疗。孕激素治疗可通过周期性撤退性出血改善子宫内膜状态，预防子宫内膜癌的发生。此外，孕激素也可以通过减少 LH 的分泌，在一定程度上降低雄激素水平。常用的孕激素有醋酸甲羟黄体酮、黄体酮、地屈黄体酮等。常规用法是在月经周期后半期口服，醋酸甲羟黄体酮片一日 6mg，或黄体酮胶囊一日 200mg，或地屈黄体酮片一日 10 ～ 20mg，每月 10d，至少每两个月撤退性出血 1 次。

注意事项：可能出现乳房胀痛、胃肠道不适、水钠潴留，少数患者可出现突破性出血。肾病、高血压、心功能不全的患者慎用。血栓栓塞性疾病、严重肝功能不全、乳腺肿瘤或生殖器肿瘤的患者禁用。

（二）高雄激素血症的治疗

PCOS 患者常有多毛、痤疮等雄激素水平升高的临床表现，可治疗高雄激素血症的药物主要有口服避孕药和螺内酯。

1. 口服避孕药

各种短效口服避孕药均可治疗高雄激素血症。该类药物可通过反馈作用抑制下丘脑 – 垂体的黄体生成素 (LH) 分泌，使卵巢源性雄激素减少。同时，醋酸环丙黄体酮可有效对抗雄激素，抑制内源性雄激素与受体结合及 5α 还原酶的活性，抑制毛囊雄激素受体生成而减少毛发生长。目前临床上以达英 -35(Diane-35，含炔雌醇 0.035mg 及醋酸环丙黄体酮 2mg) 为首选，通常痤疮需治疗 3 个月，多毛需治疗 6 个月，但停药后雄激素水平升高的症状将恢复。具体用法及注意事项同前述。

2. 螺内酯

别名安体舒通，作为醛固酮竞争抑制剂在临床上常作为利尿剂使用，同时也具有抗雄激素样作用，能与二氢睾酮竞争靶组织的雄激素受体，也能降低 17α- 羟化酶活性，降低血中睾酮水平。抗雄激素时剂量为一日 40 ～ 200mg 口服，治疗多毛时需用药 6 ～ 9 个月。有月经不规律者可与口服避孕药联合应用。

注意事项：不良反应包括高血钾、不规律子宫出血、致畸作用等，因此用药期间应定期监测电解质并且避孕，可与短效口服避孕药联合应用，以增强对多毛的疗效。

（三）促排卵治疗

对于有生育要求的患者，为促使其排卵以获得正常妊娠，常需进行促排卵治疗。促排卵治疗药物主要包括枸橼酸氯米芬和促性腺激素。

1. 枸橼酸氯米芬 (CC)

CC 适用于无排卵的 PCOS 患者，是 PCOS 促排卵药物的一线方案。有 75% ～ 80% 的 PCOS 患者可以通过 CC 成功诱导排卵，排卵周期内妊娠率可达 22%。CC 有较强的抗雌激素作用和较弱的雌激素活性，可在下丘脑水平竞争雌激素受体，抑制下丘脑 – 垂体 – 性腺轴的负反馈作用，促进促性腺激素释放，诱发排卵。常规用法是从自然月经或黄体酮撤退性出血的第 5 天开始用药，一日 50mg，口服，共 5 天。患者在治疗后有排卵但未受孕可重复原治疗疗程，直到受孕。如无排卵可每周期增加为一日 50mg，但最大剂量不超过一日 150mg。可通过超声和血清黄体酮监测卵巢反应，以评价药物剂量是否合适并指导后续治疗。CC 治疗一般不超过 6 个周期，根据患者具体情况及意愿总疗程最多可增至 12 个周期，通常对于治疗 6 个周期以上仍未妊娠者应考虑促卵泡激素 (FSH) 或腹腔镜下卵巢打孔术等二线治疗方案。

注意事项：CC 治疗应注意肥胖、高雄激素血症、年龄、卵巢体积和月经情况对治疗结局的影响。CC 的不良反应包括血管舒缩性潮热、腹部膨胀或不适、胸部疼痛、恶心和呕吐、头痛和视觉症状等，不过一般均可耐受。多胎妊娠的概率小于 10%，极少数患者可出现卵巢过度刺激综合征 (OHSS)。CC 禁用于原因不明的不规则阴道出血、子宫肌瘤、卵巢囊肿、肝功能损害、精神抑郁、血栓性静脉炎等。此外，动物实验证明本品可致畸胎，一旦受孕应立即停药。

2. 促性腺激素

促性腺激素适用于枸橼酸氯米芬治疗无效的患者。常用的促性腺激素有人绝经期促性腺激素 (hMG)、高纯度 FSH(γ-FSH) 和基因重组 FSH(Y-FSH) 等。目前使用的方案有低剂量递增方案和递减方案，推荐起始剂量为一日 37.5 ～ 50IU，肌内注射；治疗一般不超过 6 个周期。促性腺激素禁用于血 FSH 水平升高的卵巢性无排卵患者。

注意事项：使用促性腺激素可并发多胎妊娠和 OHSS，故应在妇产专科医生指导下用药，并在治疗过程中需通过超声和雌激素水平严密监测卵泡发育和排卵。当直径≥ 16mm 的卵泡＞ 3 个时，应取消周期。

(四)胰岛素抵抗的治疗

PCOS 患者还常伴有肥胖及胰岛素抵抗，其治疗药物主要为二甲双胍。

二甲双胍适用于肥胖或有胰岛素抵抗的患者，可改善胰岛素抵抗，降低血胰岛素水平。另外，还有证据表明二甲双胍能纠正 PCOS 患者的高雄激素血症，改善卵巢排卵功能，提高促排卵治疗的效果。但是单用二甲双胍诱导排卵的效果不如 CC，而且二甲双胍与 CC 联合应用并不能降低流产率。常规用法：一次 500mg，口服，每日 2 ～ 3 次。常见的不良反应是胃肠道反应，且为剂量依赖性的，可从小剂量 (一次 0.25g，每日 2 ～ 3 次) 开始逐渐加至足量，并在餐中或餐后服用，以减轻胃肠道反应。

注意事项：二甲双胍严重的不良反应包括肾功能损害和乳酸性酸中毒，一般在肝肾和心功能不全或缺氧时慎用。治疗时每 3 ～ 6 个月复诊 1 次，了解月经和排卵恢复情况，有无不良反应，复查肾功能、血清胰岛素水平。如果月经不恢复，仍需加用口服避孕药或孕激素调经。二甲双胍为 B 类药，妊娠后妇女未被列入适应人群，妊娠后是否继续应用，需根据患者具体情况和内分泌科医生建议慎重决定。

第十节　糖尿病

糖尿病是以高血糖为特异标志的内分泌代谢性疾病，通常分为1型糖尿病、2型糖尿病、妊娠糖尿病和其他特殊类型糖尿病四大类型。糖尿病管理涉及血糖、血脂、血压、体重及抗凝等多方面的综合考虑，因此依据病情及社会影响因素，制定个体化管理目标和方案，是减少糖尿病急慢性并发症发生的有效措施。

成人血糖控制目标针对不同情况应分层管理。中华医学会内分泌学分会于2011年制定了《中国成人2型糖尿病HbA1c控制目标的专家共识》。该共识提出无糖尿病并发症和严重伴发疾病的非老年（＜65岁）患者目标值HbA1c＜6.5%；对于年轻、病程较短、治疗后无低血糖或体重增加等不良反应发生且有良好医疗条件的患者，尽量使HbA1c＜6%；对于已患心脑血管病(CCVD)或处于CCVD极高危的患者，推荐HbA1c≤7.5%；老年（≥65岁）糖尿病患者若器官功能、认知能力良好且预期生存期＞15年，应严格控制HbA1c＜7%；若患者合并其他疾病，预期生存期为5～15年，可放宽到HbA1c＜8%；若患者既往有严重低血糖病史、合并有其他严重疾病、预期生存时间＜5年，则HbA1c＜9%。

对于住院患者，中华医学会内分泌学会制定了《中国成人住院患者高血糖管理目标》。建议根据不同患者和不同病情制定血糖控制目标；一般不应该快速降糖；降糖治疗应尽量避免低血糖及避免超重和肥胖者体重增加；避免宽松血糖管理增加感染和高血糖危象的风险。

一、1型糖尿病

1型糖尿病是指由于胰岛β细胞破坏和胰岛素绝对缺乏所引起的糖尿病。1型糖尿病通常分为两类：自身免疫性1型糖尿病，按起病急缓分为急发型和缓发型，后者在成人发病时又称为成人晚发性自身免疫性糖尿病(LADA)；特发性1型糖尿病，是指无自身免疫机制参与，且各种胰岛β细胞自身抗体阴性的1型糖尿病，常见于某些特定人种（如美国黑人及南亚印度人），临床特点为：家族史，发病较早，初发时可有酮症等。由于自身内源性胰岛素分泌功能低下，1型糖尿病急发型及LADA病程较长的患者需依赖外源性胰岛素替代治疗以控制血糖水平。糖尿病之外的其他伴发疾病的治疗不能忽视。

（一）治疗原则

合理治疗取决于血糖达标情况，低血糖等药物不良反应和花费等。治疗目标包括降糖、减少各种急性或慢性并发症的发生。

(1)糖尿病教育与生活方式干预：鼓励患者坚持医学营养治疗和体力活动等良好的生活方式，加强健康教育，增加患者对糖尿病的认识，掌握自我血糖监测以便胰岛素剂量调整和预防低血糖的发生。让患者认识低血糖的危险因素、临床表现和自救措施等。

(2) 控制血糖：包括采用医学营养治疗、合理运动、血糖监测、糖尿病自我管理教育和降糖药物等综合性治疗措施，以达到个体化的血糖控制目标。

(3) 推荐所有 1 型糖尿病患者尽早使用强化胰岛素治疗方案，胰岛素剂量设定及调整应高度个体化。同时，尽量避免胰岛素治疗过程中发生的低血糖。

(二) 药物的应用

1. 胰岛素治疗

1 型糖尿病急发型及 LADA 病程较长的患者因为自身胰岛素分泌的绝对缺乏，需依赖外源性胰岛素来控制高血糖 (又称胰岛素的替代治疗)，采用基础＋餐时胰岛素 (又称三短一长) 或连续皮下胰岛素输入的方式，预防酮症酸中毒等急性并发症和慢性并发症的发生和发展。

在使用胰岛素治疗的过程中应特别注意避免低血糖的发生，因此，良好的自我血糖监测是指导胰岛素用量和方案的重要因素。

2. 口服降糖药的辅助治疗

不推荐口服降糖药常规用于 1 型糖尿病 (T1DM) 的治疗；在部分胰岛素用量较大和肥胖的患者中联合二甲双胍或糖苷酶抑制剂可能有助于减少胰岛素用量。

二、2 型糖尿病

2 型糖尿病是遗传因素与环境因素共同参与并相互作用的复杂病。2 型糖尿病是以胰岛素抵抗为主，伴胰岛素分泌相对不足或以胰岛素分泌不足为主的一类糖尿病。胰岛 β 细胞功能分泌不足或缺乏是 2 型糖尿病发生的必要条件，而胰岛素抵抗和 α 细胞分泌异常是造成或加重胰岛 β 细胞功能分泌不足或缺乏的重要因素。

(一) 治疗原则

合理治疗取决于综合防治。治疗目标包括纠正糖、脂等代谢相关指标，控制体重等，避免高血糖危险和感染，阻止或延缓慢性并发症的发生。

1. 改变不健康的生活方式

包括戒烟、限酒、培养并坚持合理的膳食习惯、增加户外体力活动、减轻精神压力、学会自我控制不良情绪等。

2. 控制血糖

包括采用医学营养治疗、合理运动、血糖监测、糖尿病自我管理教育和降糖药物等综合性治疗措施，以达到个体化的血糖控制目标。

3. 控制血压

目的是最大限度地减少靶器官损害，降低心脑血管疾病和死亡的危险。对于合并高血压的糖尿病患者，应采用生活方式干预，如减重、限盐等。一般应将血压控制在 140/90mmHg 以下，但不宜低于 115/60mmHg。

4. 调脂治疗

先通过生活方式的干预，包括减少饱和脂肪酸和胆固醇的摄入，保持正常体重，增加运动等。

一般控制目标应为：LDL-C ＜ 2.6mmol/L(80mg/dL)，TG ＜ 2.3mmol/L(200mg/dL)，HDL-C ＞ 1.0mmol/L(39mg/dL)。对于心脑血管疾病的糖尿病患者不论当前血脂水平如何，都应使用标准剂量他汀类调脂药，使 LDL ＞ C 降至 1.8mmol/L(70mg/dL) 以下。对于年龄在 40 岁以上没有心脑血管疾病者，如果 LDL-C 在 2.6mmol/L 以上或者总胆固醇在 4.6mmol/L 以上者，也应使用他汀类调脂药。如果甘油三酯浓度超过 5.8mmol/L(500mg/dL)，可先用贝特类药物治疗，以减小发生胰腺炎的危险性。

5. 控制体重

对于超重或肥胖的 2 型糖尿病患者，体重控制应接近正常范围 (BMI：男性＜ $25kg/m^2$，女性＜ $24kg/m^2$)。减少膳食中热卡的摄入以及增加运动时控制体重的有效方法，必要时可考虑减重药物治疗或手术减肥。

6. 改善高凝血低纤溶状态

2 型糖尿病患者如果合并缺血性心脑血管疾病或者男性≥ 50 岁 / 女性≥ 60 岁并存在其他心血管疾病危险因素一项以上 (缺血性心血管疾病家族史、高血压、血脂异常、蛋白尿、吸烟)，而无阿司匹林禁忌证 (血小板减少、消化性溃疡、出血倾向、阿司匹林过敏等)，应加用阿司匹林抗血小板治疗。

(二) 药物的应用

对于初诊断的 2 型糖尿病，在积极进行生活方式干预的基础上，应根据其就诊时的血糖及糖化血红蛋白水平、体重指数以及临床症状等，决定降糖药物的选择和方案的制定。

1. 初治时启动药物治疗的指征

生活方式干预是 2 型糖尿病综合治疗策略的基础治疗措施，并贯穿始终。初治的 2 型糖尿病患者若 HbA1c ＜ 7.5% 且能坚持强化生活方式干预即依从性好，可采用单纯生活方式干预；若单用强化生活方式干预 3 ～ 6 个月，HbA1c 不达标者应启动口服降糖药治疗。若初治患者 HbA1c ＞ 7.5%，生活方式干预与降糖药物治疗应同时进行，一般情况下首选口服降糖药物。

2. 初治时启动胰岛素治疗的指征

若初治时 HbA1c ＞ 10% ～ 12% 或空腹血糖 ＞ 16.6mmol/L，或最高血糖 ＞ 19.4mmol/L；或明显消瘦者可考虑首选胰岛素治疗；若此类患者伴明显“三多一少”症状且伴酮症，应启动胰岛素治疗。

3. 降糖药物的选用方案

(1) 单药治疗：

①主要途径：二甲双胍。若无禁忌证，一般情况下均应首选二甲双胍。

②备选途径：磺胺类药物或 α 糖苷酶抑制剂。不适合二甲双胍治疗者可选择胰岛素

促分泌剂或α糖苷酶抑制剂。对于体重指数(BMI)在$23kg/m^2$以下或二甲双胍不耐受的患者，可以选择胰岛素促泌剂。胰岛素促泌剂一般宜首选长效磺胺类。以餐后血糖升高为主时可选择短效磺胺类或格列奈类。α糖苷酶抑制剂主要用于餐后血糖升高者，包括超重及肥胖患者。若患者有经济能力，可考虑α糖苷酶抑制剂作为首选药。

(2)两种药物联合治疗：两种药物联合治疗适用于：①初治者HbA1c≥8.5%，血糖超过此水平易发生糖尿甚至脱水、高血糖危象。②已应用生活方式干预加一种中等以上或者合适剂量的口服降糖药治疗3个月HbA1c仍不达标者。由于缺乏长期的有效性比较研究证据，与二甲双胍联用的最好药物的意见尚未统一。所以联合应用时应考虑不同药物的优点和缺点，发挥不同类型药物的优点，避免/减轻不同类型药物的不足之处，在安全经济的前提下，提高药物疗效。

①二甲双胍加用其他药物：

二甲双胍加胰岛素促泌剂：适用于糖尿病病程较短，有一定残存的β细胞功能者。

二甲双胍加α糖苷酶抑制剂：适用于以餐后血糖升高为主患者，尤其是伴超重或肥胖者。

二甲双胍加DPP-4抑制剂：适用于有残存的β细胞功能伴餐后血糖升高为主且有一定经济条件者。

二甲双胍加GLP-1受体激动药：适用于肥胖且具有良好的经济条件和较高的健康需求者。

二甲双胍加胰岛素增敏剂(噻唑烷二酮类)：适用于有明显胰岛素抵抗者。

二甲双胍加基础胰岛素：适用于非超重/肥胖且β细胞功能衰竭或糖尿病病程较长者。有一定经济条件者首选长效胰岛素类似物。也可选择中效胰岛素。

②胰岛素促泌剂或α糖苷酶抑制剂加用其他药物：胰岛素促泌剂或α糖苷酶抑制剂加用其他药物的选药原则同①。

③一种口服药加用预混胰岛素：适用于以餐后血糖升高为主且β细胞功能严重不足者。有一定经济条件者首选预混胰岛素类似物。

(3)多种药物联合使用：多种降糖药联合使用适用于初治者HbA1c＞10%，无酮症且可以不应用胰岛素者；或经合理剂量的两种口服降糖药3个月HbA1c仍不达标者。二甲双胍+胰岛素促泌剂、二甲双胍＋α糖苷酶抑制剂、二甲双胍＋DPP-4抑制剂、二甲双胍＋GLP-1受体激动药联合第三种降糖药物的选药原则同上述内容。应该强调的是目前已有的研究并未发现胰岛素对防治糖尿病并发症的作用优于口服降糖药，相反体重增加和低血糖风险较口服降糖药高，因此对于超重特别是肥胖患者，胰岛素应作为四线甚至五线药物。

(4)多次胰岛素治疗联合口服降糖药物：一般适用于采用上述多种药物联合治疗方案，3个月HbA1c不达标者。

①胰岛素方案选择：此方案常称为胰岛素强化治疗。可以选用两次餐前普通或短效

＋基础胰岛素（有经济条件者可首选超短效或速效胰岛素类似物餐前注射，基础胰岛素首选长效）或预混胰岛素类似物餐前注射。

②与胰岛素合用的口服降糖药的选择：a. 停用胰岛素促分泌剂和 DPP-4 抑制剂：多次胰岛素治疗时应停用胰岛素促分泌剂和 DPP-4 抑制剂。b. 合用二甲双胍：多次胰岛素治疗与二甲双胍联合使用时，二甲双胍可通过减少肝糖输出及改善胰岛素敏感性，减少胰岛素导致的体重增加且减少胰岛素的剂量，是一种较为理想的联合治疗方案。c. 合用 α 糖苷酶抑制剂：多次胰岛素注射与 α 糖苷酶抑制剂合用可减少血糖波动及低血糖发生，减少胰岛素的剂量，且可减少胰岛素引起的体重增加。d. 合用噻唑烷二酮：在国内尚无相应药管部门批准。若试用此方案应知情同意。多次胰岛素注射联合噻唑烷二酮类，同样也可以有效降低 HbA1c 以及胰岛素用量，但对于严重胰岛素抵抗而需使用大剂量胰岛素注射的患者，为避免合用引起水肿和体重增加的风险，应减少此类药物的剂量或停药。

三、妊娠糖尿病

在糖尿病诊断之后妊娠者为糖尿病合并妊娠；在妊娠期间首次发现的糖耐量受损或糖尿病称为妊娠糖尿病。血糖管理是妊娠期高血糖管理的重要部分之一，同时还应注意血糖以外与妊娠结局有关的其他风险因素管理。

（一）治疗原则

合理治疗取决于早期血糖筛查、血糖监测、管理和胎儿生长发育状况。治疗目标在于避免发生新生儿畸形、巨大儿（增加母、婴在分娩时发生并发症与创伤的危险）和新生儿低血糖等事件。

(1) 对于计划妊娠的糖尿病患者，应严格控制血糖目标值 HbA1c ＜ 6.5%，如应用胰岛素可适当放宽 HbA1c ＜ 7% 以防止低血糖发生。

(2) 不建议 HbA1c ＞ 8% 的患者妊娠，这些患者应首先控制血糖，因为高血糖会明显增加早期流产和胎儿畸形风险。

(3) 孕期血糖控制，在不发生低血糖前提下，理想目标值为 HbA1c ＜ 6%，同时需监测毛细血管血糖。理想血糖水平：妊娠糖尿病及显性糖尿病患者 FBG 3.9 ～ 5.5mmol/L，餐后峰值 5.4 ～ 7.1mmol/L；GDM 患者 FBG ≤ 5.3mmol/L，餐后 1 小时＜ 7.8mmol/L，餐后 2 小时＜ 6.7mmol/L。

（二）药物的应用

患有糖尿病的育龄妇女在计划怀孕前，应开始接受强化胰岛素治疗，直到血糖达标才能妊娠。糖尿病患者妊娠、妊娠期显性糖尿病及 GDM 患者在整个妊娠过程中原则上都应该使用胰岛素控制血糖，短效和中效胰岛素均可依据血糖谱选用，除门冬胰岛素以外的速效和长效胰岛素类似物尚未被批准用于妊娠妇女（安全等级 B 级或 C 级）。如餐后血糖控制宜选短效或速效胰岛素，空腹血糖控制宜选中效胰岛素。降糖过程中应尽量避免低血糖的发生。血糖以外其他异常情况也应作相应治疗。

四、糖尿病慢性并发症

（一）糖尿病肾病

糖尿病肾病 (DN) 是糖尿病微血管并发症之一，以尿清蛋白排泄 (UAE) 增高为主要特点，在除外其他疾病引起的肾脏损害后可考虑 DN 的诊断。本病在糖尿病患者中的发病率为 20% ～ 40%，病变主要累及肾脏小血管和肾小球，是导致慢性肾衰的重要原因。按 1989 年 Mogensen 提出的标准可将 DN 分为五期，但临床可查、可防、可治的主要在 DN 早期 (UAE 持续在 20 ～ 200μg/min 或 30 ～ 300mg/24h)、临床肾病期 (UAE ≥ 200μg/min 或≥ 300mg/24h) 及尿毒症期。高血糖、高血压及遗传易感性均为 DN 发生发展的主要危险因素。

1. 治疗原则

合理治疗取决于血糖、血压、血脂的控制。治疗目标包括临床症状改善、生化指标接近正常或长期控制。治疗原则是在控制血糖、血压、血脂基础上的综合治疗，包括改善生活方式、血流动力学及肾小球囊内压，从而减少 UAE。

(1) 改善生活方式：戒烟可以使 DN 进展的风险减少 30%。超重者体重下降可减少 UAE，DN 患者应将体重指数控制在 18.5 ～ 24.9kg/m^2 为宜。限制蛋白质摄入可减少 UAE。在 DN 早期即应限制蛋白质摄入，以 0.8g/(kg·d) 为宜。在肾小球滤过率 (GFR) 下降后，蛋白摄入应控制在 0.6 ～ 0.8g/(kg·d)。肾衰患者蛋白质摄入应控制在＜ 0.6g/(kg·d)，以优质动物蛋白为主。

(2) 严格控制血糖：高血糖是 DN 发生和发展的重要原因，应尽可能使血糖达标：空腹血糖 3.9 ～ 7.2mmol/L，餐后血糖＜ 10.0mmol/L，HbA1c ＜ 7%。肾功能不全患者选较少从肾脏排泄的降糖药，如格列喹酮，或应用胰岛素治疗。

(3) 有效控制血压：控制血压可延缓 GFR 下降，减少 UAE。血压控制目标：不伴 UAE 者 BP ＜ 130/80mmHg；伴 UAE 者 BP ＜ 125/75mmHg。药物首选血管紧张素转换酶抑制剂 (ACEI) 或血管紧张素Ⅱ受体拮抗药 (ARB)，必要时联用 2 ～ 3 种药物。若肾功能显著受损时 (血肌酐＞ 3mg/dL)，宜用二氢吡啶类钙通道阻滞剂。

(4) 应用肾脏保护药物延缓 DN 进展：如无高血压也可应用 ACEI 或 ARB 以减少 UAE 排泄。氮致血症时，应按慢性肾功能不全治疗。若为尿毒症期，应尽早透析或行肾移植。

2. 药物的应用

(1) 糖尿病伴 UAE 增高和高血压患者的药物治疗

①血管紧张素转换酶抑制剂 (ACEI)：由于糖尿病和高血压患者肾脏局部肾素 - 血管紧张素系统 (RAS) 高度激活，高血糖引起氧化应激反应产物大量增多，使其血管内皮功能受损，ACEI 可抑制 RAS 系统，减少氧化应激，并减少肾小球囊内压。因此，ACEI 是

DN 治疗的首选药物。常用药包括卡托普利 25 ～ 50mg，每日 2 次口服；贝那普利 10 ～ 20mg，每日 1 次口服；雷米普利 5 ～ 20mg，每日 1 次口服；培哚普利 4 ～ 8mg，每日 1 次口服等。

注意事项：常见不良反应为持续性干咳，多见于用药初期，症状轻者可坚持服药，不能耐受者可改用 ARB。使用该类药物前需检测 GFR，如 GFR 持续降低则需停用；如出现血钾升高，可限制钾的摄入，联合利尿药，若血钾持续升高 (IT ＞ 5.5mmol/L)，亦需停药。肝功能不全者慎用，双侧肾动脉狭窄、高钾血症者禁用。

②血管紧张素受体阻断剂 (ARB)：ARB 与 ACEI 一样也是 DN 患者降压及减少 UAE 的首选药物之一。ARB 可改善肾脏血流动力学，从而减少 UAE，ARB 还可抑制肾小球硬化，降低血脂和血尿酸水平。已有大量研究显示，ARB 可以延缓从 UAE 发展至大量蛋白尿的进程。常用药包括厄贝沙坦 150 ～ 300mg、氯沙坦 50 ～ 100mg、缬沙坦 80 ～ 160mg 等，每日 1 次口服。

注意事项：不良反应少见，偶有腹泻，长期应用可致血钾升高，应注意监测血钾及肌酐水平变化。肝功能不全者慎用，双侧肾动脉狭窄、高钾血症者禁用。

③胰激肽酶原：胰激肽释放酶能使激肽原降解成激肽，具有扩张血管、改善微循环和调整血压等作用；同时还可以作为活化因子，激活纤溶酶原，提高纤溶系统和胶原水解酶活性，起到抗凝血，抗血栓形成，降低血黏度和防止微血管基底膜增厚等重要作用。对于糖尿病微血管病变及 DN 均具有辅助治疗作用，如胰激肽酶原 120 ～ 240U，每日 3 次口服，或 10 ～ 40U，每日 1 次肌内注射。

注意事项：偶有皮疹、皮肤瘙痒等及胃部不适，停药后消失。

④中成药制剂：一些中成药制剂也常用于 DN 的辅助治疗，如金水宝胶囊，其主要成分为发酵虫草菌粉，所含的腺苷、维生素 E、硒等微量元素参与机体超氧化物歧化酶等代谢，清除自由基，防止肾小球毛细血管内皮损伤，改善肾血流而减少 UAE。

(2) 肾功能不全患者的用药

①药用炭片：能吸附多种有毒或刺激性物质及肠内发酵产生的气体，减轻对肠壁的刺激，减少肠蠕动，从而起止泻并将代谢产物由肠道排出体外的作用，部分代替肾脏的解毒功能，降低毒性物质在血液中的浓度，保护健存肾单位，减少透析次数。

用法：口服 3 ～ 10 片，每日 3 次。

注意事项：可出现恶心，长期服用可出现便秘。

②复方 α- 酮酸片：在限制蛋白质摄入时，有利于保障基本营养和改善肾功能不全所致并发症；防止机体蛋白质降解，减轻 UAE，改善钙磷代谢紊乱等。还能用于透析患者作为非限制蛋白饮食的添加剂，配合低蛋白饮食，预防和治疗慢性肾功能不全造成的蛋白质代谢紊乱。常用于 GFR ＜ 25mL/min，蛋白质摄入量在 40g/d 的患者。用法：一次 4 ～ 8 片，每日 3 次，餐时吞服。

注意事项：可能发生高钙血症。

(3) 透析治疗和肾移植：对 DN 肾功能衰竭者要及早开始透析治疗，一般 GFR 降至或血清肌酐比值超过指导原则 442μmol/L 时应积极准备透析治疗。

（二）糖尿病神经病变

糖尿病神经病变是糖尿病最常见的慢性并发症，病变可累及中枢神经及周围神经，以周围神经病变为常见。糖尿病周围神经病变是指在排除其他原因导致的周围神经病变外糖尿病患者出现与周围神经功能障碍相关的症状和体征，临床表现多种多样，最常见的是慢性远端对称性多发性神经病变和自主神经病变，其他神经病变包括局灶性单神经病变、非对称性多发局灶性神经病变、多发神经根病变等。糖尿病神经病变的早期诊断和合理治疗对于缓解患者的临床症状非常重要。

1. 治疗原则

合理治疗取决于高血糖及其他代谢紊乱纠正和有效地进行神经修复，治疗目标包括缓解临床症状及预防神经病变的进展与恶化。

(1) 严格血糖控制是预防和治疗糖尿病神经病变的基本措施。稳定地控制血糖能够减轻症状、延缓糖尿病神经病变的进程。如口服降糖药不能满意控制血糖，应尽早服用胰岛素。

(2) 纠正血脂紊乱、控制高血压。血脂、血压的改善以及避免吸烟和过度饮酒有助于预防糖尿病神经并发症的发生。

(3) 针对糖尿病神经病变的发病机制，合理应用纠正代谢紊乱、改善微循环、营养神经、抗氧化应激等药物。糖尿病神经病变的发病制尚未完全阐明，目前长期有效的对因治疗尚欠缺，其中许多药物尚在临床研究之中，尚需对有效性和安全性做确定，如蛋白激酶 C 抑制剂等。

(4) 对于神经性疼痛的治疗，除平稳降糖等基础治疗外，可使用抗惊厥药（如普瑞巴林、加巴喷丁）、抗抑郁药（如三环类抗抑郁药、度洛西汀、文拉法辛）及阿片类（曲马多、羟考酮）等药物缓解症状。单药治疗症状难以控制时，可采取不同作用机制的药物联用及与非药物（神经电刺激等）治疗相结合的措施；阿片类药物只有当非阿片类药物（单独或联合）治疗失败时使用。同时应结合患者的并发症（如抑郁症）及药物的禁忌证来选择药物评价治疗的效果，不仅考察疼痛的缓解程度，亦应注重患者躯体功能提高及生活质量提高情况。

(5) 对于有糖尿病神经病变患者，无论有无症状，患足部溃疡的风险均增加，应加强足部护理。

2. 药物的应用

(1) 病因治疗：除稳定的血糖控制外，主要是针对糖尿病神经病变发病机制的治疗措施。

①改善微循环、增加神经血流。

A. 前列地尔 (PGEI)：PGEI 通过激活血小板膜上的腺苷环化酶，使细胞内 cAMP 的浓度升高，抑制 TXA_2 的释放，从而抑制血小板聚集和黏附，舒张血管平滑肌扩张血管。一般 100～200μg/d，静脉滴注，PGEI 脂微球载体注射液 10μg/d，静脉滴注，10～14 天为 1 疗程，可重复使用。

注意事项：不良反应包括静脉炎，针刺部局部肿胀、疼痛、发红，头痛、头晕、心悸，血压降低，胃肠道反应，出疹或瘙痒感，嗜酸细胞增多，白细胞减少等。用药期间若出现不良反应，应采取改变给药速度、停药等适当措施。普通 PGEI 注射剂在体内代谢快，产生的血管疼痛常使患者难以忍受。PGEI 脂微球载体注射液对病变血管有特殊亲和力，具有分解慢、用量小、作用持续时间长、对注射部位的刺激少等特点为临床常用。对青光眼、眼压亢进，严重心衰 (心功能不全)、既往有胃溃疡并发症以及间质性肺炎患者慎用该药，妊娠或可能妊娠的妇女禁用。

B. 贝前列素钠：前列环素 (PCI_2) 衍生物，通过作用血小板和血管平滑肌的前列环素受体，激活腺苷酸环化酶，使细胞内 cAMP 浓度升高，抑制 Ca^{2+} 流入及血栓素 A2 生成等，从而有抗血小板和扩张血管的作用。成人饭后口服，每次 40μg，一日 3 次。

注意事项：有出血倾向，头痛、头晕，颜面潮红，心悸，恶心、腹泻、腹痛等不良反应。对正在使用抗凝血药、抗血小板药，血栓溶解剂的患者，有出血倾向者及月经期的妇女慎重服药。

C. 西洛他唑：选择性抑制血小板及血管平滑肌细胞内的磷酸二酯酶 (PDE_3) 的活性，阻碍 cAMP 降解，导致 cAMP 浓度在血小板和血管内上升，抑制血小板聚集和使血管扩张。口服：每次 50～100mg，每日 2 次。

注意事项：主要的不良反应为血管扩张引起的头痛、头晕及心悸等，其次为腹胀、恶心等消化道症状；偶有出现肝功能异常、尿频，尿素氮、肌酐值异常及白细胞减少和出血倾向等报道。对已口服抗血小板药物 (如阿司匹林) 或抗凝药者，严重肝肾功能不全者，白细胞减少者慎用。

D. 胰激肽原酶肠溶片：具有降解激肽原生成激肽，扩张血管改善微循环作用；激活纤溶酶，降低血黏度；还可能通过缓激肽和组氨多肽的作用，抑制钙离子的凝血时间，促使血管内皮细胞产生 PGI_2，抑制血小板效应，防止血栓形成等作用。口服，一次 120～240 单位，一日 3 次。

注意事项：本品为蛋白水解酶类，与蛋白酶抑制剂不能同时使用，脑出血或其他出血倾向者应慎用。

E. 山莨菪碱 (654–2)：为阻断 M 胆碱受体的抗胆碱药，松弛平滑肌明显，可解除血管痉挛 (尤其是微血管)，同时有镇痛作用，口服或静脉滴注均可，一般每次静脉滴注 10～15mg，每日 1 次。

注意事项：有可能加快心跳、诱发尿潴留，尤其是对中老年男性，应注意青光眼、前列腺增生，新鲜眼底出血、幽门梗阻，颅内压增高等禁用。

F. 己酮可可碱：一种非选择性磷酸二酯酶抑制剂，可增加红细胞的变形性，扩张微血管，降低血液黏滞度，改善微循环作用，增加组织氧分压，一般 100 ～ 200mg/d 加入 250mL 液体中静脉滴注，2 周为 1 个疗程，以后可改为口服每次 0.2 ～ 0.4g，1 日 2 ～ 3 次。

注意事项：常见的不良反应有头晕、头痛、厌食、腹胀、呕吐等，偶有血压降低、心悸、水肿、焦虑、抑郁、抽搐、心律不齐、肝功能异常等。急性心肌梗死、严重冠状动脉硬化以及严重高血压患者禁用，有出血倾向或新近有过出血史者不宜应用。

G. 阿司匹林：主要应用小剂量抑制血小板聚集，防止血栓形成，改善神经血流，50 ～ 150mg/d。对于有出血倾向、消化性溃疡、肝肾功能不全者慎用，饮酒后不宜应用。

H. 其他活血化瘀类中药：如丹参等也有一定作用。

②营养神经、促进神经修复。

A. 甲钴胺：维生素 B_{12} 的衍生物和蛋氨酸合酶的辅酶。可渗入神经细胞内，促进细胞内核酸、蛋白和磷脂形成，促进髓鞘形成和轴突再生，从而修复受损神经，改善神经病变。弥可保，500μg 肌内注射或静脉滴注，每日 1 次，或 500μg 口服，每天 3 次。同类产品有腺苷钴胺，每次 0.5 ～ 1.5mg，每日 1 次。

注意事项：不良反应少，偶有食欲缺乏、恶心、呕吐、腹泻。避免同一部位反复注射，若治疗一个月无效，不必长期使用。

B. 其他神经营养药物：如肌醇、γ- 亚麻酸、乙酰 -L- 肉毒碱、神经生长因子等临床疗效需进一步研究证实。

③抗氧化应激：α- 硫辛酸是一种强抗氧化剂，抑制脂质过氧化，增加神经组织内谷胱甘肽 (GSH) 水平，阻抑神经内氧化应激状态、调节 NO 介导的内皮细胞依赖性血管舒张，从而增加神经营养血管的血流量。推荐剂量：静脉 600mg，每天 1 次；口服每次 200mg，每天 1 次，或 200mg，每日 3 次，可长期使用。

注意事项：需避光输液，临床不良反应不多，静脉滴注过快偶可出现头胀和呼吸困难，但可自行缓解。

④纠正代谢紊乱：依帕司他为可逆性醛糖酶抑制剂，选择性抑制醛糖还原酶的活性，防止神经组织的山梨醇蓄积和肌醇减少，阻止 NADPH 的消耗和氧化应激，并增加 Na^+/K^+-ATP 酶活性，从而阻止或减缓糖尿病神经病变。50mg 饭前口服，每天 3 次。

注意事项：可出现肝功能异常，恶心、呕吐、皮疹、瘙痒、头晕、乏力等不良反应。

⑤其他药物：苯磷硫胺是一种维生素 B_1 的脂溶性衍生物，通过活化酮糖转移酶，减少进入己糖胺通路和 AGEs 的形成。大剂量的苯磷硫胺 (320mg/d) 对痛性神经病变可能有效，常和维生素 B_6、维生素 B_{12} 联合应用。

(2) 对症治疗：

①神经性疼痛的治疗：通常采用以下顺序，甲钴胺和 α- 硫辛酸、抗惊厥药、抗抑郁药、阿片类止痛药等。

A. 抗惊厥药：新一代抗惊厥药普瑞巴林和加巴喷丁均为钙离子通道调节剂，被推荐为治疗痛性神经病变 (PDN) 的一线药物。传统的抗惊厥药主要有丙戊酸钠和卡马西平，因不良反应较大，不作为一线药物。

a. 普瑞巴林：是一种新型 γ- 氨基丁酸 (GABA) 受体激动药，能阻断电压依赖性钙通道，减少谷氨酸盐、去甲肾上腺素、P 物质等兴奋性神经递质的释放，缓解疼痛、改善疼痛相关的睡眠障碍。

作用快速、强效，疗效呈剂量依赖性，起始剂量 150mg/d，根据临床症状逐渐加量，常用剂量为 300 ～ 600mg/d，分 2 ～ 3 次服用。

注意事项：头昏、嗜睡为常见不良反应，其次可出现共济失调、周围水肿等，可出现肌酸激酶升高，显著升高时应停用。大部分不良反应为轻中度，耐受性较好。老年患者肾功能减退者减量，心功能不全者慎用。

b. 加巴喷丁：是 γ- 氨基丁酸 (GABA) 类似物，通过增加 GABA 介导通路的抑制性输入发挥中枢效应，以及拮抗 NMDA 受体和阻滞钙离子通道，发挥作用。建议 300mg 起，睡前服用并逐渐加量，常用剂量为 900 ～ 3600mg/d，分 3 次服用。

注意事项：加巴喷丁不经过肝脏代谢，以原形从肾脏排出，故在肌酐清除率减低的患者中应调整剂量。该药具有较好的耐受性，常见不良反应为头晕、嗜睡、共济失调、疲乏等。

c. 丙戊酸钠：通过增加 γ- 氨基丁酸 (GABA) 的合成和减少 GABA 的降解，从而升高抑制性神经递质 γ- 氨基丁酸的浓度，降低神经元的兴奋性，有中等强度 (B 级) 证据支持丙戊酸钠对改善神经性疼痛有效，常用剂量为 500 ～ 1200mg/d，分 2 ～ 3 次服用。

注意事项：有致畸风险，避免用于育龄期妇女，并有增加体重和血糖恶化等潜在不利影响，不作为抗惊厥药的首选。

d. 卡马西平：能阻滞 Na^+ 通道，抑制周围神经元放电，改善神经性疼痛。开始 0.1g，一日 2 次；以后每隔一日增加 0.1 ～ 0.2g，直至疼痛缓解，维持量每日 0.4 ～ 0.8g，分次服用；最高量每日不超过 1.2g。

注意事项：虽已被用于糖尿病神经性疼痛治疗多年，但能够证实其有效性的临床试验却较少，且存在致白细胞减少、肝毒性及中毒性表皮坏死溶解症、皮疹等严重不良反应，目前在临床使用已减少。

B. 抗抑郁药：

a. 三环类抗抑郁药：在控制神经疼痛上普遍有效，阿米替林应用最为广泛，是治疗神经性疼痛的一线药物。丙米嗪也较为常用，用法与用量与阿米替林相同。其次氯米帕明、去甲替林、地昔帕明也可应用。

阿米替林：通过抑制神经轴突对 5- 羟色胺 (5-HT) 或去甲肾上腺素 (NE) 的再摄取，提高疼痛的阈值，并能阻止受损神经发放神经冲动。从小剂量开始，25mg 睡前服用，逐步加量，最大剂量为 150mg/d，分 2 ～ 3 次服用，对于易发生头昏、倦怠者可夜间顿服，但老年人和有心脏病者仍宜分服。

注意事项：较常见嗜睡、疲倦等中枢性不良反应及抗胆碱不良反应，初始使用注意直立性低血压，避免用于有严重心脏病、青光眼及排尿困难患者。

b. 5- 羟色胺去甲肾上腺素再摄取抑制剂(SNRIs)：度洛西汀为5-HT与NE再摄取的强效、高度特异性双重抑制剂，可显著改善抑郁伴随的各种躯体疼痛症状，抗胆碱及抗组胺的不良反应少，患者耐受性好，推荐为治疗PDN的一线药物。常用量为60～120mg/d，起始剂量30mg/d，每天1次，服用4～5天后加量，每次增加30mg。

注意事项：常见的不良反应有恶心、头昏、嗜睡、便秘等，禁用于有肝肾功能不全、青光眼者，对慢性肝病、习惯性饮酒者不建议使用度洛西汀，与三环类抗抑郁药和抗惊厥类药物相比不增加体重。

文拉法辛能显著抑制5-HT和NE在神经突触部位的重摄取，微弱抑制DA的重摄取，对缓解糖尿病神经疼痛有效，近年被推荐为治疗PDN的一线药物。常用剂量为75～225mg/d，推荐起始剂量75mg/d(老年人、肝肾功能不全者减半)，分1～2次服用，可逐步递增剂量(间隔时间不少于4天)，每次增加75mg/d。文拉法辛联合加巴喷丁效果更佳。

注意事项：文拉法辛不良反应与度洛西汀相同，因可升高血压和心率，用药过程中注意监测血压，严重心脏疾患、高血压、甲状腺疾病者慎用。

C. 阿片类药物：主要作用于中枢痛觉传导通路阿片受体，提高痛觉阈值，使疼痛缓解。长期应用产生耐受性和药物依赖性，为糖尿病神经病变疼痛症状的二线药物。当非阿片类药物治疗失败时使用。

a. 曲马多：为非选择性的阿片受体激动药，与阿片μ受体的亲和力最高。起始剂量50mg，逐步加量，有效剂量可达210mg/d。服药后20～30min起效，作用持续6小时。

注意事项：最常见的不良反应有反胃、呕吐、出汗、便秘、口干、疲劳。推荐的止痛剂量范围内常无呼吸抑制作用，对心血管系统的影响轻微，但应注意避免滥用。

b. 羟考酮：为半合成的纯阿片受体激动药，主要通过激动中枢神经系统内的阿片受体而起镇痛作用。起始剂量一般为5mg，每12小时1次，根据病情调整剂量，调整剂量时只调整每次用药剂量而不改变用药次数，调整幅度是在上一次用药剂量上增减25%～50%。最大剂量120mg/d，平均37mg/d。

注意事项：最常见的不良反应有镇静、便秘、恶心和呕吐，治疗剂量也有潜在的轻度呼吸抑制的不良反应。

D. 局部药物治疗：有的患者疼痛部位相对比较局限，可以采取局部用药。局部用药有全身不良反应小、与其他药物相互作用少等优点。辣椒素可减少疼痛物质的释放，局部使用辣椒素和硝酸异山梨酯喷雾剂可使局部疼痛及烧灼感减轻，局部应用5%利多卡因贴片也可缓解疼痛。

E. 在非药物治疗方面，神经电刺激可能有效。

②自主神经症状的治疗：

A. 胃轻瘫：少食多餐，联合促胃动力药物治疗。

a. 甲氧氯普胺（胃复安）：此药兼有抗多巴胺能和抗胆碱能作用，可作用于延髓催吐化学感受区 (CTZ) 中多巴胺受体，具有中枢性镇吐作用；对于胃肠道的作用主要在上消化道，可促进胃及上部肠段的运动。

用法：5 ～ 10mg，餐前 30 分服用或睡前服用，每日 3 ～ 4 次。注意事项：易透过血脑屏障而出现锥体外系反应，不宜长用。

b. 多潘立酮（吗丁啉）：为外周多巴胺受体拮抗药，直接作用于胃肠壁，可增加食管下部括约肌张力，防止胃 - 食管反流，增强胃蠕动，促进胃排空。

用法：10mg，每日 3 次，餐前 30 分钟服用。注意事项：可引起泌乳等不良反应。

c. 西沙必利、莫沙必利：为全消化道促胃肠动力学药物，通过刺激肠肌层神经丛，增加乙酰胆碱释放而起作用。

用法：5 ～ 15mg，每日 3 ～ 4 次。注意事项：西沙必利片有可能导致 Q-T 间期延长或导致尖端扭转性室性心动过速，现临床已少应用。

d. 红霉素：通过刺激胃动素释放和直接兴奋胃动素受体，促进胃排空，剂量 200 ～ 250mg，每日 3 次。

B. 腹泻：可使用控制腹泻的药物，如洛派丁胺（易蒙停）等，同时加用维生素制剂或微生态调节剂等。切忌滥用广谱抗生素。

洛派丁胺：作用于肠壁的阿片受体，阻止乙酰胆碱和前列腺素的释放，从而抑制肠蠕动，延长肠内容物的滞留时间。注意排除细菌性肠炎后才能使用该药，对症治疗。起始剂量 2 ～ 4mg，每日 2 ～ 12mg，每日不超过 16mg。

C. 便秘：可使用渗透性泻药，如聚乙二醇 4000（福松），红霉素对一些患者可能有效。

D. 直立性低血压：应注意缓慢起立，穿弹力袜，适当增加血容量，限制使用血管活性物质。在症状较重的病例中，可选用 9α- 氟氢化可的松 0.1 ～ 0.3mg/d。该药因可能引起卧位高血压而限制其应用。若在应用该药时仍有直立性低血压，可加用拟交感神经药物多米君 2.5mg，每日 3 次，并逐渐加到 10mg，每日 3 次。可乐定、促红细胞生成素、奥曲肽，以及中药生脉散或补中益气汤可能也有一定效果。

E. 尿潴留：对无力性膀胱可下腹热敷、按摩助膀胱排空，较重者可间隙导尿或留置导尿，必要时膀胱造瘘。可应用促进膀胱收缩的药物，如氯贝胆碱，口服，10 ～ 30mg/ 次，2 ～ 3 次 /d。过量时可引起皮肤潮红、出汗、恶心、呕吐、流涎等不良反应。

F. 阴茎勃起障碍：可用西地那非（万艾可）、伐地那非（艾力达）、前列腺素 E。但西地那非和伐地那非对已有心血管疾病患者的心脏有潜在危险，应慎用。

（三）糖尿病视网膜病变

糖尿病视网膜病变是糖尿病慢性微血管并发症之一。它威胁视力，并最终影响所有的糖尿病患者。这一具有特异性改变的眼底病变包括视网膜微血管系统病变逐步恶化导致视网膜内出现无灌注区域、血管通透性增加，以及病理性视网膜新生血管形成。与血管通透性增加相关的视网膜病变称为黄斑水肿；无新生血管形成的视网膜病变称为非增殖型糖尿病视网膜病变 (NPDR)(或称单纯型或背景型)；有新生血管形成的视网膜病变称为增殖型糖尿病视网膜病变 (PDR)，该类型病变会导致严重且永久的视力丧失。

1. 治疗原则

合理治疗取决于血糖、血压、血脂等代谢紊乱状态的全面控制。治疗目标包括临床症状的改善和缓解，以及预防视网膜病变的进展与恶化。患者一经确诊为糖尿病，均应被告知糖尿病可能会造成视网膜损害以及首次接受眼科检查和随诊时间。临床随访期间，主要观察指标包括全身指标和眼部指标，全身指标有糖尿病病程、血糖 (含糖化血红蛋白)、血脂、血压、肥胖、肾病及用药史等；眼部指标有视力、眼压、房角、眼底 (微血管瘤、视网膜内出血、硬性渗出、棉绒斑、IRMA、VB、新生血管、玻璃体积血、视网膜前出血、纤维增生等) 等。治疗原则包括：

(1) 优化血糖和血压控制以延缓视网膜病变进展。

(2) 任何程度的黄斑水肿，严重的 NPDR，或 PDR 患者需在有经验的专业眼科医生处接受诊治。

(3) 激光光凝治疗用于高危 PDR，黄斑水肿 (CSME) 和部分严重的 NPDR 患者，以降低失明的风险。

①当重度 NPUR 患者的视网膜病变接近高危 PDR 时，应立即行全视网膜光凝。光凝完成后应每隔 2 ～ 4 个月随诊 1 次。

②如果患者存在有临床意义的 CSME，应该先采用局部或者格栅样光凝治疗 CSME，然后再进行全视网膜光凝；对于伴有牵拉的 CSME，可实施玻璃体切割手术。

③ DR 患者一旦进入 PDR 期，如屈光间质条件允许 (白内障、玻璃体积血没有明显影响眼底观察) 应立即行全视网膜光凝。

(4) PDR 患者如果玻璃体积血不吸收、视网膜前出现纤维增殖甚至导致牵拉性视网膜脱离，应行玻璃体切割手术。此外，对于新生血管活跃 (如出现虹膜红变) 的患者，可考虑联合使用抗血管内皮生长因子的单克隆抗体 (注：目前该类药物说明书未注明有该类疾病使用的适应证)。

2. 药物的应用

(1) 改善血液微循环和血液流变的药物治疗 (适用于糖尿病视网膜病变各期)：

①羟苯磺酸钙：通过调节微血管壁的生理功能，降低血浆黏稠度，减少血小板聚集等机制，调节微循环功能，从而起到治疗糖尿病引起的视网膜微循环病变的作用。口服，亚临床视网膜病变或预防性用药，每日 500mg，分 1 ～ 2 次服用；NPDR 或隐匿性视网膜病变每日 750 ～ 1500mg，分 2 ～ 3 次服用；PDR，每日 1500 ～ 2000mg，分 3 ～ 4 次服用。轻症疗程为 1 ～ 3 个月，中症疗程为 6 ～ 12 个月，重症疗程为 1 ～ 2 年。

注意事项：不良反应较少，主要为胃肠道不适；其次为疲乏无力，瞌睡、眩晕、头痛；

也有皮肤过敏反应；偶有发热、出汗、脸部红热、心脏不适等。对于胃肠道功能不全或过敏者禁用；妊娠前 3 个月及哺乳期妇女不推荐使用。

②胰激肽原酶溶片：胰激肽释放酶能使激肽原降解成激肽，具有扩张血管、改善微循环、调整血压等作用，同时还可以作为活化因子，激活纤溶酶原，提高纤溶系统和胶原水解酶活性，起到抗凝血、抗血栓形成，降低血黏度和防止微血管基底膜增厚等重要作用。常用于糖尿病引起的微循环障碍及其他闭塞性周围血管病。口服，每次 1 片 (120 单位)，一日 7 次，饭前服用。

注意事项：偶有皮疹、皮肤瘙痒等过敏现象及胃部不适和倦怠等感觉，停药后即可消失；脑出血及其他出血性疾病的急性期禁用；与蛋白酶抑制剂不能同时使用，与血管紧张素转化酶抑制剂 (ACEI) 有协同作用。

(2) 用于保护血管的辅助性药物治疗：

①非诺贝特：一种调脂药，通常用于治疗高脂血症。除此之外，还可用于 2 型糖尿病患者眼部并发症的治疗。其作用机制有激动 PPAR-α 受体，抑制新生血管生成；降低甘油三酯从而阻止血管内皮细胞间黏附因子的表达、减少单核细胞浸润，减轻炎症损伤，改善血管内皮功能、抗炎、抗氧化应激等。口服，微粒化胶囊每日仅需服用 1 粒，与餐同服。

注意事项：对非诺贝特过敏者禁用；肝肾功能不全者禁用；贝特类药物可以引起与肌肉有关的不良反应，包括较少发生的横纹肌溶解。另外，发生肌肉不良反应的风险在与 HMG-CoA 还原酶抑制剂或多种贝特类药物合用后增加。

②血管紧张素转化酶抑制剂 (ACEI) 和血管紧张素Ⅱ受体阻断剂 (ARBs)：常用的降压药，有独立于降压作用外的血管保护机制，推荐作为糖尿病视网膜病变患者的首选降压药物，包括卡托普利、依那普利、贝那普利、雷米普利、培哚普利等 ACEI 类药物和氯沙坦、缬沙坦、厄贝沙坦、替米沙坦等 ARBs 类药物，前者最常见不良反应为持续性干咳，多见于用药初期，症状较轻者可坚持服药，不能耐受者可改用 ARB。禁忌证为妊娠期妇女、双侧肾动脉狭窄及高钾血症。后者不良反应少见，偶有腹泻，长期应用可升高血钾，应注意监测血钾及肌酐水平变化。对于肝功能不全者慎用，双侧肾动脉狭窄、妊娠妇女、高钾血症者禁用。

注意事项：使用 ACEI 或 ARB 类药物前 1 ～ 2 周需检测 GFR，如 GFR 持续降低则需停用；如出现血钾增高，可限制钾的摄入，联合利尿药，若血钾持续升高 ($K^+ >$ 5.5mmol/L)，需停药。

③中成药制剂：一些中成药制剂也常被用于糖尿病视网膜病变的辅助治疗，如复方血栓通胶囊，含三七、黄芪、丹参和玄参，有活血化瘀、益气养阴的功效。可用于治疗血瘀兼气阴两虚的视网膜静脉阻塞，伴有视力下降或视觉异常，眼底瘀血征象的眼部病变。

第十一节　降糖类药物临床应用

降糖药可简单地分为非胰岛素类和胰岛素类。目前我国临床使用的非胰岛素类降糖药主要有六大类，即磺胺类、非磺胺类胰岛素促泌剂、双胍类、α- 葡萄糖苷酶抑制剂、胰岛素增敏剂(噻唑烷二酮类)以及肠促胰岛素模拟剂[包括二肽基肽酶 -4(DPP-4) 抑制剂、胰高糖素样肽 -1(CLP-1) 受体激动药]。胰岛素类降糖药物依据生产工艺及氨基酸序列的不同进行分类，可分为动物源性胰岛素、人胰岛素及胰岛素类似物。依据其作用时间的长短又可分为超短效(速效)胰岛素、短效胰岛素(普通胰岛素)及中效和长效胰岛素。

也可依据给药途径分为口服类降糖药与注射类降糖药，后者包括 GLP-1 受体激动药及胰岛素与胰岛素类似物，其余则归为口服降糖药。

一、磺胺类促胰岛素分泌剂

(一)作用机制

磺胺类促胰岛素分泌剂的主要作用机制是通过与胰岛 β 细胞膜 ATP 依赖钾 (KATP) 通道的磺胺类受体 SUR-1 结合，促使 KATP 通道关闭、β 细胞去极化、钙通道开放，钙离子内流，从而促进胰岛素分泌，降低血糖。促胰岛素分泌的差异取决于不同药物的药代动力学特性、与 SUR-1 结合的亲和力以及解离速度。此外，近年研究发现磺胺类促胰岛素分泌剂有部分胰岛素增敏作用，可使人体外周葡萄糖利用率增加 10% ～ 52%(平均 29%)，但可能主要是继发于葡萄糖毒性作用的改善。

(二)药代动力学特征及临床应用剂量

磺胺类促胰岛素分泌剂包括半衰期较短的短效促泌剂(如格列吡嗪和格列喹酮)和半衰期较长的中长效促泌剂(如普通剂型的格列苯脲、格列本脲和格列齐特，以及改良剂型的格列吡嗪控释片和格列齐特缓释片)。虽然各种药物降糖作用强度有所不同，但经调整剂量后，每片磺胺类药物的降糖效果基本相当。磺胺类药物的日剂量范围较大，在一定剂量范围内，其降糖作用呈剂量依赖性，但也取决于患者尚存的胰岛功能，一旦超过最大有效浓度后降糖作用并不随之增强，而不良反应明显增加。因此，应从小剂量开始，以减少低血糖发生。

(三)降糖效果

磺胺类促胰岛素分泌剂是一类应用时间长、降糖疗效肯定、安全性高的降糖药物。一般而言，有一定 β 细胞功能、无胰岛素促泌剂使用禁忌的 2 型糖尿病患者可考虑选用本类药物。对于无超重和肥胖、二甲双胍不耐受者以及其他口服降糖药物治疗血糖控制不佳的 2 型糖尿病患者，也可将其作为首选或联合药物。本类药物降糖作用强，且在常规剂量内呈剂量依赖性。研究表明，单药治疗一般可平均降低 HbA1c2%，且基线 HbA1c 水平越高，用药后的降低幅度越大。短效促泌剂半衰期短，作用迅速，主要降低 2 型糖尿病患者餐后血糖，包括格列喹酮和格列吡嗪。中长效促泌剂半衰期长，作用较持久，可明显降低 2 型糖尿病患者空腹和餐后血糖，其包括自身半衰期较长的普通剂型，如格列本脲和格列苯脲，以及剂型改良后的缓控释制剂，如格列齐特缓释片、格列吡嗪控释片。

（四）安全性评估

1. 低血糖风险

磺胺类药物的不良反应率为 2% ～ 5%，研究显示在血糖水平控制相似的情况下，不同磺胺类促泌剂所致低血糖发生风险不同。剂型改良后的缓释、控释制剂及格列苯脲低血糖发生率相对较低。

2. 对体重的影响

一般认为磺胺类药物治疗可引起体重增加，UKPDS 表明，以格列本脲为基础的降糖治疗，患者体重增加 1.7kg。剂型改良后的缓释、控释制剂及格列苯脲对体重影响较小。

3. 对 β 细胞功能的影响

现有研究结果显示，磺胺类促胰岛素分泌剂不加速 β 细胞胰岛素分泌功能的衰竭。

4. 肿瘤风险

既往糖尿病患者的肿瘤风险增加，目前没有磺胺类促胰岛素分泌剂增加肿瘤风险的确切证据。

5. 心血管风险

既往研究发现甲苯磺丁脲可能增加 2 型糖尿病患者心血管死亡风险。但近年的 UKPDS 和 ADVANCE 研究并未发现格列本脲和格列齐特缓释片增加心血管风险，且对 UKPDS 和 ADVANCE 等研究的荟萃分析结果显示，以氯磺丙脲、格列本脲和格列齐特缓释片为基础的降糖治疗可使 2 型糖尿病患者非致死性心肌梗死和冠心病风险显著降低。

6. 其他不良反应

其他少见不良反应包括头晕、乏力、头痛、皮疹、肝功能异常、骨髓抑制（白细胞减少、血小板减少、贫血等）以及胃肠道不良反应（恶心、呕吐、腹痛、腹泻等）。一般对症处理和调整药物剂量后上述症状可以缓解或消失。

（五）使用注意事项

1. 禁忌证

药物过敏、1 型糖尿病、糖尿病酮症酸中毒、高糖性高渗透压综合征、严重肝或肾损伤和哺乳期患者等。

2. 不同血糖谱的药物选择

以餐后血糖 (PPG) 升高为主者，宜选择短效类药物；病程较长、空腹血糖 (FPC) 较高或餐后、空腹血糖均升高者宜选用依从性好、低血糖发生风险低的中长效类药物。

3. 联合用药原则

2 型糖尿病患者，若磺胺类药物单药治疗血糖控制不佳，应与其他降糖药物，如双胍类、α- 糖苷酶抑制剂或噻唑烷二酮类药物联用。

联合治疗时应注意以下事项：

(1) 应选择作用机制互补的降糖药物。

(2) 一般联合 2 种药物，最多可联用 3 种药物，若血糖仍得不到有效控制，应及时启动胰岛素治疗。

(3) 联合用药应考虑效价因素。

(4) 一般不推荐磺胺类促泌剂与格列奈类促泌剂二者联用。

4. 其他注意事项

对磺胺类药物过敏者慎用。

（六）特殊人群的使用

(1) 老年糖尿病患者（≥ 65 岁）：老年患者治疗措施应尽量简单易行，并根据脏器功能（特别是肝肾功能降低程度）、认知功能以及预期寿命选择不同药物治疗。若患者脏器功能和认知能力良好、预期生存期较长，可选择低血糖反应少等安全性较好的磺胺类药物，但都应从最小剂量开始，根据血糖逐步调整到合适的剂量。

(2) 低血糖高危险人群：糖尿病病程长（＞ 15 年）、有“无感知”低血糖病史、存在肝肾功能不全或全天血糖波动较大并反复出现低血糖症状的患者给予胰岛素促泌剂治疗时，应选择低血糖风险较低的磺胺类促泌剂，且一般应从小剂量开始使用。

(3) 妊娠和哺乳：目前关于妊娠期糖尿病或妊娠期显性糖尿病或孕前 2 型糖尿病患者妊娠期间及哺乳期使用磺胺类促胰岛素分泌剂的临床证据尚不充分，一般情况下国内不推荐孕妇及哺乳期患者应用本类药物。

(4) 其他情况：对伴有中度肾功能不全患者，应首选胰岛素，也可选择经肾排泄少的磺胺类药物，如格列喹酮，但应根据肾功能水平适当降低使用剂量。

(5) 不推荐儿童服用。

(6) 对依从性差的患者，尤其是在中国农村地区的患者，宜选择低血糖风险低，对体重影响小以及廉价的一日一次磺胺类促泌剂。

二、非磺胺类促胰岛素分泌剂

（一）作用机制

格列奈类为一类非磺胺类的短效胰岛素促泌剂，因其化学结构与氯茴苯酸（米格列奈）同源而命名，包括安息香酸衍生物瑞格列奈和苯丙氨酸衍生物那格列奈，格列奈类也称为餐时血糖调节剂，具有起效快、作用时间短的特点，模拟健康人的胰岛素生理分泌模式，有效控制餐后高血糖，通过作用于胰岛 β 细胞，使细胞膜 ATP 敏感性 K^+ 通道关闭、

β细胞去极化、钙通道开放，钙离子内流，从而促进胰岛素分泌、降低血糖，其促胰岛素分泌作用依赖于血糖浓度，当空腹或血糖浓度低时单用不宜，会对β细胞产生刺激作用，因而低血糖发生相对少。

（二）药代动力学特征及临床应用剂量

口服吸收迅速，起效时间为0～30min，平均血药峰浓度通常出现在服药后1小时内，然后迅速下降，4～6小时内被清除，血浆半衰期约为1小时。瑞格列奈在肝脏快速代谢为非活性产物，大部分经胆汁随粪便排泄，肝功能损害者血药浓度偏高，而受肾功能影响较小的那格列奈主要经肾排泄，肾功能不良患者需谨慎用药，餐前即刻服用，每日3次，疗效优于每日2次服法。剂量起始每餐时瑞格列奈0.5～1mg或那格列奈120mg(在老年糖尿病患者开始时宜在餐前服用60mg)，按血糖调节用量，需个体化，最大单次剂量瑞格列奈4mg、那格列奈120mg。进一次餐服1次药，不进餐不服药。

（三）降糖效果

格列奈类促泌剂直接刺激胰岛β细胞分泌胰岛素，其最大的特点是改善早相分泌，起效快、半衰期短、作用迅速，主要降低2型糖尿病患者餐后血糖，且低血糖风险小、受肾功能影响小。一项用瑞格列奈与安慰剂对照、双盲、随机的群体研究表明，与安慰剂比较，服用瑞格列奈组的患者血浆葡萄糖曲线下面积(AUC 0～240min)显著减少，而胰岛素和C肽的AUC(0～240min)显著增加。大样本的荟萃分析显示，瑞格列奈可以降低空腹血糖4.1mmol，可以降低餐后血糖5.8mmol，瑞格列奈降低血糖幅度稍低，但其低血糖风险明显较小。此外，研究显示格列奈类单药治疗一般可降低HbA1c 0.3%～2%，尤其是瑞格列奈，甚至可降低HbA1c2%以上，且患者基线越高，用药后HbA1c的降低幅度越大。那格列奈降糖作用稍弱，降低HbA1c 0.5%～1%。

（四）安全性评估

1. 低血糖风险

格列奈类有一定的依赖葡萄糖浓度介导的促胰岛素释放作用而避免过多低血糖的发生，低血糖和过高的血糖都不利于药效发挥，这对漏餐或对饮食不规律的患者起到了保护作用。研究显示应用格列奈类药物控制血糖，低血糖风险和程度较磺胺类药物轻，一般不发生夜间低血糖。那格列奈与瑞格列奈相比，服药后起效更快，作用时间更短，因此低血糖风险更低。

2. 对体重的影响

格列奈类对体重影响较小。多组大样本随机对照试验研究表明，服用格列奈类引起体重增加较少，较基线值增加少于1kg，与二甲双胍合用体重不增加。

3. 肿瘤风险

研究表明2型糖尿病患者的肿瘤风险增加，目前没有格列奈类胰岛素促泌剂增加肿瘤风险的确切证据。

4. 心血管风险

国外文献报道瑞格列奈严重的心血管不良反应发生率约 4%(磺胺类为 3%)，如心肌缺血，在一项为期一年的临床对照试验中，本药导致的心血管病死率并未高于磺胺类治疗者。

5. 其他不良反应

(1) 消化系统，偶可发生恶心、呕吐、腹痛、腹泻、便秘等，通常较轻微，个别患者可有轻度和一过性肝酶学指标升高。

(2) 过敏反应，偶可出现皮肤过敏反应，如瘙痒、发红、荨麻疹等。

(3) 国外临床研究表明，服用那格列奈患者可出现上呼吸道感染和流感样症状。

(五) 使用注意事项

1. 瑞格列奈

不推荐与磺胺类合用。从血糖谱看，格列奈类适用于餐后血糖升高为主或进餐不规律者，以空腹血糖升高为主或餐后血糖不高或已达标者 (或那一餐) 不应用该类药。

(1) 有明显肝、肾功能损害者禁用本药，应采用胰岛素治疗。

(2) 孕妇、哺乳期妇女、12 岁以下儿童尚无应用经验，应禁用本药。

(3) 与胰岛素增敏剂如格列酮类、二甲双胍合用会增加低血糖发生的危险性，应密切观察。

(4) 如本药与胰岛素增敏剂或其他口服降糖药合用仍未能控制高血糖，应加用或改用胰岛素治疗。

(5) 发生应激反应，如感染、发热、外伤、手术时应改用胰岛素治疗。

2. 那格列奈

那格列奈适应证及禁忌证同瑞格列奈，那格列奈对于肝、肾功能不良者禁用。目前尚未观察到那格列奈的安全性和有效性在老年患者与普通人群中存在差异。

(六) 特殊人群的使用

1. 老年糖尿病患者 (＞ 65 岁)

老年患者应根据脏器功能、认知功能以及预期寿命选择不同胰岛素促泌剂治疗，但总体而言，治疗措施应尽量简单易行，并充分考虑肝肾功能减退程度。若患者既往有严重低血糖史、合并其他严重疾病、预期生存期较短，可选择本类药物。

2. 低血糖高危险人群

糖尿病病程长 (＞ 15 年)、有“无感知”低血糖病史、存在肝肾功能不全或全天血糖波动较大并反复出现低血糖症状的患者给予胰岛素促泌剂治疗时，可选择格列奈类促泌剂或低血糖风险较低的磺胺类促泌剂；一般应从小剂量开始使用。

3. 其他情况

目前关于妊娠期糖尿病或妊娠期显性糖尿病或孕前 2 型糖尿病患者妊娠期间及哺乳

期使用胰岛素促泌剂的临床证据尚不充分，一般情况下国内不推荐孕妇及哺乳期患者使用本类药物。

对伴有中度肾功能不全患者，应首选胰岛素，也可选择经肾排泄少的胰岛素促泌剂，如瑞格列奈，并根据肾功能水平适当降低使用剂量。

三、双胍类药物

双胍类药物包括二甲双胍、苯乙双胍等，目前临床上主要使用的是二甲双胍。

（一）作用机制

双胍类药物的作用机制可能与其激活单磷酸腺苷活化蛋白激酶(AMPK)信号通路有关。主要的药理作用包括：

(1) 抑制肝糖异生和肝糖原分解，减少肝脏葡萄糖输出。

(2) 改善外周胰岛素抵抗，增加外周组织对葡萄糖的摄取和利用。

(3) 促进葡萄糖的无氧酵解。

(4) 延缓葡萄糖在肠道的吸收。

（二）临床应用剂量及药代动力学特征

1. 剂型和剂量

盐酸二甲双胍（普通片）每片剂量有 250mg、500mg 及 850mg 三种规格。二甲双胍缓释片每片剂量为 500mg。目前已经有二甲双胍和磺胺类药物、二甲双胍和噻唑烷二酮类药物、二甲双胍和 DDP-4 抑制剂等固定剂量的复方制剂。

二甲双胍的推荐剂量范围为每日 500～2000mg。通常起始剂量为 500mg，每日 2 次；或 850mg，每日 1 次，随餐服用，根据血糖水平，调整药物剂量，可每周增加 500mg，或每 2 周增加 850mg，逐渐增加至每日 2000mg，分次服用，成人最大推荐剂量为每日 2550mg(每次 850mg，每日 3 次)。每日剂量超过 2000mg 时，为了提高耐受性，药物最好随餐分次服用。二甲双胍缓释片起始剂量为 500～1000mg，每日 1 次，晚餐时服用。苯乙双胍每片剂量通常有 25mg 和 50mg 两种规格，每日用量为 50～100mg。通常起始剂量为 25mg，每日 2～3 次，随餐服用。根据血糖水平，调整药物剂量。该药目前在某些国家已被禁用，在我国也已很少使用。

2. 药代动力学特征

二甲双胍口服后主要在小肠吸收。空腹状态下口服二甲双胍 500mg 的绝对生物利用度为 50%～60%，进食可略微减少药物的吸收速度和程度。药代动力学研究显示，口服二甲双胍后血药浓度达峰时间中位数为 2 小时，血浆药物清除半衰期平均约为 4 小时。二甲双胍几乎不与血浆蛋白结合，按照临床常用剂量和给药方案口服，可在 24～48 小时达到稳态血浆浓度。二甲双胍主要经肾脏排泄，口服后 24 小时内肾脏排泄 90%。

（三）降糖效果

临床试验显示，与安慰剂相比，二甲双胍可使 HbA1c 下降 1%～2%。由于二甲双胍是口服降糖药中降糖作用转强的药物之一，并且不会增加体重和低血糖风险。因此，许多国家和国际组织制定的糖尿病防治指南中推荐二甲双胍作为 2 型糖尿病患者控制高血糖的一线用药和联合治疗方案的基础用药。适用于单纯控制饮食和运动治疗无效的 2 型糖尿病患者。二甲双胍也可与磺胺类药物、α- 糖苷酶抑制剂、格列奈类药物、噻唑烷二酮类药物、DDP-4 抑制剂、GLP-1 受体激动药、胰岛素等降糖药物联合使用。此外，二甲双胍还可作为 1 型糖尿病患者胰岛素充分替代治疗后的辅助用药。

（四）安全性评估

1. 低血糖风险

双胍类药物不增加胰岛素分泌，故单独使用不易引起低血糖。然而，与磺胺类药物、格列奈类药物及胰岛素联合治疗时，应该警惕低血糖发生。

2. 对体重的影响

大多数研究显示，二甲双胍可减轻 2 型糖尿病患者的体重，但也有部分研究提示二甲双胍对体重的影响是中性的。

3. 肿瘤风险

大型队列研究显示，二甲双胍与 2 型糖尿病患者肿瘤发生风险降低相关。此外，离体研究和动物实验显示，二甲双胍具有一定的抗肿瘤效应。

4. 心血管风险

英国糖尿病前瞻性研究 (UKPDS) 显示，二甲双胍还可降低超重或肥胖 2 型糖尿病患者的心血管事件和死亡风险。

5. 其他不良反应

(1) 胃肠道反应：是双胍类药物最常见的不良反应，其中包括腹泻、恶心、呕吐、胃胀、消化不良、腹部不适等。

(2) 乳酸性酸中毒：是双胍类药物最严重的不良反应，苯乙双胍比二甲双胍更容易诱发乳酸性酸中毒，二甲双胍在常用治疗剂量范围内罕见该不良反应。

(3) 影响维生素 B_{12} 吸收：二甲双胍治疗可减少维生素 B_{12} 吸收，但极少引起贫血。

(4) 其他不良反应：包括乏力、肌痛、头昏、头晕、指甲异常、皮疹、出汗增多、味觉异常、胸部不适、寒战、流感症状、潮热、心悸等。

（五）使用注意事项

1. 禁忌证

(1) 各种原因引起的肝功能不全，需要药物治疗的充血性心力衰竭和其他严重心、肺疾患。

(2) 严重感染和外伤、外科大手术、休克、低血容量和缺氧等。

(3) 已知对双胍类药物过敏。

(4) 急性或慢性代谢性酸中毒，包括有或无昏迷的糖尿病酮症酸中毒，糖尿病酮症酸中毒必须使用胰岛素治疗。

(5) 酗酒者。

(6) 维生素 B_{12}、叶酸缺乏未纠正者。

2. 其他注意事项

(1) 口服双胍类药物期间，定期检查肾功能，可防止乳酸性酸中毒的发生，尤其是老年患者更应定期检查肾功能。eGKR＞60mL/(min·1.73m^2) 时，二甲双胍治疗无须调整剂量; eGFR 介于 45～59mL/(min·1.73m^2) 时，应该减量使用。

(2) 接受外科大中型手术和血管内注射碘化造影剂检查前，患者应该暂时停止服用这类药物。

(3) 肝功能不全：某些乳酸性酸中毒患者合并有肝功能损害。因此，有肝脏疾病者应避免使用这类药物。

(4) 应激状态：在发热、昏迷、感染及外科手术时，服用口服降糖药患者易发生暂时性血糖控制不佳，此时必须暂时停用口服降糖药，改用胰岛素治疗。待应激状态消失后，可重新恢复使用口服降糖药。

(5) 对于 1 型糖尿病患者，不宜单独使用二甲双胍，应与胰岛素联合应用。

(6) 应定期进行血液学检查。二甲双胍治疗所致的巨幼细胞贫血罕见，如果发生该情况，应注意除外维生素 B_{12} 缺乏。

(7) 正在服用双胍类药物治疗、血糖控制良好的 2 型糖尿病患者，若出现实验室检查异常或某些临床症状 (特别是乏力或难以表达的不适)，应当迅速寻找酮症酸中毒或乳酸性酸中毒的证据，测定项目包括血电解质、酮体、血糖、酸碱度、乳酸盐、丙酮酸盐及双胍类药物浓度，存在任何类型的酸中毒均应立即停用这类药物，开始其他恰当的治疗。

(8) 单独接受双胍类药物治疗的患者在正常情况下不会发生低血糖，但在进食过少、大运动量后没有补充足够的热量、与其他降糖药联合使用 (如磺胺类药物、格列奈类药物及胰岛素)、饮酒等情况下则可出现低血糖。

(9) 老年、身体衰弱或营养不良的患者，肾上腺皮质功能减退症、垂体前叶功能减退症、酒精中毒等患者，更容易发生低血糖。

(六) 特殊人群的使用

(1) 孕妇和哺乳期妇女：二甲双胍可通过胎盘和乳汁，尽管有些研究显示二甲双胍对于胎儿或新生儿的发育没有不良影响，但是目前尚缺乏大型随机对照研究证据来确认其对母体和胎儿的安全性。因此，不推荐孕妇使用。哺乳期妇女应慎用，必须使用时，建议停止哺乳。

(2) 儿童：10～16 岁 2 型糖尿病患者使用二甲双胍的每日最高剂量为 2g。不推荐 10 岁以下儿童使用。

(3) 老年患者：65 岁以上老年患者使用双胍类药物时，应定期检查肾功能，通常不推荐用至最大剂量。不推荐 80 岁以上的患者使用，除非 eGFR ＞ 60mL/(min·1.73m²) 者。

(4) 多囊卵巢综合征：研究证据显示，二甲双胍可显著改善这类患者的糖代谢异常和胰岛素抵抗，并且通过改善排卵而提高受孕率。因此，一些国家在多囊卵巢综合征的治疗指南中推荐使用二甲双胍，尽管如此，目前并未将该疾病列为二甲双胍的适应证。

四、α- 葡萄糖苷酶抑制剂

(一) 作用机制

α- 葡萄糖苷酶抑制剂是由细菌 (放射线菌、链霉菌属) 中提取的，主要通过竞争性抑制位于小肠的各种 α- 葡萄糖苷酶，使淀粉类分解为葡萄糖的速度减慢，从而减缓肠道内葡萄糖的吸收，降低餐后高血糖。

阿卡波糖可延缓蔗糖、淀粉的消化、吸收，因对肠中 Na^+ 依赖的葡萄糖转运体无作用，对单糖 (葡萄糖) 的吸收无影响。阿卡波糖除延缓小肠消化、吸收蔗糖和淀粉外，还可使餐后血中胰高血糖素样肽 -1 水平上升，从而延缓胃排空。阿卡波糖与伏格列波糖作用部位有所不同：阿卡波糖抑制 α- 淀粉酶，对麦芽糖酶、异麦芽糖酶、转移酶以及蔗糖酶也有作用；后者主要抑制后四种酶，抑制二糖苷酶类 (蔗糖酶、麦芽糖酶等) 的作用较强。

(二) 临床应用剂量及药代动力学特征

葡萄糖苷酶抑制剂类降糖药主要用于 2 型糖尿病患者，尤其是餐后血糖增高者。与其他药物合用治疗单一一种降糖药难以控制的高血糖患者或磺胺类和双胍类药物继发失效的患者。我国常用的 α- 葡萄糖苷酶抑制剂类降糖药的种类有阿卡波糖 (每片 50mg) 和伏格列波糖 (每片 0.2mg)。剂量为：阿卡波糖每日 150 ～ 300mg，伏格列波糖每日 0.6mg，通常分一日 3 次口服。

阿卡波糖口服较少吸收，起效时间约为 2.8 小时，药物持续作用时间为 4 ～ 6 小时。

由于 α- 葡萄糖苷酶抑制剂是寡聚糖的竞争性结合抑制剂，因此需要在每次进餐开始时服用。

(三) 降糖效果

α- 葡萄糖苷酶抑制剂可以使 HbA1c 下降 0.5% ～ 1.4%。

阿卡波糖的疗效受进食种类影响，对东方饮食的患者可以使 HbA1c 下降 1.1% ～ 1.4%。2 型糖尿病患者在饮食控制的基础上，服用阿卡波糖可使餐后血糖降低 20% ～ 25%，也可使空腹血糖下降约 10%。

(四) 安全性评估

1. 低血糖风险

阿卡波糖单独应用不引起低血糖。

2. 对体重的影响

阿卡波糖单独应用对于体重无影响。

3. 肿瘤风险

尚未有阿卡波糖引起肿瘤的报道。

4. 心血管风险

STOP-MDDM 研究显示其能降低心血管事件风险性。

5. 其他不良反应

(1) 常见胃肠道不良反应，如胃胀、腹胀、腹泻、排气增多、胃肠痉挛性腹痛、便秘等。

(2) 偶有乏力、头痛、眩晕、皮肤瘙痒、皮疹等。

(3) 偶有铁吸收不良、贫血和转氨酶升高的报告。这些不良反应一般轻微，且多数患者在减少剂量或坚持服用一段时间后症状减轻或消失。仅少数患者需要停药。

（五）使用注意事项

(1) 将药片咬碎后与第一口饭同时服下。

(2) 有疝气、腹部切口疝等患者慎用。

(3) 单独用该类药物一般不会引起低血糖，但与其他种类降糖药联合应用时有可能发生低血糖。由于该类药物是抑制蔗糖分解为果糖和葡萄糖，因此，如出现低血糖时应该使用葡萄糖纠正低血糖反应。服用蔗糖或一般甜食无效。

（六）特殊人群的使用

(1) 孕妇及哺乳期禁用；患肠炎、肠梗阻、肝肾功能不全、腹部手术史的患者禁用。

(2) 阿卡波糖用于儿童病例经验有限。18 岁以下者不宜用。

五、胰岛素增敏剂

（一）作用机制

噻唑烷二酮类药物（格列酮类）亦称胰岛素增敏剂，药物进入靶细胞后与核受体结合，激活 PPAR-γ 核转录因子，可调控多种影响糖、脂代谢的基因转录，使胰岛素作用放大。这是一类通过增加骨骼肌、肝脏、脂肪组织对胰岛素的敏感性，提高细胞对葡萄糖的利用而发挥降低血糖疗效的药物，具有减轻胰岛素抵抗、改善血脂代谢、抗炎等作用，疗效持久。

（二）临床应用剂量及药代动力学特征

该类药物包括罗格列酮和吡格列酮。

罗格列酮单独用药：初始剂量为每日 4mg，单次或分 2 次口服，如空腹血糖下降不满意，剂量可增至每日 8mg。与二甲双胍合用的初始剂量为每日 4mg，单次或分 2 次口服，如空腹血糖下降不满意，剂量可加至每日 8mg。与磺胺类药物合用的剂量为每日 2mg 或 4mg，单次或分 2 次口服。可空腹或进餐后服用。

吡格列酮单药治疗初始剂量可为15mg或30mg，每日1次；效果不佳时可加量至45mg，每日1次。与磺胺类药物合用时，可为15mg或30mg，每日1次，当发生低血糖时，应减少磺胺类药物剂量。与二甲双胍合用时，可为15mg或30mg，每日1次；与胰岛素合用时，可为15mg或30mg，每日1次，出现低血糖时减少胰岛素剂量。每日最大用药量单用不应超过45mg，联合用药不应超过30mg。

格列酮类口服后迅速吸收，生物利用度高。罗格列酮口服后约1小时达峰值，空腹服药或与食物同服对总吸收量无明显影响。格列酮类皆在肝脏代谢，有中重度肝损害者，格列酮类血药峰值及血药曲线下面积较健康人增强2～3倍，半衰期明显延长。罗格列酮在体内代谢，2/3由尿排泄，1/3由胆汁排泄。吡格列酮约2/3由粪排泄，1/3由尿排泄。

（三）降糖效果

格列酮类药可以使HbA1c下降1.0%～1.5%(去除安慰剂效应后)，大剂量效果较小剂量更显著，空腹血糖及HbA1c越高者，降糖效果越明显。饮食控制和增加体力活动仍控制不佳的2型糖尿病患者每日加用4mg或8mg罗格列酮，可使HbA1c和空腹血糖分别下降1.2%、3.2%和1.5%、4.2%。每日15mg和30mg的吡格列酮可使HbA1c和空腹血糖分别下降1.0%、2.1%和1.6%。

（四）安全性评估

1. 低血糖风险

单独应用格列酮类药不引起低血糖，但与胰岛素或胰岛素促泌剂合用时可以增加低血糖的风险。

2. 对体重的影响

格列酮类药可以引起体重增加。引起水肿或使原有水肿加重的发生率为2.5%～16.2%。格列酮类药剂量大、老年人、女性、肾功能减退、合用胰岛素等因素使水肿发生率增高。

3. 心血管风险

使用罗格列酮与心力衰竭风险性增加有关。

4. 肿瘤风险

目前未见格列酮类药物增加肿瘤风险性的报告。

5. 其他不良反应

(1) 老年女性用药后发生骨质疏松的概率大于对照组。

(2) 可引起肝功能异常、头晕、头痛、腹泻。

（五）使用注意事项

(1) 罗格列酮已从欧洲市场撤市，在我国为限制使用。该药限用于：

①用其他口服降糖药后血糖控制不满意，需要罗格列酮治疗者。

②以往已经在用罗格列酮并且疗效较好、本人又不愿意更改者。

(2) 吡格列酮类药使用前需要注意以下事项：

①现有或既往有膀胱癌病史的患者或存在不明原因的肉眼血尿的患者禁用吡格列酮。

②治疗开始之前，应向患者或其家属充分解释膀胱癌风险。当发生任何血尿、尿急、排尿疼痛症状时，患者必须立即咨询医生。

③服用吡格列酮过程中应定期检查，如尿液检查。如观察到异常，应采取适当的措施。此外，停止服用吡格列酮后应继续观察。

(3) 格列酮类药可使伴有胰岛素抵抗的绝经前期和无排卵妇女恢复排卵，随着胰岛素抵抗的改善，女性患者有妊娠的可能。

(4) 有罕见的肝功能异常的报告，建议定期进行肝功能测定。

（六）特殊人群的使用

格列酮类药禁用于：对于该类药物过敏者；有心衰病史或有心衰危险因素的患者；有心脏病病史，尤其是缺血性心脏病病史的患者；骨质疏松症或发生过非外伤性骨折病史的患者；严重血脂异常的患者；严重活动性肝病患者，氨基转移酶超过正常上限 2.5 倍者；儿童和 18 岁以下青少年，妊娠期妇女，哺乳期妇女；65 岁以上者慎用。

六、DPP-4 抑制剂

二肽基肽酶 -4(DPP-4) 抑制剂是一种新型的口服降糖药物，它可以提高血液中内源性胰高血糖素样肽 -1(GLP-l) 和葡萄糖依赖性促胰岛素多肽 (GIP) 的浓度，并最终改善血糖控制。目前在中国已上市的 DPP-4 抑制剂药物主要有西格列汀 (捷诺达)、维格列汀 (佳维乐)、沙格列汀 (安立泽)、利格列汀 (欧唐宁) 和阿格列汀 (尼欣那)。

（一）作用机制

DPP-4 抑制剂可抑制二肽基肽酶 -4(DPP-4)，有效减少体内原有 GLP-1 的降解，延长其活性，在生理范围内增加有活性的 GLP-1 在体内的水平，以葡萄糖浓度依赖的方式增加胰岛素释放，并降低胰高糖素水平，发挥降低 HbA1c、空腹血糖及餐后血糖的作用。

（二）临床应用剂量及药代动力学特征

DPP-4 抑制剂均为口服制剂，服药时间不受进餐影响。西格列汀单药治疗的推荐给药剂量为 100mg，每日 1 次，1 ～ 4 小时后血浆药物浓度达峰值。当维格列汀与二甲双胍联合使用时，维格列汀的每日推荐给药剂量为 100mg，早晚各 1 次，每次 50mg，其血浆药物浓度峰值出现在给药后 1.7 小时，食物能够稍微延迟达峰时间至 2.5 小时。沙格列汀推荐给药剂量为 5mg，每日 1 次，中位达峰时间为 2 小时。阿格列汀推荐给药剂量为 25mg，每日 1 次。利格列汀推荐给药剂量为 5mg，每日 1 次，给药后 1.5 小时达峰，可在每天的任意时间服用，餐时或非餐时均可服用。

（三）降糖效果

在以二甲双胍为基础的治疗中，加用DPP-4抑制剂与其他多种降糖药物，如磺胺类、噻唑烷二酮类的许多对比研究中，显示DPP-4抑制剂在降低HbA1c方面，与对照药的疗效相当。在中国2型糖尿病患者的对比研究中维格列汀与阿卡波糖降低HbA1c的作用相似（较基线下降1.4%）。值得注意的是，DPP-4抑制剂降低糖化血红蛋白的程度与基线HbA1c水平有一定的关系，即基线HbA1c水平高的降低幅度较明显。

（四）安全性评估

DPP-4抑制剂药物在不同临床试验时不良反应表现与发生率不同，最常见的有上呼吸道感染、尿路感染、鼻咽炎、低血糖、头痛、皮肤过敏等。西格列汀上市后有报道超敏反应、肝酶升高、胰腺炎等。

1. 西格列汀

由于不同临床试验的不良反应发生情况不一样，试验统计发生率≥5%的不良反应包括鼻咽炎、上呼吸道感染、头痛、低血糖。

2. 维格列汀

由于与不同药物联用，不良反应不完全一致，不论与哪种药物联用，常见的不良反应为神经系统病变，如震颤、头痛、眩晕、无力及低血糖；当与不同药物联用时可能出现体重增加和外周血管水肿，不排除与合并用药相关。罕见肝功能障碍（包括肝炎）报告。

3. 沙格列汀

基于不同临床试验不良反应发生情况不一，统计发生率≥5%的情况多为上呼吸道感染、尿路感染、头痛、鼻咽炎、低血糖，此外，少见过敏反应。

4. 利格列汀

不良事件的总体发生率与安慰剂相似。在14项利格列汀单药或联合治疗研究中，接受利格列汀治疗的患者报告的发生率≥2%且高于安慰剂的不良反应是鼻咽炎、腹泻、咳嗽。

（五）使用注意事项

(1) DPP-4抑制剂药物的适应证：DPP-4抑制剂适用于成人2型糖尿病患者的血糖控制，目前国内批准该类药物的适应证为：西格列汀可配合饮食控制与运动，进行单药或与二甲双胍联合使用治疗改善血糖控制；维格列汀在二甲双胍作为单药治疗用至最大耐受剂量仍不能有效控制血糖时，与二甲双胍联合使用；沙格列汀和阿格列汀可在饮食和运动基础上单药治疗，当单独使用盐酸二甲双胍血糖控制不佳时与盐酸二甲双胍联合使用；利格列汀可配合饮食控制与运动，与二甲双胍和磺胺类药物联合使用改善血糖控制（见表6-2）。

表 6-2　二肽基肽酶-4(DPP-4) 抑制剂国内批准的适应证

	生活方式治疗血糖控制不佳时用	二甲双胍单药治疗血糖控制不佳时用	二甲双胍和磺胺类联合治疗血糖控制不佳时加用
西格列汀	√	√	
维格列汀		√	
沙格列汀	√	√	
利格列汀			√
阿格列汀	√	√	

注：√表示有适应证；空白表示未提及。

(2) DPP-4 抑制剂不能用于 1 型糖尿病或糖尿病酮症酸中毒的患者。

(3) 对 DPP-4 抑制剂药物中任一成分过敏者禁用。

(4) DPP-4 抑制剂可能引起的皮肤损害：

①西格列汀在上市后发现严重超敏反应，包括过敏反应、血管性水肿和剥脱性皮肤损害，包括 Stevens-Johnson 综合征，如怀疑发生超敏反应，应停止使用本品；在西格列汀上市后的单药治疗和与其他抗高血糖药物的联合治疗过程中发现了一些不良反应。由于这些不良反应来自人数不定的人群自发性报告，因此通常无法可靠估计这些不良反应的发生率或确定不良反应与药物暴露之间的因果关系。超敏反应，包括过敏反应、血管性水肿、皮疹、荨麻疹、皮肤血管炎以及剥脱性皮肤损害。

②维格列汀和沙格列汀在对猴进行毒理学研究中，出现四肢皮肤的损伤报告，尽管未在临床中观察到皮肤损伤的发生率升高，但在合并有糖尿病皮肤并发症的患者中经验有限，建议观测皮肤病变，如水疱、皮疹或溃疡等情况。

③沙格列汀上市后有报告严重超敏反应 (包括速发过敏反应和血管性水肿)。如果疑有沙格列汀严重超敏反应，则停止使用，评估是否还存在其他可能的原因，并改用别的方案治疗糖尿病。

④在接受利格列汀治疗的临床研究中报告的其他不良反应有高敏反应 (如荨麻疹、血管性水肿、局部皮肤剥脱或支气管高敏反应)。

⑤已有服用阿格列汀治疗的患者发生严重过敏反应的上市后报道。如果怀疑发生严重过敏反应，应停用阿格列汀，评估其他可能的过敏原因，并开始采取其他方法治疗糖尿病。

(5) 维格列汀和沙格列汀在纽约心功能分级 (NYHA) 为Ⅰ～Ⅱ级的充血性心力衰竭的患者中经验有限，尚未在Ⅲ～Ⅳ级充血性心力衰竭的患者中进行临床试验，不推荐在此类患者中使用。

(6) 沙格列汀及维格列汀含有乳糖，罕见的半乳糖不耐受遗传疾病、Lapp 乳糖酶缺乏症或葡萄糖 - 半乳糖吸收不良患者不得服用。

(7) 已知促胰岛素分泌药和胰岛素会引起低血糖。DPP-4 抑制剂与胰岛素和胰岛素促泌剂联用时，可能需适当减少胰岛素和胰岛素促泌剂的剂量，以降低低血糖发生的风险。

(六) 特殊人群的使用

(1) 不推荐用于妊娠期、哺乳期妇女以及儿童。

(2) DPP-4 抑制剂在肾功能不全患者中的应用。

①西格列汀通过肾脏代谢，用于中、重度肾功能不全及需要透析的终末期肾病患者时需要根据肌酐清除率调整剂量；轻度肾功能不全的患者服用本品时，不需要调整剂量。中度肾功能不全的患者服用本品时，剂量调整为 50mg，每日 1 次。严重肾功能不全的患者或需要血液透析或腹膜透析的终末期肾病 (ESRD) 患者服用本品时，剂量调整为 25mg，每日 1 次。服用本品不需要考虑透析的时间。

②维格列汀不推荐用于中、重度肾功能不全的患者。

③沙格列汀在中或重度肾功能不全的患者中推荐进行单剂量调整；重度肾功能不全的患者应谨慎使用，且不推荐用于需要进行血液透析的终末期肾病患者。在开始治疗前需评估肾功能，并且在维持常规治疗的同时，应定期进行肾功能评估。

④利格列汀极少经过肾脏排泄，在不同程度肾功能不全的患者中使用，均不需要调整剂量。

⑤阿格列汀在中度肾功能受损患者中使用剂量为推荐剂量减半，中、重度肾功能受损或终末期肾功能衰竭患者中使用剂量为推荐剂量的 1/4。推荐在开始使用阿格列汀前评估肾功能并定期复查。

(3) DPP-4 抑制剂在肝功能不全患者中的应用。

①西格列汀用于轻度或中度肝功能不全的患者，不需要进行剂量调整；尚无严重肝功能不全患者使用的临床经验。

②维格列汀不推荐用于开始给药前血清丙氨酸氨基转移酶或血清或天门冬氨酸氨基转移酶大于正常上限 3 倍的患者；罕见有肝功能障碍 (包括肝炎) 报告，需要进行定期检测肝酶；对于用药中发生肝酶异常者，在肝功能检测恢复正常后，不建议重新使用本品。

③沙格列汀用于轻或中度肝功能受损的患者无须进行剂量调整，用于中度肝功能不全的患者时需谨慎，不推荐用于重度肝功能不全的患者。

④利格列汀在不同程度肝功能不全的患者中使用，均不需要调整剂量。

⑤阿格列汀在肝功能检查结果异常的患者中应慎重使用，如果患者发生可能提示肝损伤的症状，应迅速进行肝功能检查。如果患者出现具有临床意义的肝酶升高和肝功能检查异常结果持续或恶化，应停用阿格列汀。如果未发现引起肝功能检查异常的其他原因，不要在此类患者中再次使用阿格列汀。

七、GLP-1 受体激动药

肠促胰岛素对于调节血糖水平起到至关重要的作用，胰高血糖素样肽 -1(GLP-1) 作为肠促胰岛素的一种，可显著改善血糖水平，并对其他脏器起到保护作用。

CLP-1 受体激动药不但具有显著的降糖效果，还同时兼有低血糖发生率低的优点。在对 β 细胞保护方面可抑制体外 β 细胞凋亡、促进胰岛素合成与分泌，另外具有降低体重、收缩压、改善血脂紊乱、保护心血管系统及改善肝、肾功能的功效。由于 2 型糖尿病患者 GLP-1 分泌不足，或 GLP-1 对葡萄糖的效应降低，有必要通过外源性补充 GLP-1 受体激动药以达到良好的降糖效果。目前，在中国上市的 GLP-1 受体激动药主要有两种：一种是短效 GLP-1 受体激动药艾塞那肽，由两栖动物唾液中的提取物 eXendin-4 加工合成，其与人 GLP-1 的同源性为 53%；另一种是长效人 GLP-1 类似物利拉鲁肽，通过对人 GLP-1 分子结构局部修饰加工而成，同源性高达 97%。

（一）作用机制

GLP-1 通过与其广泛存在器官上的特异受体相结合，从而发挥相应的作用。目前明确存在 GLP-1 受体的器官包括胰岛、胃肠、肺、脑、肾脏、下丘脑、心血管系统，另外，肝脏、脂肪组织和骨骼肌也可能存在 GLP-1 受体。不像其他促泌剂通过 KATP 通道释放胰岛素，GLP-1 通过刺激胰岛素前体基因表达而合成胰岛素。这个效应主要是通过 GLP-1 与 β 细胞的 GLP-1 受体结合后激活了 cAMP 依赖的 PKA 信号通路。另外，GLP-1 也可以通过抑制胰岛 α 细胞释放胰高糖素而降低血糖。此机制尚不明确，可能是通过存在于 α 细胞上的 GLP-1 受体直接作用或间接通过刺激分泌的胰岛素和生长抑素的旁路效应而起作用。GLP-1 对胰腺的作用还包括保护 β 细胞、增加 β 细胞量（通过促进 β 细胞分化、增殖、抑制细胞凋亡通路）。

GLP-1 除了对胰腺作用外，还通过与存在于其他脏器上的特异受体结合发挥胰腺外作用，其胰腺外作用涵盖以下几个方面：

(1) 作用于胃肠道，延缓胃排空和肠道蠕动的作用，并可以抑制胃酸和五肽胃泌素分泌，从而减少餐后血糖漂移和减轻体重。

(2) 作用于中枢神经系统，发挥抑制食欲、增加饱腹感等作用，从而达到减少摄食的目的。

(3) 作用于心血管系统，降低收缩压，改善心肌缺血和心肌收缩功能。

(4) 作用于肝、肾，抑制肝脏葡萄糖生成、降低肝酶、降低血脂、改善肝功能；增加肥胖者的钠排泄、减少 H^+ 分泌、降低肾小球高滤过，从而对肾脏起到保护。

（二）临床应用剂量及药代动力学特征

GLP-1 受体激动药均通过皮下注射方式全身给药，位置可选择大腿、腹部或上臂，但利拉鲁肽与艾塞那肽的给药剂量不同。利拉鲁肽作用持续时间为 24 小时，只需一天注射 1 次，且注射时间与进餐无关，起始剂量为每天 0.6mg，至少一周后，剂量增加至 1.2mg，如需达到更好的疗效可于一周后增加至 1.8mg。皮下注射艾塞那肽后，达到中位血浆浓度峰值的时间为 2.1 小时，需要每日注射 2 次，起始剂量为每次 5pg，注射时间限制在早餐和晚餐前60min内，治疗1个月后剂量可增加至每次10μg。

另外，GLP-1受体激动药与磺酰脲类药物合用时应当考虑适当减少磺酰脲类药物的剂量，以降低低血糖的风险，但与二甲双胍合用时无须调整二甲双胍剂量。

（三）使用注意事项

(1) GLP-1受体激动药适用于成人2型糖尿病患者。目前，该类药物在国内批准的适应证为：利拉鲁肽适用于单用二甲双胍或磺酰脲类药物最大可耐受剂量治疗后血糖仍控制不佳的患者，与二甲双胍或磺酰脲类药物联合应用；艾塞那肽适用于单用二甲双胍、磺酰脲类，以及二甲双胍合用磺酰脲类药物血糖仍控制不佳的患者。在国外，利拉鲁肽在此应用基础上还有单药使用，与二甲双胍合用磺酰脲类或与二甲双胍合用噻唑烷二酮类联合应用的适应证；艾塞那肽还可与噻唑烷二酮类、二甲双胍合用磺胺类，以及二甲双胍合用噻唑烷二酮类联合使用。

(2) GLP-1受体激动药不能替代胰岛素，不适用于1型糖尿病患者或糖尿病酮症酸中毒的治疗。

(3) GLP-1受体激动药禁用于对该类产品活性成分或任何其他辅料过敏者。

(4) 严重胃肠道疾病患者不推荐使用。

(5) 艾塞那肽和利拉鲁肽有少数急性胰腺炎病例报道，应当告知患者急性胰腺炎的特征性症状。如果怀疑发生了胰腺炎，应该立即停用本品和其他潜在的可疑药物。

(6) GLP-1受体激动药在与磺酰脲类药物合用时低血糖发生率升高，适当减少磺酰脲类药物的剂量可降低低血糖风险。

(7) 在联合使用GLP-1受体激动药与磺酰脲类药物时，应告知患者在驾驶或操作机械时采取必要措施防止发生低血糖。

(8) 利拉鲁肽不得用于有甲状腺髓样癌(MTC)既往史或家族史患者以及2型多发性内分泌肿瘤综合征患者(MEN2)。

（四）特殊人群的使用

(1) 妊娠期和哺乳期妇女以及儿童不推荐使用。

(2) 艾塞那肽有罕见肾功能改变报告，不推荐艾塞那肽用于终末期肾病或严重肾功能不全(肌酐清除率＜30mL/min)的患者。

(3) 利拉鲁肽在纽约心脏病学会(NYHA)分级Ⅰ～Ⅱ级的充血性心力衰竭的患者中的治疗经验有限，尚无在Ⅲ～Ⅳ级充血性心力衰竭患者中的应用经验。

第七章　肾脏内科疾病合理用药

第一节　高血压性肾病

一、概述

高血压性肾病是指由于患者血压长期高出正常范围，没有得到很好控制，从而导致肾小动脉硬化、肾单位萎缩或消失等一系列肾脏功能和结构改变的疾病。本病患者往往合并有其他高血压靶器官损害，如动脉硬化性视网膜病变、左心室肥厚、冠心病、心力衰竭和脑动脉硬化等。影响本病发病的主要因素有性别、年龄、种族以及是否合并糖尿病、高脂血症和高尿酸血症等。一般而言，本病多见于年龄＞40岁、高血压病史5～10年以上且血压长期得不到有效控制的患者，合并糖尿病、高脂血症和高尿酸血症者发病率高，男性发病率高于女性。本病治疗主要包括病因预防、饮食控制等非药物治疗和药物治疗措施，若在疾病早期就将血压控制在正常范围内，绝大多数患者病情进展缓慢，预后尚可。不过，当患者罹患恶性高血压并且血压得不到有效控制时，心、脑、肾等重要脏器功能受损较为严重且病情进展迅速，预后不良，最终可导致患者死亡。

二、诊断

（一）诊断依据

1. 临床表现

本病多见于年龄＞40岁、高血压病史5～10年以上且血压长期得不到有效控制的患者，临床表现隐匿，早期多无明显自觉症状，除血压高出正常范围外，多数患者仅表现为夜尿增多。随着病情进展，可逐渐出现微量清蛋白尿乃至大量蛋白尿，少部分患者可伴有腰痛和轻度水肿，若血压长期得不到有效控制，本病最终可发展成为肾功能衰竭。此时，患者则可出现尿毒症相应的一些临床表现，如肾性贫血、酸中毒、钙磷代谢紊乱等。恶性高血压患者(舒张压＞120mmHg)除可引发严重的肾脏损害外，往往还伴有明显的心、脑等多系统并发症，眼底可有条纹状、火焰状出血和棉絮状的软性渗出，肾脏损害则主要表现为短时间内出现大量蛋白尿，常伴有血尿，肾功能在短时间内进行性减退。

高血压诊断标准：我国高血压联盟于2005年10月根据中国国情，参考2003年欧洲ESC/ESH高血压防治指南、WHO/ISH高血压防治意见、美国JNC7对血压水平进行了新的定义和分类(见表7-1)，且2007年新的欧洲高血压指南仍沿用此分类标准。注意：若患者的收缩压与舒张压分属不同的级别时，则以较高的分级为准。单纯收缩期高血压也可按照收缩压水平分为 1、2、3 级。

表 7-1　血压水平的定义和分类

类别	收缩压 (SBP)(mmHg)		舒张压 (DBP)(mmHg)
理想血压	＜ 120	和	＜ 80
正常血压	120 ～ 129	和 (或)	80 ～ 84
正常高值	130 ～ 139	和 (或)	85 ～ 89
高血压	≥ 140	和 (或)	＞ 90
1 级高血压 (轻度)	140 ～ 159	和 (或)	90 ～ 99
2 级高血压 (中度)	160 ～ 179	和 (或)	100 ～ 109
3 级高血压 (重度)	≥ 180	和 (或)	≥ 110
单纯收缩期高血压	≥ 140	和	＜ 90

2. 实验室检查

(1) 尿液检查：本病肾小管功能损害表现先于肾小球功能损害。在疾病早期，尿 N-乙酰 -β-D 氨基葡萄糖苷酶 (NAG 酶) 及 $β_2$ 微球蛋白排泄明显增加。与此同时，尿微量清蛋白排泄也逐渐增加，随着病情发展逐渐出现蛋白尿，一般表现为轻至中度蛋白尿，尿蛋白电泳提示以小分子蛋白为主，尿蛋白定量一般不超过 1.5 ～ 2.0g/24h，偶可合并有镜下血尿。尿蛋白排出量可随血压升高而增加，随血压控制而减少，多数情况下很少出现大量蛋白尿。但恶性高血压患者常表现为突发性大量蛋白尿，尿蛋白定量＜ 2g/24h、2 ～ 4g/24h 和＞ 4g/24h 者各约占 1/3，伴无痛性肉眼血尿 (20%) 或镜下血尿 (50%)，甚至出现红细胞管型。此外，大多数患者可出现白细胞尿。

(2) 血液检查：在大多数情况下，高血压对肾功能的影响过程十分缓慢。在早期情况下，高血压性肾病患者血肌酐值多在正常范围内。但当肾小球滤过率 (GFR) 降至 50mL/min 时，患者可在发热、外伤、感染、药物中毒等应激情况下出现氮质血症，且不易恢复，并易发生高尿酸血症。不过尽管患者出现氮质血症，但肾性贫血一般相对比较轻，不产生严重肾功能不全，发展成尿毒症的只是少数。而恶性高血压患者往往表现为肾功能急剧恶化，表现为血尿素氮以及血肌酐进行性升高，短时间内迅速进展至肾功能衰竭期。

(3) 影像学检查：早期影像学检查多无明显发现。随着病情进展，B 超可以看到患者肾脏实质回声增强、皮髓质分界模糊，当发展到肾功能衰竭时可出现肾脏不同程度缩小或双侧肾脏大小不一。对于恶性高血压患者而言，肾脏大小可以是正常或增大或轻度缩小等多种表现。

(4) 核素 ECT 检查：肾小球滤过率 (GFR) 是衡量高血压性肾病肾功能损害最为敏感的指标，采用核素 ECT 测量肾小球滤过率可以在早期就发现高血压肾功能损害。

(5) 其他检查：高血压性肾病患者心电图常提示左心室高电压。胸部 X 线或超声心动图常提示主动脉硬化、左心室肥厚或扩大。恶性高血压患者眼底检查还可以看到有条纹状、火焰状出血和棉絮状的软性渗出。

3. 病理

大多数情况下，本病呈良性肾小动脉硬化病理表现。正常的肾单位代偿性肥大，肾脏外观呈细颗粒状萎缩肾。入球小动脉呈玻璃样变，小叶间动脉及弓状动脉肌内膜肥厚。随着血管壁增厚，管腔狭窄发展，肾小球和肾小管呈缺血性改变。肾小球毛细血管皱缩、系膜基质增加、球囊壁增厚，最终导致萎缩和硬化。肾小管病变先于肾小球，呈浑浊肿胀，基膜增厚，最终形成肾小管萎缩，间质纤维化。而恶性高血压所致肾脏损害，病理主要表现为血管平滑肌内膜增生和纤维素样坏死、微血栓及新月体形成。血管平滑肌内膜增生与高血压的严重程度和时间呈平行关系，最后导致管腔狭窄，小血管内膜增生，呈洋葱皮样断面，此改变常常为不可逆。纤维素样坏死是由于小血管被过度牵拉部位的内皮受损、微血栓形成所致，常使肾功能迅速恶化。最终导致肾小球硬化、肾小管萎缩及肾间质纤维化，肾脏外观呈蚤咬状出血大肾脏。

4. 诊断注意事项

(1) 诊断标准：符合 1 ＋ 2 即可诊断本病。

(2) 诊断注意事项：本病临床表现隐匿，多数患者发现时可能就已处于肾功能不全阶段，此时需结合其他检查结果，以明确诊断。

（二）临床分型

1. 良性肾小动脉硬化

多有确切和持续的高血压病史及高血压家族史，一般血压＞ 150/100mmHg；高血压的发病年龄多在 25 ～ 45 岁，但病程往往在 10 年以上，年龄越大发病率越高；伴有高血压的其他脏器损害，如心室肥厚、眼底血管病变等。临床上突出表现为肾小管间质损害，如夜尿增多、尿浓缩功能减退，肾小管性蛋白尿、尿 NAG 酶及 β_2 微球蛋白的含量升高、尿酸排泄减少等，部分患者表现为蛋白尿增多及少量红细胞尿，少数表现为孤立性血清肌酐升高。肾活检病理主要表现为入球小动脉管壁玻璃样变及小叶间动脉及弓状动脉壁肌内膜肥厚，可伴有不同程度的缺血性肾实质损害及较明显的小管间质病变。

2. 恶性肾小动脉硬化

血压急剧升高，舒张压＞ 120mmHg；伴有广泛的急性小动脉病变，可累及中枢神经系统、心、肾及其他组织器官，其中常以肾脏损害最为显著，肾功能不全的发生率可高达 84% ～ 100%，若血压得不到有效控制，往往可快速发展为尿毒症。此外，通常有肉眼或镜下血尿、蛋白尿，可以出现少尿、无尿。眼底检查可有条纹状、火焰状出血和棉絮样软性渗出。早期症状往往为头痛、视野模糊，患者还可出现心力衰竭和（或）神经系统症状，如抽搐、局灶性神经功能异常、昏迷等症状。

三、药物治疗

（一）药物治疗原则

本病治疗的关键在于早期合理采用降压药物积极控制患者血压，进而防止病情进展以及其他并发症的发生。若患者已合并慢性肾功能不全或慢性肾功能衰竭，则除控制血压外，还需要积极处理贫血、钙磷代谢紊乱等并发症。高血压性肾病降压药物的使用应尽可能遵从以下原则：

(1) 尽可能将患者血压控制在目标值 (尿蛋白量＜ 1g/24h 者血压目标值为 130/80mmHg，蛋白量＞ 1g/24h 者血压目标值为 125/75mmHg)。

(2) 尽可能保护肾脏功能，延缓肾病进展。

(3) 尽可能降低心、脑血管等疾病发病风险。

(4) 尽量选择不良反应少并对肾功能有保护作用的药物，尽可能减少尿蛋白，稳定或延缓高血压肾损害。

(5) 为了使慢性肾脏病患者达到理想的血压，可联合应用多种降压药物。

(6) 恶性肾小动脉硬化症患者短期内肾功能迅速恶化，在合并有高血压脑病、视力迅速下降、颅内出血等以及不能口服药物时，可静脉给药，如硝普钠，力争在 12 ～ 24 小时内控制血压。

(7) 避免降压速度过急、过猛，以免造成肾脏、脑及心脏等重要脏器的缺血。

(8) 对于已存在慢性肾功能不全或肾脏代偿能力下降的患者，在应用降压药物治疗时应注意调整药物的剂量和药物的不良反应。

（二）药物选择

(1) 血管紧张素转换酶抑制剂 (ACEI)：适用于高血压、糖尿病或轻度肾功能减退患者。循证医学证实 ACEI 是目前公认的保护肾脏最有效的一类降压药物，对于高血压性肾病患者具有延缓肾损害的作用，也可用于只有蛋白尿而无高血压的患者。其扩张出球小动脉的作用强于扩张入球小动脉的作用，一方面具有降低系统高血压、改善肾小球内“三高”、延缓肾损害进展的“血压依赖性效应”，另一方面还具有减少细胞外基质蓄积作用的“非血压依赖性效应”。当患者血清肌酐＜ 3mg/dL 时，可较为安全地使用 ACEI 降血压以及保护肾功能，但应警惕高钾血症的发生和监测血清肌酐的变化，若患者血清肌酐升高超过用药前 30% ～ 50% 时，应及时停用 ACEI。现阶段对于血清肌酐＞ 3mg/dL 患者应用 ACEI 仍有争议，过去认为血清肌酐＞ 3mg/dL 时，不宜使用 ACEI，但近年来我国学者侯凡凡教授研究证实血清肌酐在 3 ～ 5mg/dL 时使用 ACEI 不仅有效，而且依然是安全的。目前，ACEI 类药物有十余种，选药原则为：

①尽可能应用对肾组织渗透力高的药物。

②尽可能选择通过肾脏及肾外双通道排泄的药物。

③尽可能从小剂量开始应用 ACEI，尤其老年人肾脏血流相对不足，肾动脉粥样硬化，

对 ACEI 格外敏感，若用药不当可能发生急性肾功能不全。

④对于双侧肾动脉狭窄、少尿、高钾血症、妊娠、未行血液透析的尿毒症患者应慎用或禁用 ACEI 类药物。

⑤单独应用 ACEI 时，如果能将患者血压控制至正常，则继续治疗；如不能控制，可将其剂量加倍或联合其他种类降压药物使用。ACEI 的主要不良反应为咳嗽、高钾血症、过敏、血管神经性水肿等。

(2) 血管紧张素Ⅱ受体拮抗剂 (ARB)：ARB 的治疗对象和禁忌证与 ACEI 基本相同，还可以适用于对 ACEI 不能耐受的高血压患者。ARB 对于降低患者收缩压和舒张压均有作用，具有长效、降压平稳、抑制左心室肥厚、肾脏保护和预防脑卒中的作用，并且某些种类 ARB 还能降低血尿酸、增加尿酸排泄。与 ACEI 相比尚有以下优点：不影响激肽代谢，无咳嗽等不良反应，有良好的耐受性；其疗效不受 ACE 基因多态性的影响；可抑制非 ACE 催化产生的血管紧张素Ⅱ (AngⅡ) 的各种效应。

(3) 钙通道阻滞剂 (CCB)：CCB 包括二氢吡啶类和非二氢吡啶类两种亚型，同时可以按照药物剂型的不同分为长效制剂和短效制剂，主要适用于合并肾功能不全或糖尿病的高血压患者。短效制剂由于可引起患者血压较大波动，目前已不推荐长期使用。长效二氢吡啶类药物主要包括非洛地平缓释片、硝苯地平控释片等。二氢吡啶类 CCB 降低血压疗效肯定，但对肾脏的保护作用却存在争论。部分动物实验表明二氢吡啶类 CCB 扩张入球小动脉强于扩张出球小动脉，导致肾小球内“三高”状态加重，对保护肾脏不利。但近年来临床研究显示，肾小球疾病时使用 CCB 治疗高血压，只要把系统血压控制在目标值，亦可起到肾脏保护作用。非二氢吡啶类 CCB 主要包括维拉帕米和地尔硫䓬，由于非二氢吡啶类 CCB 对窦房结功能和房室传导有抑制作用，容易引起窦性心动过缓和房室传导阻滞。因此，非二氢吡啶类 CCB 对心力衰竭、窦房结功能低下、心传导阻滞者禁用。相对于 ACEI 和 ARB 类降压药物而言，应用 CCB 禁忌证少，使用安全。

(4) 利尿剂：适用于高血压早期或轻型高血压患者，对盐敏性高血压有较强的降压效果。主要不良反应有低钾血症、高钙血症、高血糖和高脂血症等，故糖尿病、痛风和高脂血症患者应慎用。另外，对肾功能减退的患者也有不利影响，可引起血尿素氮和肌酐的增高。对于限制盐摄入困难的患者和容量依赖性高血压患者，应适当加用利尿剂。患者 GRF $>$ 30mL/min 时，可使用噻嗪类药物。患者 GRF $<$ 30mL/min 时，可使用袢利尿剂，对于部分患者可联合使用两类利尿剂。保钾排钠类利尿剂不宜与 ACEI 合用，肾功能不全者严禁二者联合应用。

(5) β 受体阻滞剂：适用于心率偏快，心功能良好伴冠心病心绞痛的轻、中型高血压患者。通过大量的临床实践认为β受体阻滞剂可有效地降低高血压，但其可导致心动过缓，诱发支气管哮喘、高血糖、高脂血症等。因此，对于合并哮喘、慢性阻塞性肺病和病态窦房结综合征的患者不宜使用，糖尿病患者也应慎用。

(6) α 受体阻滞剂：适用于伴有肥胖、高脂血症及肾功能不良的高血压患者。α 受体阻滞剂对肾功能参数无明显影响，由于其可控制血压、调整血脂，所以对肾脏有一定益处。常见不良反应为直立性低血压，尤其是首剂服药时容易发生，因此首次服药时应在临睡前药量减半服用，并注意尽量避免夜间起床。

(7) 联合使用多种降压药物：若患者初始血压较高或使用单一降压药物患者血压不达标，则可以考虑和其他种类降压药物联合使用，但并非任意降压药物均可以联合使用，一般推荐二氢吡啶类 CCB 联合噻嗪类利尿剂、二氢吡啶类 CCB 联合 ACEI/ARB、二氢吡啶类 CCB 联合Ⅱ受体阻滞剂和 ACEI/ARB 联合噻嗪类利尿剂。ACEI 和 ARB 能否联合应用存在争议，目前一般不推荐 ACEI 和 ARB 联合应用于降压治疗，但在肾脏病学领域，仍有学者建议 ACEI 和 ARB 联合应用于减少尿蛋白和延缓肾功能恶化。

常用的可联合应用的降压药：

①氨氯地平 (2.5 ～ 10mg，1 次 /d) ＋氢氯噻嗪 (12.5 ～ 50mg，1 ～ 3 次 /d)。

②非洛地平 (5 ～ 10mg，1 ～ 2 次 /d) ＋氢氯噻嗪 (12.5 ～ 50mg，1 ～ 3 次 /d)。

③氨氯地平 (2.5 ～ 10mg，1 次 /d) ＋福辛普利 (10 ～ 40mg，1 次 /d)。

④非洛地平 (5 ～ 10mg，1 ～ 2 次 /d) ＋福辛普利 (10 ～ 40mg，1 次 /d)。

⑤氨氯地平 (2.5 ～ 10mg，1 次 /d) ＋美托洛尔 (25 ～ 50mg，2 ～ 3 次 /d)。

⑥非洛地平 (5 ～ 10mg，1 ～ 2 次 /d) ＋美托洛尔 (25 ～ 50mg，2 ～ 3 次 /d)。

⑦福辛普利 (10 ～ 40mg，1 次 /d) ＋氢氯噻嗪 (12.5 ～ 50mg，1 ～ 3 次 /d)。

⑧贝那普利 (10 ～ 20mg，1 次 /d) ＋氢氯噻嗪 (12.5 ～ 50mg，1 ～ 3 次 /d)。

(8) 高血压危象的处理措施：降压目标是通过静脉输注降压药，1 小时内使平均动脉血压迅速下降＜ 25%，在以后的 2 ～ 6 小时血压降至 160/100 ～ 110mmHg。若患者可以耐受且临床病情稳定，在以后 24 ～ 48 小时血压逐步降至正常水平。高血压危象常用降压药有硝普钠、尼卡地平、乌拉地尔、肼屈嗪、拉贝洛尔、酚妥拉明等。有些高血压急症患者，用口服短效降压药可能有益，如卡托普利、拉贝洛尔、可乐定等。

(三) 高血压性肾病复发的预防与治疗

患者若自行停药，即失去对病情的控制。本病需终身服药，应尽可能告知患者停药风险，以增加患者依从性，对于自行停药、血压难以控制的患者，只需再次按照降压药物使用原则将血压控制到目标值即可。

第二节　终末期肾病

一、概述

终末期肾病 (ESRD) 为自身的肾功能不可逆地下降，病情严重至必须进行透析或移植，否则足以致命。ESRD 处在慢性肾脏病 (CKD) 分期的第 5 期，此期主要指估计的肾小球

滤过率 (EGFR) 低于每标准体表面积 ($1.73m^2$)15mL/min，或指那些需要透析的患者，不论肾小球滤过率高低。肾功能减退或丧失导致一系列调节紊乱，包括体液潴留 (细胞外液容量负荷过量)、贫血、骨矿物质代谢紊乱、血脂异常及蛋白质能量营养不良。在 ESRD 患者中可以观察到的液体潴留会导致高血压、心室功能不全以及更多的心血管事件的发生。

二、诊断

(一) 诊断依据

1. 临床表现

(1) 水、电解质酸碱平衡失调：

①水：表现为水潴留或脱水。肾小管浓缩功能受损时，可有夜尿增多，排出的是低渗尿。当肾小球普遍严重受损时滤过减少出现少尿。

②钠：正常肾脏有保存钠的功能。当肾功能受损时此功能亦受影响，故对慢性肾衰竭患者除有水钠潴留情况外，不必严格限制钠的入量。

③钾：晚期肾衰竭患者多有血钾升高，尤其是少尿、代谢性酸中毒、用药不当及处于高分解状态的患者，可出现致命的高钾血症。

④钙磷平衡失调：慢性肾衰竭患者排磷减少致血磷升高，肾脏产生活性维生素 D_3 的功能减退致血钙降低。血钙浓度降低刺激甲状旁腺激素 (PTH) 分泌增多，发生继发性甲状旁腺功能亢进。

⑤镁：当肾小球滤过率低于 30mL/min 时，可出现高镁血症，有食欲缺乏、嗜睡等表现。

⑥酸碱平衡失调：肾功能减退排出酸性物质减少、肾小管分泌 H^+ 和 NH_4^+ 能力下降致血浆中 HCO_3^- 浓度下降出现酸中毒。

(2) 消化系统：通常表现为食欲缺乏、恶心、呕吐等，患者口中有异味，可有消化道出血。

(3) 心血管系统：表现为不同程度的高血压；可有尿毒症性心肌病，出现心力衰竭、心律失常，晚期或透析患者可有心包炎的表现和动脉粥样硬化的快速进展。

(4) 血液系统：多为正常细胞正色素性贫血，2006 年 K/DOQI 肾性贫血治疗指南中，以成年男性 Hb ＜ 13.5g/dL，成年女性 Hb ＜ 12g/dL 为肾性贫血的诊断标准。

(5) 神经、肌肉系统：早期多有乏力、失眠等精神症状，随着病情进展，表现出尿毒症脑病和周围神经病变症状，可有嗜睡、抽搐、昏迷。

(6) 肾性骨营养不良：

①高转运性骨病，即甲状旁腺功能亢进性骨病和纤维性骨炎，特征为骨重塑增加和骨量异常。

②低转运性骨病，表现为骨矿化和骨形成的减少，包括骨软化症和无动力性骨病。

③混合性骨营养不良，特征为甲状旁腺功能亢进性骨病和骨矿化障碍并存。确诊的

金指标是骨活检。

(7) 呼吸系统：慢性肾功能不全有代谢性酸中毒时呼吸深而长，有水潴留和心力衰竭，有时可能出现肺水肿。

(8) 内分泌系统：

①肾脏本身分泌 EPO 减少致贫血，分泌活性维生素 D_3 减少导致肾性骨病，肾脏降解、排除激素的功能降低导致一些激素在体内蓄积，如胰岛素。

②有甲状腺及性腺功能受损的表现，如体温偏低、怕冷、闭经、不孕等。

(9) 代谢紊乱：慢性肾功能不全的患者蛋白质、脂肪、糖类代谢均不正常。

(10) 其他：如皮肤瘙痒、面色暗黄、水肿等。

2. 实验室检查

(1) 血液检查：血红蛋白终末期可降至 20 ～ 30g/L，可伴有血小板降低或白细胞偏高；动脉血气分析，酸碱测定：晚期常有 pH 下降，实际碳酸氢盐 (AB)、标准碳酸氯盐 (SB) 及碱剩余 (BE) 均降低，PCO_2 呈代偿性升高；血浆蛋白可正常或降低；电解质测定可出现异常；高磷血症；低钙血症；血 PTH 浓度升高。

(2) 尿液检查：尿常规改变可因基础病因不同而有所差异，可有蛋白尿、红白细胞或管型，也可以改变不明显。尿比重多在 1.018 以下，尿毒症时固定在 1.010 ～ 1.012，夜间尿量多于日间尿量。

(3) 肾功能测定：肾小球滤过率降低，内生肌酐清除率降低；肌酐达 707μmol/L(8mg/dL) 以上。肌酐清除率在 10mL/min 以下，尿素氮在 28.8mmol/L(80mg/dL) 以上；酚红排泄试验及尿浓缩稀释试验均减退；自由水清除率测定异常；核素肾图、肾动态图 (目前作为测定 GFR 的金标准)、肾扫描等均显示肾功能下降。

3. 病理

硬化性肾小球肾炎。

4. 功能诊断

近年来根据国际公认的 K/DOQI 指南及 KDIGO 国际组织修改，将以慢性肾脏病 (CKD) 取代 CRF，提出慢性肾脏病指肾损害或 GFR ＜ 60mL/(min·1.73m^2) 持续 3 个月以上者。临床按照肾小球滤过率的水平将慢性肾脏病分为 5 期，其中 2 ～ 5 期为 CRF 进展的不同阶段：

(1) 肾损害，CFR 正常或升高 [90mL/(min·1.73m^2)]。

(2) 肾损害伴 GFR 轻度下降 [60 ～ 90mL/(min·1.73m^2)]。

(3) GFR 中度下降 [30 ～ 59mL/(min·1.73m^2)]。

(4) GFR 重度下降 [15 ～ 29mL/(min·1.73m^2)]。

(5) 肾衰竭 [GFR ＜ 15mL/(min·1.73m^2)]。

5. 病因诊断

(1) 各型原发性肾小球肾炎：膜增生性肾炎、急进性肾炎、膜性肾炎、局灶性肾小球硬化症等。

(2) 继发于全身性疾病，如高血压及动脉硬化、系统性红斑狼疮、过敏性紫癜肾炎、糖尿病、痛风等。

(3) 慢性肾脏感染性疾患，如慢性肾盂肾炎。

(4) 慢性尿路梗阻，如肾结石、双侧输尿管结石、尿路狭窄、前列腺肥大、肿瘤等。

(5) 先天性肾脏疾患，如多囊肾、遗传性肾炎及各种先天性肾小管功能障碍等。

6. 诊断注意事项

除外有急性肾损伤的可能。

(二) 临床分型

1. 肾功能不全代偿期

肾单位受损未超过正常的 50%(肌酐清除率 50 ～ 80mL/min)，有贮备的肾功能代偿而不出现血尿素氮等代谢产物增多，血肌酐维持在正常水平，除常有夜尿增多外，无任何临床症状。

2. 肾功能不全衰竭期

血肌酐上升达 442 ～ 707μmol/L (5 ～ 8mg/dL)，肌酐清除率降至 10 ～ 20mL/min，血尿素氮上升达 17.9 ～ 28.6mmol/L(50 ～ 80mg/dL)，患者出现贫血、水电解质酸碱平衡紊乱等各系统的多种临床表现。

3. 尿毒症期

血肌酐达 707μmol/L (8mg/dL) 以上，肌酐清除率降至 10mL/min 以下，血尿素氮超过 288.6mmol/L(80mg/dL)，患者有明显的酸中毒、贫血及严重的全身各系统症状。

三、药物治疗

(一) 药物治疗原则

针对不同的并发症选择合适的药物。

(二) 药物选择

(1) 纠正水、电解质平衡：透析者加强超滤和限制水钠的摄入。高钾血症：应首先治疗引起高钾的原因和限制从饮食中摄入钾，首先用 10% 的葡萄糖酸钙 20mL，稀释后缓慢静脉注射，继之用 5% 的碳酸氢钠 100mL 静脉推注，5min 注射完成后用 50% 葡萄糖 50 ～ 100mL 加普通胰岛素 6 ～ 12U 静脉注射，经上述处理后，如血钾不降，应立即做透析。

(2) 维持酸碱平衡类药：多数慢性肾衰患者，应经常口服碳酸氢钠，一般 3 ～ 10g/d，分 3 次服用。HCO_3^- 低于 13.5mmol/L，尤以伴有昏迷或深大呼吸时，应静脉补碱，一般先将 HCO_3^- 提高到 17.1mmol/L。每提高 HCO_3^- 1mmol/L，需要 5% 碳酸氢钠 0.5mL/kg，如因纠正酸中毒而引起低钙血症，可给予 10% 葡萄糖酸钙 10mL 稀释后缓慢静脉注射。

严重酸中毒，需静脉补碱，并按血气分析予以调整剂量，同时，根据病情考虑是否开始透析治疗。

(3) 神经精神系统受累时用药：癫痫发作时予以地西泮注射 (10 ～ 20mg) 有效，但因其作用时间短需同时给予长效抗癫痫药物以防再次发作。在心电监测的情况下，每分钟不超过 50mg 的速度注入苯妥英钠 200mg，或缓慢静脉滴注地西泮 100 ～ 150mg/24h。

(4) 高血压：对容量依赖型高血压应控制水、钠摄入，并配合利尿剂及降压药。利尿剂中以呋塞米及依他尼酸钠效果最好。对肾素依赖型高血压给予血管紧张素转换酶抑制剂及血管紧张素Ⅱ受体拮抗剂，如赖诺普利、福辛普利、贝那普利、培哚普利、依那普利、卡托普利、氯沙坦、缬沙坦、替米沙坦、氯沙坦等，还可用钙离子拮抗剂及 β 受体阻滞剂，还有 α 受体阻滞剂等，可联合应用，使血压降到理想水平。

(5) 贫血治疗详见肾性贫血。

(6) 肾性骨病详见其治疗。

(7) 皮肤瘙痒外用乳化剂，口服抗组胺药物，控制高磷血症及强化透析。

(8) 胃肠透析：应用药用炭片，尿毒清 (1 包，3 ～ 5 次 /d)，口服透析盐 (15mg，3 次 /d)。

(9) 维持氮平衡：应用复方 α- 酮酸片 (4 ～ 8 片，3 次 /d)，配合低蛋白饮食。

（三）终末期肾病并发症治疗

常见的并发症：感染、心血管病是尿毒症患者死亡的首要因素；肾性贫血及营养不良；肾性骨病；尿毒症性脑病；高钾血症、代谢性酸中毒等。

血液透析并发症的治疗：

1. 即诊并发症

(1) 失衡综合征：是指在透析过程中或透析结束后不久出现的以神经、精神系统为主的症候，常持续 24 小时后逐渐消失。轻度失衡时只有头痛、焦虑不安或恶心、呕吐，严重时可有意识障碍、癫痫样发作、昏迷甚至死亡。原因有尿素氮代谢产物清除过速，脑组织反应性酸中毒，特发性渗透物质作用，低钠血症，透析中低血糖等。治疗：静脉注射 50% 高渗葡萄糖 40 ～ 60mL 或 3% 的盐水 40mL；症状明显者给予 20% 甘露醇 250mL 脱水，并给予其他减轻脑水肿的措施；发生抽搐时静脉注射地西泮 10 ～ 20mg；血压高及心律失常者给予相应对症处理。

(2) 低血压：临床表现为无症状性低血压，但大部分患者有头晕、胸闷不适、面色苍白、出冷汗、眼前发黑、恶心、呕吐、心率加快和肌肉痛性痉挛，甚至一过性意识丧失。其发生的原因：有效血容量减少、自主神经病变和血管收缩降低、内分泌性因素、醋酸盐不耐受等，患者平卧，头低位，将负压、血流量调低，以减少过滤作用，快速静脉注入生理盐水 100 ～ 200mL 或 50% 葡萄糖 60mL。如有可能，给予输血、清蛋白、血浆。若输液 500mL 以上血压仍未回升，可用升压药并进一步检查原因，给予相应措施。

(3) 低氧血症：原因：肺通气功能减退，肺内弥散障碍等。治疗：氧气吸入 (2L/min，40% 的氧气)。预防：氧气吸入，过氧化氢内供氧，供给葡萄糖，使用碳酸氢盐透析液，提高透析膜生物相容性。

(4) 心血管并发症：心律失常，原因有高钾血症，低钾血症，病毒感染，洋地黄类药物毒性反应，根据其病因给予相应的处理，并给予抗心律失常药。心包压塞，透析中发生多为出血性，常在原有尿毒症性心包炎基础上，由于肝素应用而引起心包腔出血，透析中发生者，及时停止透析，用鱼精蛋白中和肝素。颅内出血，仍采用血液透析治疗者至少在 7 ～ 10 天不用肝素抗凝。

(5) 溶血：原因有透析液低渗，透析液温度过高，透析用水中氯、氧胺或硝酸盐含量过高，消毒剂残留，游离铜离子作用，异形输血，血泵或管道内表面对红细胞的机械性损伤。发生时应立即停止血泵，夹住血路导管，有贫血者应立即补充新鲜血液并给予纯氧吸入，有高钾者给予对症处理。预防，定期检修机器，认真监测透析液成分，透析用水应使用反渗水。

(6) 空气栓塞：有脑性抽搐时给予静脉注射地西泮 10 ～ 20mg，有脑水肿或昏迷者可给予地塞米松及脱水剂治疗，用肝素及低分子右旋糖酐增加微循环功能。

2. 远期并发症

(1) 心血管系统：高血压；左心室功能不全；冠状动脉疾病；心内膜炎；心律失常；脂质代谢紊乱。

(2) 呼吸系统：肺水肿；胸腔积液；肺部感染；低氧血症；高钾、低磷血症或糖负荷过多引起的呼吸衰竭。

(3) 消化系统：胃肠道疾病，如食管炎、胃炎及消化性溃疡、肠缺血和肠梗死、憩室病、肠穿孔、淀粉样变、血管畸形、胃肠道出血；胰腺疾病；肝脏疾病，如肝损害、透析相关性腹腔积液。

(4) 血液系统：贫血，出血，白细胞异常，铁负荷过度。

(5) 神经系统：中枢神经系统疾病，如透析脑病、Wernicke 脑病、尿毒症性脑萎缩、脑血管病变及周围神经病变、自主神经病变。

(6) 继发性甲状旁腺功能亢进与肾性骨病。

(7) 皮肤干燥、瘙痒。

第三节　肾性贫血

一、概述

肾性贫血是慢性肾脏病 (CKD) 的重要临床表现，常有正细胞正色素性贫血及其所引起的一系列生理异常，影响了 CKD 患者的生活质量。肾性贫血是 CKD 患者合并心血管并发症的独立危险因素。CKD 患者肾脏产生促红细胞生成素的能力下降是肾性贫血的主要原因。其他可能造成贫血的因素包括铁缺乏、严重甲状旁腺功能亢进、急性或慢性炎症状态、铝中毒、叶酸缺乏等。肾性贫血可发生在血肌酐＞176.8mmol/L 甚至更高时，占慢性病贫血的 23% ～ 50%。虽然肾功能损害越重发生贫血的可能及严重程度越大，但成人肾功能受损程度与血红蛋白及血细胞比容并不完全平衡。

有效治疗肾性贫血是 CKD 一体化治疗的重要组成部分。重组人促红细胞生成素 (rHuEPO) 是临床上治疗肾性贫血的主要药物，不仅应用于血液净化患者，也应用于非透析的 CKD 患者。rHuEPO 可以提高慢性肾衰患者的生存率，降低并发症发病率，提高生活质量。

二、诊断

(一) 诊断依据

1. 临床表现

患者往往先有肾脏基础疾病，后出现贫血，随着肾功能的恶化，贫血亦随之加重，个体之间贫血程度可有较大差异。多囊肾肾衰患者的贫血比其他原因肾衰引起的贫血轻；伴有高血压的肾衰贫血血细胞比容要高于血压正常患者；伴有肾病综合征患者贫血程度比无肾病综合征患者严重，肾性贫血的临床症状比其他种类贫血轻。

2. 实验室检查

(1) 血常规：单纯肾性贫血多为正细胞、正色素性，但如果铁、维生素 B_{12} 或叶酸缺乏则可出现小细胞或大细胞性贫血，白细胞、血小板计数多正常。

(2) 诊断标准：贫血是根据血红蛋白 (Hb) 或血细胞比容的水平定义的。2001 年世界卫生组织 (WHO) 和我国专家共识关于肾性贫血的诊断标准：成年女性 Hb＜12g/dL，成年男性 Hb＜13g/dL，但应考虑患者年龄、种族、居住地的海拔高度和生理需求对 Hb 的影响。2006 年美国 K/DOQI 关于肾性贫血治疗指南中规定的贫血诊断标准为：成年男性 Hb＜13.5g/dL，成年女性≤ 12.0g/dL。

3. 诊断注意事项

(1) 贫血定义应考虑患者年龄、种族、居住地的海拔高度和生理需求对 Hb 的影响。

(2) 所有 CKD 患者，不论其分期和病因，都应该定期检查 Hb。女性 Hb＜11g/d，男性 Hb＜12g/dL 时应实施贫血评估。贫血检查和评估应该在 rHuEPO 治疗前实施。

(3) 不同次数采血时间应保持在一天的同一时间，血液透析患者应该在透析开始前即刻采血。

(4) 贫血评估至少包括以下化验：

①全血细胞数：血红蛋白、红细胞参数 (红细胞平均血红蛋白量、红细胞平均体积、红细胞平均血红蛋白浓度)、白细胞计数和血小板计数。

②绝对网织红细胞计数。

③铁参数：血清铁蛋白评估体内铁储存的情况，转铁蛋白饱和度(血清铁和转铁蛋白)或网织红细胞血红蛋白含量用于评估铁缺乏状况：当转铁蛋白饱和度＜20%和血清铁蛋白＜100μg/L时，铁缺乏的可能性是非常大的；当转铁蛋白饱和度＞20%和血清铁蛋白＞100μg/L时仍存在功能性铁缺乏。对于所有患者来讲，单独的转铁蛋白饱和度或血清铁蛋白水平检测并非理想。

④大便潜血：评价胃肠道隐性失血。

⑤促红细胞生成素：进行贫血的评估检查后未发现除CKD外的其他致贫血原因，加上患者的血肌酐大于176.8mmol/L，那么贫血最可能的原因是促红细胞生成素缺乏。临床无须测定患者的血清促红细胞生成素水平。

⑥必要时可以监测以下指标：C-反应蛋白、iPTH、溶血相关检查(血清结合珠蛋白、乳酸脱氢酶、胆红素、Coombs试验)、骨穿等。

(二)鉴别诊断

如果除CKD外尚没有其他导致贫血的原因，而且血肌酐≥176.8mmol/L，则最有可能是由于促红细胞生成素缺乏所致的肾性贫血。

1. 非肾性贫血

通常血清促红细胞生成素水平升高。

(1) 溶血性贫血

临床表现：根据溶血的急缓，可有不同程度的发热、四肢酸痛、头痛、呕吐、面色苍白、黄疸、肝脾大等症状。

实验室检查：可有血红蛋白下降，网织红细胞增多，高胆红素血症，含铁血黄素尿，Coombs试验阳性，血红蛋白尿，粪胆原排出增多，尿胆原排出增多，骨髓幼红细胞增生，红细胞形态可见畸形红细胞增多，海因小体阳性等。

(2) 消化道出血

临床表现：根据失血量的多少，可有不同程度的贫血、恶心、呕血、黑便、便血、失血性循环衰竭、发热等症状。

实验室检查：血细胞分析红细胞计数减少，血红蛋白减少；大便为柏油样，潜血试验阳性。

影响实验室结果的药物：服用铁剂或食用动物血可出现粪潜血试验阳性。

影响实验室结果的疾病：各种门静脉高压症、脾功能亢进、食管静脉曲张破裂出血等上消化道出血，或再生障碍性贫血、功能性子宫出血和营养不良等贫血均可影响血细胞分析结果。

诊断措施：根据上述症状及实验室检查可做初步诊断，病情允许时可做胃镜及结肠镜的检查治疗。

2. 慢性疾病性贫血

炎症因子直接抑制内源性促红细胞生成素的产生及红细胞的生成。如果伴有白细胞计数和(或)血小板的异常，则提示可能存在波及全身的疾病造成骨髓功能异常，如恶性肿瘤或血管炎。甲状腺功能减退症的正细胞正色素性贫血。

(三)临床分型

1. 功能性铁缺乏

功能性铁缺乏是指当有更大量铁需求以合成血红蛋白时，从铁储备(网状内皮细胞)中释放的铁低于需求量。促红细胞生成素通过刺激红细胞生成高于正常水平而达到纠正贫血的目的，因此常常导致功能性铁缺乏。此时虽然血清铁蛋白水平正常或增高，但转铁蛋白饱和度持续下降，表现铁缺乏。通过常规使用静脉铁剂(如小剂量、每周给予、补充监测到的血液丢失量)来预防功能性(和绝对性)铁缺乏，促进红细胞生成。因此，尽管转铁蛋白饱和度≤ 20% 和血清铁蛋白≤ 100μg/L，如果血细胞比容小于 33% 和(或)促红细胞生成素用量超过预计用量的患者，应给予额外的铁剂补充，并使转铁蛋白饱和度不大于 50% 和血清铁蛋白不大于 500μg/L。

2. 绝对性铁缺乏

在健康人体内，当铁储备减少，血清铁蛋白小于 12μg/L；铁转运到骨髓红系受损，转铁蛋白饱和度低于 16% 时，考虑“绝对性”铁缺乏。肾性贫血患者的绝对性铁缺乏，被定义为血清铁蛋白小于 100μg/L，转铁蛋白饱和度小于 20%。

三、药物治疗

研究证实，贫血可加速缺血、缺氧和氧化应激引起的肾小球和间质纤维化、肾小管萎缩，加速 CKD 的进展。而 rHuEPO、铁剂可能会延缓 CKD 的进展。因此，提倡只要存在肾性贫血，无论是否透析，均需要开始实施 rHuEPO 治疗，并按需要补充铁剂等，以达到血红蛋白、血细胞比容靶目标值。

(一)药物治疗原则

(1) 铁和 rHuEPO 对于红细胞的生成都是必需的。

(2) 在使用铁剂时，应权衡避免(或减少)输血及使用 rHuEPO 的潜在获益与预防贫血相关症状发生两者之间的关系。

(3) 早期应用 rHuEPO。无论透析还是非透析的 CKD 患者，若间隔 2 周或者 2 周以上连续两次 Hb 检测值均低于 11g/dL，并除外铁缺乏等其他贫血病因，应开始实施 rHuEPO 治疗。rHuEPO 通过缓慢稳定血红蛋白 / 血细胞比容水平，在 24 个月达到目标值。对于血透及腹透患者，最有效的给药途径是皮下注射；血液透析患者最方便的给药途径是静脉注射；对于腹膜透析患者，由于生物利用度的因素，不推荐腹腔给药。

(4) 开始 rHuEPO 治疗之前，首先应除外有无影响贫血的其他因素，如失血、原料(铁、叶酸等)的不足等，并先处理所有可纠正的贫血原因(包括铁缺乏和炎症状态)。在起始和维持 rHuEPO 治疗时，应权衡减少输血所致潜在获益与贫血相关症状所致可能风险(如卒中、高血压等)两者关系。对于有恶性肿瘤史的 CKD 患者，推荐应慎用 rHuEPO 治疗。

对于 Hb ≥ 100g/L 的 CKD 不透析患者，不建议使用 rHuEPO 治疗 (2007 年及 2012 年美国 K/DOQI)。

①部分患者特别是贫血程度较轻且严格执行低蛋白饮食者，常常通过补充铁剂、叶酸使血红蛋白 / 血细胞比容水平有所升高，而不必急于给予 rHuEPO。在纠正了影响贫血的其他因素后，血红蛋白 / 血细胞比容水平仍低于上述值，可在做好准备工作 (包括铁储备评价、血压的控制) 基础上给予 rHuEPO 治疗，并使铁储备在实施 rHuEPO 治疗时达到合适水平。

②转铁蛋白饱和度≥ 20% 和血清铁蛋白≥ 100ng/mL 时仍存在功能性铁缺乏，如果血细胞比容＜ 33% 和 (或)rHuEPO 用量超过预计用量的患者，应给予额外的铁剂补充，并使转铁蛋白饱和度＞ 50% 和血清铁蛋白＞ 500ug/L。

③对于 Hb ＜ 100g/L 的 CKDND 患者，建议基于 Hb 下降率、需要输血的风险、rHuEPO 治疗相关的风险以及贫血所致症状出现等情况，个体化决定是否开始应用 rHuEPO 治疗。一般情况下，建议使用 rHuEPO 维持 Hb 浓度不应超过 115g/L。

④对所有儿童 CKD 患者，应权衡 rHuEPO 治疗的潜在获益 (如提高生活质量等) 与不利两者的关系，而后决定在何时开始 rHuEPO 的治疗。接受 rHuEPO 治疗的儿童 CKD 患者，建议将 Hb 的靶目标定为 110 ～ 120g/L。对于所有未接受铁剂或者 rHuEPO 治疗的儿童 CKD 贫血患者，当血清铁蛋白＜ 100ng/mL 时，推荐使用口服铁剂治疗，在 CKD 血液透析 (HD) 时可使用静脉铁剂治疗。对所有单纯接受 rHuEPO 治疗而未补充铁剂的儿童 CKD 患者，推荐口服铁剂治疗 (在 CKDHD 患者中，或可使用静脉铁剂治疗) 以维持铁蛋白 [男性 80 ～ 130μg/L(80 ～ 130ng/mL)、女性 35 ～ 55μg/L(35 ～ 55ng/mL)]。

⑤对于 rHuEPO 反应低下的患者，建议避免反复增加剂量并超过原本以体重为基础的起始治疗剂量的 2 倍。对于 rHuEPO 不反应的患者建议避免增加剂量并超过原维持稳定治疗剂量的 2 倍。不推荐使用雄激素作为辅助治疗药物。不建议使用维生素 C、D、E，叶酸，L- 肉碱和己酮可可碱作为 rHuEPO 的辅助治疗。

⑥接受 rHuEPO 治疗的患者，无论是非透析还是透析状态均应补充铁剂达到治疗目标值。血液透析患者比非血液透析患者需要更大的铁补充量，静脉补铁是最佳的补铁途径。补充静脉铁剂需要做过敏试验，尤其是右旋糖酐铁。

(5) 当治疗慢性贫血时，在允许的情况下，推荐避免输注红细胞，以减少输血相关的一般风险。对于适宜器官移植的患者，情况允许下，特别推荐避免输入红细胞，以减少发生致敏反应的风险。对于 rHuEPO 治疗无效或风险过大的患者，输入红细胞的获益可能超过其可能发生的风险。当需要快速纠正贫血以稳定患者病情时，进行红细胞输入其获益可能大于其可能发生的风险。

(二) 药物选择

(1) 口服补铁 (Ⅰ类，A 级)：葡萄糖酸亚铁、硫酸亚铁、富马酸亚铁、多糖铁复合物胶囊。

(2) 静脉使用的铁制剂 (Ⅰ类，A 级)：蔗糖铁、右旋糖酐铁。

(3) rHuEPO 的应用 (Ⅰ类，A 级)：阿法依泊汀。

(4) 其他辅助治疗 (Ⅰ类，D 级)：叶酸、维生素 B_{12}。

(三) 肾性贫血复发的预防与治疗

1. 病情监测

(1) 铁剂治疗的监测评估指标及靶目标值

①血液透析患者：血清铁蛋白＞ 200ng/mL，血清转铁蛋白饱和度＞ 20%，有条件者采用网织红细胞血红蛋白量 (CHr) ＞ 29pg/ 个。

②非透析患者或腹膜透析患者：血清铁蛋白＞ 100ng/mL，血清转铁蛋白饱和度＞ 20%。

③未接受 rHuEPO 治疗患者：血清转铁蛋白饱和度≥ 20%，TF ＞ 100ng/mL，每 3 ～ 6 个月监测一次。

④接受 rHuEPO 治疗患者，未达血红蛋白目标，未接受静脉铁剂者：每月监测一次。

⑤接受 rHuEPO 治疗患者，未达 Hb 目标但已接受静脉铁剂者：每 1 ～ 3 个月监测一次。

⑥血红蛋白 / 血细胞比容达到目标或未用 rHuEPO 治疗的血液透析患者：每 3 个月监测一次。

⑦在末次用药后，依所用剂量确定检测转铁蛋白饱和度和血清铁蛋白的时间：a. 接受静脉铁剂治疗的患者如果剂量在 100 ～ 125mg/ 周，进行铁指标的测量不需要停用铁剂；b. 如果一次静脉铁剂的剂量＞ 1000mg，铁指标的测定应该在停用铁剂 2 周后进行；c. 如果一次静脉铁剂的剂量为 200 ～ 500mg/ 次，铁指标的测定应该在停用铁剂至少 7 天后进行。

(2) 应用促红素时的监测：监测患者对 rHuEPO 的反应

①治疗初始阶段：每 2 ～ 4 周监测一次血红蛋白、血细胞比容，直到血红蛋白 / 血细胞比容达到稳定的目标值。

血红蛋白每月增加 1 ～ 2g/dL：rHuEPO 剂量不变，4 个月达到血红蛋白靶目标值。

血红蛋白每月增加＜ 1g/dL：促红素剂量以 25% 的阶梯式上调。

血红蛋白每月增加＞ 2g/dL：应减少 rHuEPO 使用剂量 25% ～ 50%，但不得停用。

②维持治疗阶段：每 1 ～ 2 个月监测一次。

rHuEPO 的使用剂量约为初始治疗期的 2/3。

血红蛋白变化＞ 1g/dL：每周 25% 的阶梯式上 / 下调和 (或) 调整使用频率。

2. 预防

与 rHuEPO 治疗相关的可能不良反应有高血压、癫痫、血管通路血栓、高钾血症。但没有必要担心新的癫痫发作或癫痫发作频率的改变而限制患者的活动，有癫痫病史的人不是应用 rHuEPO 的禁忌证。对于使用 rHuEPO 的血液透析患者，没有必要增加对血管通路及血钾的监测。

3. 并发症

参照“贫血”并发症。

4. 预后

(1) 如果不予以治疗肾性贫血可引起的一系列生理异常，包括组织氧供给和利用下降、心排出量增加、心脏增大、心室肥厚、心绞痛、充血性心力衰竭、认知与精神敏锐度下降、月经周期改变、夜间阴茎勃起减少，则可影响 CKD 患者的生活质量，减少康复的机会和生存率，并可损害免疫反应，对儿童患者可使其生长发育延迟。

(2) 应用 rHuEPO 有效治疗肾性贫血可以提高慢性肾衰患者的生存率，降低并发症发病率，提高生活质量。

(四) 肾性贫血并发症治疗：rHuEPO 治疗的低反应性 (EPO 抵抗)

1. 定义

皮下注射 rHuEPO 达到 300U/(kg·w)(20000U/w) 或静脉注射 rHuEPO 达到 500U/(kg·w)(30000U/w) 治疗 4 个月后，Hb 仍不能达到或维持靶目标值，称为促红细胞生成素抵抗。促红细胞生成素抵抗最常见的原因是铁缺乏，其他原因包括炎症性疾病、慢性失血、甲状旁腺功能亢进、纤维性骨炎、铝中毒、血红蛋白病、维生素缺乏、多发性骨髓瘤、恶性肿瘤、营养不良、溶血、透析不充分、ACEI/ARB 和免疫抑制剂等药物的使用、脾功能亢进、促红细胞生成素抗体介导的纯红细胞再生障碍性贫血 (PRCA)。

2. 纯红细胞再生障碍性贫血的诊断

rHuEPO 治疗超过 4 周并出现血红蛋白 0.5 ～ 1.0g/(dL·w) 的快速下降，或需要输红细胞维持血红蛋白水平；血小板和白细胞计数正常，且网织红细胞绝对计数小于 10000/μL，则应该怀疑纯红细胞再生障碍性贫血。但确诊必须存在 rHuEPO 抗体检测阳性，并有骨髓象检测结果支持。

3. 纯红细胞再生障碍性贫血的处理

在疑诊或确诊的患者中停用任何 rHuEPO 制剂。患者可能需要输血支持，免疫抑制治疗可能有效，肾脏移植是有效的治疗方法。

4. 纯红细胞再生障碍性贫血的预防

rHuEPO 制剂需要低温保存。静脉注射可能较皮下注射减少发生率。

第四节　糖尿病肾脏疾病

一、概述

糖尿病肾病 (DN) 是指由糖尿病导致的临床上以微量清蛋白尿乃至大量蛋白尿以及不

同程度肾功能损害，病理上以肾小球结节性硬化、弥散性硬化或渗出性改变为特征的疾病。随着人们的生活方式从传统到现代的改变，糖尿病无论是在发达国家还是在发展中国家都在快速增长。在发达国家，由于 2 型糖尿病和肥胖的快速增长，糖尿病已成为慢性肾脏病 (CKD) 的首要发病原因，而在发展中国家糖尿病在慢性肾脏病的发病中也占有越来越重要的地位。

糖尿病肾病这个名词是以肾脏病理为基础的，然而只要仔细分析糖尿病患者的发病时间、微量清蛋白尿的出现以及糖尿病导致的肾外系统损害等临床特征，大多数糖尿病肾病无须做肾脏活检即可诊断，因此 2007 年 2 月，美国国立肾脏病基金发表的《糖尿病及慢性肾脏病临床实践指南及专家建议》将以往临床常用的“糖尿病肾病”(DN) 这一专业术语用“糖尿病肾脏疾病”(DKD) 替代。DKD 是指临床考虑由糖尿病引起的肾脏病变，如经肾穿刺病理检查证实则称为糖尿病肾小球病变。

二、诊断

1. 临床表现

以往将糖尿病肾病分为以下五个期：肾小球肥大高功能期、无临床症状肾损害期、糖尿病肾病高危期、显性蛋白尿期、肾功能衰竭期。各期的表现见表 7–2。

表 7–2　糖尿病肾病临床分期及表现

	蛋白尿	高血压	GFR(mL/min)	肾脏病理	预后
第一期	无	无	＞120	肾小球肥大	好
第二期	无	无	＞120	基膜增厚，系膜区增宽	较好
第三期	微量清蛋白尿 (20 ～ 200μg/min)	无或轻度	＞120	基膜进一步增厚，系膜区进一步增宽	一般
第四期	蛋白尿＞200μg/min	多有	下降	肾小球部分关闭，部分进一步肥大，系膜区进一步增宽	差
第五期	明显	明显	＜10	肾小球广泛关闭	只能靠肾脏替代治疗

2. 实验室检查

(1) 蛋白尿检查：微量清蛋白尿是糖尿病肾病最早出现和最敏感的指标。正常人尿清蛋白的排泄为 1.5 ～ 20μg/min 或小于 30mg/24h，20 ～ 200μg/min 即为微量清蛋白尿，大于 200μg/min 或 300mg/24h 即可表现为临床显性蛋白尿。

(2) 尿清蛋白 / 肌酐比值 (ACR)：是美国国立肾脏病基金发表的《糖尿病及慢性肾脏

病临床实践指南及专家建议》中指出的诊断 DKD 的主要依据。ACR 在 30 ～ 300mg/g 为微量清蛋白尿，ACR ＞ 300mg/g 诊断为大量清蛋白尿。

(3) 血清肌酐测定及 GFR 的估算：临床上常用测定的血清肌酐水平来评价肾脏功能，但由于血清肌酐水平受营养状态、肌肉容积等多种因素影响，不能客观反映 GFR，因此目前多采用 MDRD 公式或简化的公式推算患者的 GFR(eGFR)。注意事项：eGFR 并不像 ACR 一样是诊断 DKD 的最主要指标，对于 CKD 分期中 3 期以上的 DKD 患者，eGFR 是诊断 DKD 的重要指标，然而对于早期 DKD，尤其是诊断为糖尿病最初几年，由于 GFR 往往增加或处于正常高限，eGFR 就不能作为诊断 DKD 的主要指标，应定期检测 eGFR，然后根据前后的变化趋势判定；对于 DKD 患者来说，用 MDRD 公式或简化的公式推算的 eGFR 只适用于部分患者，对于不同种族和处于 CKD 不同期的患者，MDRD 公式尚存在许多不足。对于国人来说，北京大学医学院报道的改良的 MDRD 公式可用。

(4) 肾小管功能不全的早期指标：糖尿病肾病不仅出现肾小球的功能损害，也反映在肾小管的功能性和实质性损害。NAG(N- 乙酰 -B-D 氨基葡萄糖苷酶)：是一种重要的溶酶样水解酶，由于分子量大，不能由肾小球滤过，在肾脏受损时由近曲小管释放。有研究证实，NAG 升高或尿 NAG/ 肌酐比值升高，先于尿清蛋白排泄量的变化，故有人认为，尿 NAG 比尿清蛋白有更早的预测价值。尿视黄醇结合蛋白 (RBP)：正常时，RBP 在尿排量很少，它在肾小球滤过并在近曲小管吸收而分解。在近曲小管受损时，尿 RBP 排量迅速增加。RBP 在肾脏的处理过程与 β_2-MG 在尿中易受尿 pH、温度及蛋白水解酶的影响不同，人尿液 pH(5.7 ～ 5.8) 可使 β_2-MG 大量降解，而对 RBP 影响不大。故人们认为 RBP 比 β_2-MG 更敏感。

3. 病理

(1) Ⅰ期：仅见肾小球体积增大。

(2) Ⅱ期：可见肾小球基膜 (GBM) 增厚，系膜基质增多。

(3) Ⅲ期：可见弥散性糖尿病肾小球硬化症。

(4) Ⅳ期：可见结节性糖尿病肾小球硬化症，出现 K-W 结节，并出现部分肾小球荒废现象。

(5) Ⅴ期：可见在结节性糖尿病肾小球硬化症的背景下，出现了多数肾小球荒废现象。

4. 功能诊断

糖尿病患者 3 个月内两次检测 ACR 均异常或 eGFR 异常就可以诊断 DKD。参考指标：有明确的糖尿病视网膜病变；诊断为 1 型糖尿病已大于 10 年。

由于糖尿病肾脏疾病 (DKD) 是导致 CKD 的重要疾病，目前肾功能多采用 CKD 分期。

5. 诊断注意事项

已诊断为 1 型糖尿病 5 年以上或诊断为 2 型糖尿病者应每年行 ACR 和 eGFR 检测以确定是否已发生 DKD。对 ACR 升高者为了排除尿路感染的影响，应于 3 ～ 6 个月后重新复查。以下情况有可能是非 DKD 导致的 CKD：没有糖尿病视网膜病变；GFR 的快速下降；快速增加的蛋白尿或肾病综合征；顽固性高血压；尿中易出现沉淀；其他系统性疾病的症状和体征；由于使用 ACEI 或 ARB 类药物导致的 GFR 在 2 ～ 3 个月内下降大于 30%。

三、药物治疗

（一）药物治疗原则

1. 严格控制血糖

达到糖化血红蛋白 (HbAlc) ＜ 7.0%(循证医学证据：A 级)；血糖水平应控制在空腹 5.0 ～ 7.2mmol/L，餐后 1 ～ 2 小时＜ 10.0mmol/L。

2. 积极控制血压

CKD1 ～ 4 期糖尿病患者的血压控制目标是低于 130/80mmHg(循证医学证据：B 级)，尿蛋白＜ 1g/d 者目标值＜ 130/80mmHg，尿蛋白＞ 1g/d 者目标值＜ 125/75mmHg，一般用血管紧张素转换酶抑制剂 (ACEI) 或血管紧张素Ⅱ受体阻滞剂 (ARB)(循证医学证据：A 级)，为减少心血管事件和使血压达到靶目标，可加用利尿剂和钙离子拮抗剂 (循证医学证据：A 级)、β 受体阻滞剂 (循证医学证据：A 级)。

3. 适当调脂

当 DKD 导致的 CKD1 ～ 4 期糖尿病患者低密度脂蛋白≥ 2.6mmol/L 时应予治疗，治疗的靶目标为低密度脂蛋白＜ 2.6mmol/L(循证医学证据：B 级)；HDL-C ＞ 1.1mmol/L；TG ＜ 1.5mmol/L。推荐使用他汀类药物 (循证医学证据：B 级)。

4. 降低尿蛋白

无论血压正常与否，对于微量清蛋白尿或大量蛋白尿患者，均应使用 ACEI 和 (或) ARB 类降压药来控制蛋白尿 (循证医学证据：C 级)，CKD5 期可用氯沙坦 (循证医学证据：C 级)。对于血肌酐水平＞ 350μmol/L 的慢性肾脏病患者是否可以继续应用 RAS 阻滞剂，目前尚存在争议。

（二）药物选择

1. 降糖药物

格列比嗪，格列齐特，瑞格列奈，吡格列酮，中性可溶性人胰岛素 (诺和林 R)。

2. 降压药物

(1) ACEI 类降压药：依那普利，贝那普利。

(2) ARB 类降压药：氯沙坦，缬沙坦，厄贝沙坦，替米沙坦。

(3) 利尿剂：氢氯噻嗪，呋塞米。

(4) 钙离子拮抗剂：非洛地平，氨氯地平，硝苯地平。

(5) β 受体阻滞剂：美托洛尔。

(6) α、β 受体阻滞剂：卡维地洛。

3. 调脂药物

阿托伐他汀，瑞舒伐他汀，氟伐地汀，普伐他汀，辛伐他汀，非诺贝特。

4. 降低尿蛋白药物

ACEI 和 ARB 类。

第八章　肿瘤科疾病合理用药

第一节　非小细胞肺癌

一、概述

原发性支气管肺癌，简称肺癌，系指原发于支气管黏膜和肺泡的恶性肿瘤，是当今世界范围内常见的恶性肿瘤之一，也是全世界目前发病率和病死率最高的癌症。非小细胞肺癌 (NSCLC) 是两种基本肺癌类型中的一种，85% 以上的肺癌患者属于这种类型，80% 左右的 NSCLC 患者在确诊时已属中晚期。

二、诊断

(一) 诊断依据

1. 临床表现

NSCLC 的临床表现与癌肿的部位、大小，是否压迫、侵犯邻近器官以及有无转移等情况密切相关。肺癌常见的五大症状为咳嗽、血痰、胸痛、发热、气促，其中最常见的症状为咳嗽，最有诊断意义的症状为血痰。但这些症状没有特异性，初起往往比较轻微且不典型。凡是超过 2 周经久不愈的呼吸道症状尤其是血痰、干咳，或原有的呼吸道症状发生改变，需进一步检查。当纵隔淋巴结转移压迫或侵犯喉返神经时，可引起声带麻痹，出现声音嘶哑。纵隔淋巴结肿大压迫食管，可致吞咽困难；压迫气管可致呼吸困难。肿瘤压迫或侵犯上腔静脉，血液回流受阻，可出现上腔静脉综合征的症状。生长于肺上叶尖部的肺癌亦称肺上沟瘤，可出现颈交感神经综合征 (如同侧上眼睑下垂、瞳孔缩小、眼球内陷、面部无汗等)，以及臂丛神经综合征 (如同侧肩关节、上肢疼痛、感觉异常、运动功能障碍、手部肌肉萎缩等)。

NSCLC 可能转移到任一器官，但临床最常见的转移部位是胸膜、肺、骨、脑、肝、肾上腺、心包等，临床上可出现甚至首先出现由远处转移灶引起的相应症状和体征，如胸膜腔积液、心包积液导致的气急、纵隔移位、心律失常、心功能不全的症状；脑、脊髓转移可出现头痛、呕吐、抽搐、嗜睡、神智失常、偏瘫等；骨转移常引起局部剧烈疼痛和压痛，并可发生病理性骨折；肝转移者可呈现食欲减退、上腹胀痛、肝大、腹腔积液和黄疸。晚期 NSCLC 病例，由于原发和转移病灶引起的疼痛和炎症感染，导致食欲减退、呼吸短促、精神不振、体质消耗等，可出现贫血、发热、消瘦和恶病质等症状。

2. 影像学检查

胸部 X 线是最常见的检查手段，除极罕见的隐匿性肿瘤外，一般情况下清晰的胸部 X 线正、侧位片能显示肺野内的结节、肺不张、肺门和纵隔肿大的淋巴结以及胸腔积液。CT 扫描除能确定胸部 X 线平片所见外，还能显示 X 线片不能确定的病变，如纵隔转移和少量的胸腔积液，原发肿瘤对胸壁、椎体或纵隔内器官局部侵犯情况，上腹部 CT 扫描可了解有无肝脏和肾上腺等脏器的转移，在 NSCLC 的分期中起了重要作用。MRI 可清楚显示肿瘤导致的脑转移和椎体转移对脊髓的影响、纵隔局部肿瘤侵犯或椎旁病变。PFT/CT 对鉴别良、恶性原发病变很有意义，对纵隔和远隔部位的转移灶具有较大价值，使 NSCLC 治疗前的临床分期更加准确。在有症状或体征时，还应注意全身骨扫描。

3. 组织学或细胞学检查

纤维支气管镜检查对于肺癌，尤其是中心型肺癌的诊断价值很高，支气管内镜超声下细针穿刺对黏膜下病灶或纵隔淋巴结标本的获取较有意义。在 CT 引导下进行经皮细针穿刺活检适用于接近胸壁的周边病灶或接近肺门呈向心性分布的病灶，在 B 超下对胸膜、肝、淋巴结等部位的转移灶进行穿刺可获得较理想的细胞或组织学标本。胸腔镜检查既可切除周围结节，确定可疑的胸膜病变，也可对纵隔淋巴结进行组织学检查。纵隔镜检查是目前评价纵隔淋巴结最精确的分期技术，通过胸廓或纵隔切开术，除可获取病理标本外，还可对较小病灶直接切除，但损伤较大。浆膜腔积液的细胞学检查，或痰脱落细胞学检查也具有一定的诊断意义。

4. 实验室检查

血清肿瘤标志物测定，如鳞状细胞癌抗原和细胞角蛋白 19 片段是鳞状上皮癌的标志物，肺鳞癌患者血清中该两项指标可随病情加重而升高；癌胚抗原和糖抗原 125 则在肺腺癌患者血清中有所反映，监测这些指标的变化，是 NSCLC 早期诊断、疗效观察、复发预测和预后判断的有用手段。可根据患者的病理类型选择单项或多项检测。其他如血清中乳酸脱氢酶、碱性磷酸酶、恶性肿瘤相关物质、铁蛋白、唾液酸酯和唾液酸糖蛋白等也有助于肺癌的诊断，但特异性不高。

5. 诊断注意事项

病理评估是明确肺癌诊断的“金标准”，当怀疑患者可能患有肺癌时，应设法进行病理学检查，以尽快明确诊断。影像学检查是确定有无病变、病变大小和范围，了解有无远处转移，进行准确分期十分重要又普遍应用的检查手段，并能进行定期的随访观察，以评价治疗的效果。PFT/CT 检查，具有其他无创检查手段难以比拟的优越性，目前因其设备条件要求和检查费用的原因还难以普及。肿瘤标志物检测在诊断的敏感性和特异性 (肿瘤和器官) 方面还不能令人满意。在 NSCLC 诊断中主要应与肺结核病、细菌性肺炎、肺脓肿、肺部良性肿瘤、纵隔肿瘤 (如胸腺瘤、恶性淋巴瘤、神经源性肿瘤、异位甲状腺肿瘤)、肺转移性癌等进行鉴别。

（二）临床分型

1. 临床分型

(1) 按肿瘤发生的部位分型：可分为中心型（肿瘤发生在短支气管以上的支气管）、周围型（肿瘤发生在短支气管以下的支气管）及弥散型（肿瘤发生在细支气管或肺泡，弥散分布于两肺）。

(2) 按病理组织学分型：大致可分为鳞状细胞癌、腺癌及大细胞癌，每一种分型下有不少的亚型，如腺癌下的细支气管肺泡癌、透明细胞癌等，还有一些混杂型或变异型，如腺鳞癌、癌肉瘤、类癌或唾液腺癌等。

2. 临床分期

准确的临床分期有助于医师为 NSCLC 患者制定科学合理的治疗方案，并判断预后。最常用于描述 NSCLC 生长和扩散的是 TNM 分期系统，即根据肿瘤的大小、部位和局部受侵情况，采取 TNM 临床分期法对 NSCLC 进行临床分期，具体如下：

T：原发肿瘤。

Tx：原发肿瘤不能评估，或痰、支气管冲洗液找到癌细胞，但影像学或支气管镜没有可见的肿瘤。

T_0：没有原发肿瘤的证据。

T_{is}：原位癌。

T_1：原发肿瘤最大径≤ 3cm，周围被肺或脏层胸膜所包绕，支气管镜下肿瘤侵犯没有累及主支气管。其中 T_{1a} 肿瘤最大径≤ 2cm，T_{1b} 肿瘤最大径＞ 2cm 但在 3cm 以下。

T_2：原发肿瘤最大径＞ 3cm 但≤ 7cm 或者肿瘤具有以下任一特征：累及主支气管，但距隆突＞ 2cm；侵犯脏层胸膜；伴有扩展到肺门的肺不张或阻塞性肺炎，但未累及全肺。其中 T_{2a} 原发肿瘤最大径＞ 3cm 但在 5cm 以下，T_{2b} 原发肿瘤最大径＞ 5cm 但≤ 7cm。

T_3：原发肿瘤最大径＞ 7cm 或肿瘤已直接侵犯了下述结构之一者：胸壁（包括肺上沟瘤）、膈肌、膈神经、纵隔胸膜、心包壁层；肿瘤位于距隆突 2cm 以内的主支气管，但尚未累及隆突；或伴有累及全肺的肺不张或阻塞性肺炎，或原发肿瘤同一肺叶内出现分散的单个或多个瘤结节。

T_4：任何大小的肿瘤已直接侵犯了下述结构之一者：纵隔、心脏、大血管、气管、喉返神经、食管、隆突或椎体；同侧非原发肿瘤所在叶的其他肺叶出现分散的单个或多个瘤结节。

N：区域淋巴结。

N_x：区域淋巴结不能评估。

N_0：无区域淋巴结转移。

N_1：转移至同侧支气管旁淋巴结和（或）同侧肺门淋巴结，和肺内淋巴结，包括直接侵犯。

N_2：转移至同侧纵隔和(或)隆突下淋巴结。

N_3：转移至对侧纵隔淋巴结，对侧肺门淋巴结、同侧或对侧斜角肌或锁骨上淋巴结。

M：远处转移。

M_x：远处转移不能评估。

M_0：无远处转移。

M_1：有远处转移。其中 M_{1a} 为对侧肺叶出现分散的单个或多个瘤结节；胸膜结节或恶性胸腔(或心包)积液；M_{1b} 为远处转移。

一旦明确了T、N和M分期，这些信息结合后(分期编组)就能进行综合分期(0、Ⅰ、Ⅱ、Ⅲ或者Ⅳ期)(见表8-1)。

表8-1　非小细胞肺癌分期分组(UICC 2009版)

综合分期	T分期	N分期	M分期
0期	T_{is}	N_0	M_0
ⅠA期	T_1	N_0	M_0
ⅠB期	T_2	N_0	M_0
ⅡA期	T_1	N_1	M_0
ⅡB期	T_2	N_1	M_0
	T_3	N_0	M_0
ⅢA期	T_1	N_2	M_0
	T_2	N_1	M_0
	T_4	N_2	M_0
ⅢB期	任何T	N_3	M_0
	T_4	任何N	M_0
Ⅳ期	任何T	任何N	M_1

三、药物治疗

(一)药物治疗原则

根据癌细胞具有不断增生、无限生长、分化障碍，以及代谢旺盛的特点，采用化疗药物阻止癌细胞的增生、浸润、转移，直至最终杀灭癌组织；或选择肺癌细胞特异的分子靶点，应用针对该靶点的药物进行治疗，在取得明显疗效的同时，又避免对正常细胞的伤害；或采用生物反应调节剂与常规疗法配合使用，以减轻手术、化疗及放疗的不良反应，控制残存的微小病灶，而达到抑制肿瘤的复发和转移，以有效延长患者的生存期，提高生存质量。

化疗药适用于各期、各种病理类型、手术与否的 NSCLC 患者治疗，但不适于 PS 大于 3(或 KPS 评分小于 60 分) 的患者。根据 EGFR 突变情况选择酪氨酸激酶抑制剂 (TKI) 吉非替尼或厄洛替尼治疗有望个体化治疗得以实施。使用单克隆抗体，如西妥昔单抗与化疗结合可使疗效得以提高。

NSCLC 的药物治疗包括：一线治疗 —— 化疗、靶向治疗或化疗＋靶向治疗；二线治疗 —— 化疗或靶向治疗；三线或三线以上治疗 —— 化疗或靶向治疗。其他辅助治疗，如止吐、止痛以及最佳的支持治疗也十分重要。

（二）药物选择

化疗药物：目前国际国内临床上化疗药种类繁多，可归结为以铂类药 (顺铂或卡铂) 为代表的基础用药，以及包括紫杉醇、多西他赛、吉西他滨、长春瑞滨、培美曲塞、伊立替康等的第三代化疗药。常用分子靶向药物包括吉非替尼、厄洛替尼、埃克替尼、西妥昔单抗、贝伐单抗以及重组人血管内皮抑制素注射液 (恩度)。以参一胶囊为代表的中成药，以托烷司琼、帕洛诺司琼为代表的止吐药，以吗啡、羟考酮及芬太尼为代表的止痛药，以及重组人粒细胞刺激因子、重组人血小板刺激因子、重组人红细胞生成素等，在辅助治疗中具有重要的作用。

（三）非小细胞肺癌复发的预防与治疗

维持治疗与单纯支持治疗比较不仅可有效延缓疾病进展时间，还可延缓症状恶化时间，这包括化疗药物或靶向药物的同药或换药维持治疗，但要注意药物的不良反应。治疗期间或告一段落后应定期复查，如有不适及时与医师联系。一旦出现复发或转移，可采用二线治疗、放疗或必要的手术治疗等手段。

（四）非小细胞肺癌并发症治疗

1. 上腔静脉综合征

由于上腔静脉或两侧无名静脉受压发生狭窄和阻塞，导致静脉血回流受阻引起的急性或亚急性肿瘤危象，其中以支气管肺癌为最常见 (约占 75%)。表现为头面、颈、上肢水肿，上胸部静脉曲张并水肿，伴头晕、胸闷、气急等症状。

治疗：卧床，头抬高，吸氧，止痛、镇静、限制液体及钠盐的摄入，加上糖皮质激素及利尿剂的使用均能帮助改善症状，如疑有血栓存在时可应用抗凝剂及纤溶药物，如低分子肝素 70 ～ 80IU/kg，皮下注射，1 ～ 3 次 /d；在身体能耐受的前提下给予放疗、化疗，可见到快速解除压迫的效果。以上方法均不满意的病例可考虑手术治疗，但难度较大，并发症多，病死率高。

2. 恶性浆膜腔积液

常见有心包积液、胸腔积液，转移到腹腔也可出现腹腔积液，不同部位症状不同，如胸痛、气急发绀、水肿或腹胀等。其中以心包积液最为紧急。

治疗：除全身治疗外，可考虑浆膜腔内局部治疗，首先在 B 超引导下进行心包穿刺术、胸腔穿刺术或腹腔穿刺术，放尽液体后向浆膜腔内注入化疗药物，如顺铂 40 ～ 60mg、卡铂 300 ～ 500mg、博来霉素 30 ～ 60mg、丝裂霉素 15mg；生物免疫制剂包括白细胞介素Ⅱ 200 ～ 400WU/ 次，干扰素 600WU/ 次，其他药物包括四环素、红霉素、香菇多糖、榄香烯乳等。中等量至大量心包或胸腔积液患者，为避免反复抽液所导致的低蛋白血症，感染、脓胸、气胸等并发症，可行心包导管引流术或胸腔闭式引流术，以持续进行引流，将浆膜腔内积液尽量引流干净。对胸腔积液患者还可进行胸膜腔闭锁术，即将硬化剂如滑石粉注入胸膜腔，以引起胸膜腔广泛而快速地纤维化并粘连，继而使胸膜腔闭塞。还可进行胸膜部分或全部剥脱术，或采用高频电热烧灼，胸腔镜下手术等方法，切除局部的原发灶或胸膜转移结节而迅速缓解患者的呼吸困难，但具有创伤大或生活质量下降、病死率高等风险。

3. 颅内高压

肺癌最易发生脑转移，肿瘤的占位使颅骨与脑之间空隙变小或病变周围脑组织水肿，脑血管受压致大脑血循环和脑脊液循环障碍，而出现颅内高压的症状，表现为头痛、呕吐、视神经盘水肿、嗜睡、昏迷等症状。

治疗：限制补液量和钠的摄入量。地塞米松 10 ～ 20mg 静脉滴注，6 小时后根据病情可减量或改为口服；20% 甘露醇 250mL，快速静滴，2 ～ 4 次 /d；或呋塞米 20 ～ 40mg，2 次 /d，可二者交替使用；必要时还可采用冬眠低温疗法。病因治疗首选放疗，采用全脑放疗结合局部加强照射，或立体定向聚焦大剂量放疗 (γ 刀或 X 刀)。化疗采用能透过血 - 脑脊液屏障的药物，如替莫唑胺、鬼臼噻吩甙，有时配合应用长春新碱、顺铂等药物，除静脉或口服外，还可经颈动脉注射、鞘内注射。手术能迅速改善症状，减轻肿瘤负荷，清除坏死及缺氧组织，并为其他疗法创造条件，但风险较大。

4. 脊髓压迫症

肺癌极易发生骨转移，当脊椎转移时可导致椎体的压缩性骨折，脊髓、脊神经根受压后引起躯体感觉、运动和自主神经功能障碍。

治疗：制动，注意营养，维持水、电解质平衡；选用必要的抗生素，预防和控制感染；注意止痛，镇静，给予神经营养药以助于脊髓功能的恢复。放射治疗是首选的治疗手段，照射范围包括整个病变椎体、上下缘再各加半个椎体。手术可迅速缓解脊髓压迫症状，但无论放疗或手术后，或对失去手术减压机会以及对较小病灶早期治疗不必手术者可应用化疗，除常规的肺癌化疗方案外，还可选用能通过血 - 脑脊液屏障的药物。双磷酸盐治疗必不可少，常用的药物为唑来膦酸 4mg，静脉滴注，1 次 / 月。止痛治疗十分重要，要遵循三阶梯止痛原则，如中度至重度疼痛，可待因 30 ～ 60mg，口服，2 ～ 3 次 /d，吗啡缓释片与羟考酮缓释片，2 次 /d，或外用的芬太尼透皮贴剂，1 次 /3d。其他治疗包括给予神经营养药以助于脊髓功能的恢复，应用甘露醇和地塞米松以减轻水肿。

5. 咯血

咯血是肺癌患者常见的症状之一，中心型肺癌尤其鳞癌患者更易发生。临床上小量咯血多见，大量咯血少见但较危险。肿瘤合并咯血的原因主要包括肿瘤侵蚀邻近血管且并发感染时；化放疗引起骨髓造血功能低下，导致继发性血小板减少，凝血功能障碍而致咯血不止，出现危及生命的征象。

治疗：出血量较大时，应及时住院治疗，严格卧床休息，严密监测生命体征。若伴有呕血时，应禁食；烦躁不安者可给予镇静剂。常用的止血药物包括垂体后叶激素 5 ～ 20U ＋ 5% 葡萄糖液 100 ～ 200mL 静脉滴注，必要时 6 小时后可重复；此外还可选择促进血液凝固的药物，如巴曲酶、卡巴克洛、酚磺乙胺、6- 氨基己酸、维生素 K 等。

注意抗休克治疗：输液，输血浆代用品，必要时输血，并根据患者血压、脉搏、尿量、心肺功能、血红蛋白测定，随时调整输液速度。血小板低于 50×10^9/L 的患者，每日皮下注射重组人血小板生成素 300U/kg，或重组人白细胞介素 -2 1.5 ～ 3mg/d，或粒细胞 - 巨噬细胞集落刺激因子 150 ～ 300μg/d。当血小板低于 20×10^9/L 时，可输注血小板。必要时内镜下止血治疗，或经股动脉穿刺插管进行栓塞治疗，还可考虑手术治疗。

第二节 直肠癌

一、概述

直肠癌是消化道常见的恶性肿瘤，在我国发病率仅次于胃癌和食管癌，约占下消化道恶性肿瘤的 50%，近年其发病有增加的趋势。直肠癌患者临床表现为腹痛、腹部肿块、便血、便秘或便秘与腹泻交替、消瘦、贫血和肠梗阻等，高发年龄为 30 ～ 50 岁，但近年青年患者 (小于 30 岁) 也不少见。随着治疗手段的发展，直肠癌的病死率逐年下降，但其不断升高的发病率值得关注。

二、诊断

(一) 诊断依据

1. 临床表现

早期患者可无任何自觉症状，或仅有大便带血，类似痔疮表现，常被忽略，部分患者可有大便次数略增多，稀便。中期患者有明显的大便习惯的改变，每日大便次数可多达十余次，多为稀便或黏液便，也可见黏液血便或脓血便，有明显的里急后重感，部分患者可有鲜血便，每次便前、便后都有腹部隐痛或坠痛。晚期患者以上症状明显加重，并伴有贫血、消瘦，肛门部明显坠痛，部分患者可出现腹胀、腹痛、恶心、呕吐等低位肠梗阻症状。也有的出现腹腔积液、黄疸、尿频、尿痛，极晚期患者出现恶病质。

2. 实验室检查

(1) 便潜血试验 (FOAT)：FOAT 是检查粪便有无微量血液存在的简便方法，主要有免疫法和化学法。化学法需要限制饮食，并且敏感性和特异性不够理想，免疫法虽然克服了这些缺点，但是操作复杂。这种筛查方法主要的缺点是较高的假阳性率。

(2) 血清肿瘤标志：在直肠癌的辅助诊断中，CEA、CAI9-9 是常见的肿瘤标志。二者联合应用阳性率可达 85%，有助于早期发现肿瘤。另外，术前 CEA 的检查可以预测预后，术前 CEA 增高者复发率高，预后较 CEA 正常者差。

(3) 基因诊断：P53 基因是核酸蛋白，位于染色体 17P 位点上。P53 参与细胞周期调控，也限制肿瘤细胞逃避自身生长周期，同时对瘤细胞起到诱导凋亡作用。而突变型 P53 基因在直肠癌患者血清中的表现更为明显。直肠癌中 P53 蛋白可通过免疫组化检测。P53 也可以监测追踪术前放化疗效果和手术治疗预后生存分析。

3. 病理

目前直肠癌患者在接受手术前都要求有明确的组织学诊断，大部分患者通过纤维结肠镜或乙状结肠镜可以明确病理诊断。但对于少部分位于黏膜下层或肠腔外生性的直肠肿瘤，常规内镜不能获得组织学诊断结果。这时采用超声或 CT 引导下的活检方法可以获得诊断性组织。

4. 功能诊断

直肠癌的及时诊治非常重要，但目前确诊率仍较低，特别是老年性直肠癌，主要原因是直肠癌缺乏特异的临床症状。诊断直肠癌时应重视其临床表现：常见的直肠癌临床症状包括排便习惯改变、粪便形状改变、黏液便或黏液血便、里急后重感、腹痛、贫血、食欲缺乏、体重减轻以及其他转移综合征。当出现可疑症状时，要结合临床指征、影像学或内镜检查，当上述方法发现可疑溃疡或肿物时，病理活检是最有效的诊断手段。

5. 诊断注意事项

诊断是从事大肠肿瘤医务人员面临的重要课题。临床上如果重视患者的主诉，详细询问病史，认真体格检查，再辅以影像学、内镜及病理检查，诊断并无困难，并且可以避免误诊。

分析大肠癌误诊的原因，绝大部分是医务人员对患者主诉缺乏警惕，对临床表现不够重视，未做必要的检查。例如，右半结肠癌伴严重贫血患者，未注意肠道症状，往往给予对症处理而不做肠道方面检查以致延误诊断；便血、腹泻、腹痛患者，常常被首诊医师误诊为“肠炎”“痢疾”“痔”等而未做必要的检查，给予相应消炎、对症治疗，而且治疗后往往有一定程度的缓解，这样的患者以后再次就诊，医师仍然参照第一次诊断而延误确诊时间。因此，为了减少误诊，提高早期诊断的准确率，医务人员除详细询问病史外，必须有步骤地进行各项检查，包括临床指诊、影像学或内镜检查。

（二）临床分型

目前临床采用美国癌症联合委员会 (AJCC) 结直肠癌 TNM 分期系统，此外还可采用 Dukes 系统及 MAC 系统 (Astler-Coller 分期)。

原发肿瘤 (T)。

T_x：原发肿瘤无法评价。

T_0：无原发肿瘤证据。

T_{is}：原位癌：局限于上皮内或侵犯黏膜固有层。

T_1：肿瘤侵犯黏膜下层。

T_2：肿瘤侵犯固有肌层。

T_3：肿瘤穿透固有肌层到达浆膜下层，或侵犯无腹膜覆盖的结直肠旁组织。

T_4：肿瘤直接侵犯其他器官或结构和（或）穿透腹膜脏层。

区域淋巴结 (N)。

N_x：区域淋巴结无法评价。

N_0：无区域淋巴结转移。

N_1：有 1～3 枚区域淋巴结转移。

N_2：有 4 枚以上区域淋巴结转移。

远处转移 (M)。

M_x：远处转移无法评价。

M_0：无远处转移。

M_1：有远处转移。

三、药物治疗

（一）药物治疗原则

直肠癌必须采用多学科综合治疗的方法，包括胃肠病学、肿瘤内科学、肿瘤外科学、肿瘤放射学和影像学。对大多数怀疑或证实的 T_3/T_4 病灶和（或）区域淋巴结转移者，首选术前放化疗，并建议术后辅助化疗。局限性复发患者应考虑再次切除加或不加放疗。对于术后辅助治疗，大部分的Ⅱ期和Ⅲ期直肠癌患者，推荐以氟尿嘧啶为基础的化疗与放射治疗同期联用。对于转移性直肠癌治疗，全身性化疗是首选初治疗模式。

（二）药物选择

1. 尿嘧啶类

(1) 口服用药：卡培他滨、替吉奥胶囊。

(2) 静脉用药：氟尿嘧啶、替加氟。

2. 拓扑异构酶 I 抑制剂

静脉用药：依立替康。

3. 铂类

静脉用药：奥沙利铂。

4. 靶向药物

静脉用药：西妥昔单抗、贝伐珠单抗、帕尼单抗。

(三)直肠癌术后复发的预防与治疗

直肠癌术后患者需接受正规辅助治疗并定期复查以预防复发。

1. 术后正规辅助治疗

术后应根据分期接受正规辅助治疗，包括同期放化疗和辅助化疗。

(1) T_1 ～ T_2 直肠癌：患者术后病理证实的 T_1 和 T_2 病变无须辅助化疗。淋巴结阴性的 T_3(PT_3、M0) 和淋巴结阳性 ($PT_{1\sim3}$、$N_{1\sim2}$) 的患者术后应接受"三明治式"的辅助治疗方案，包括 5-FU±LV 或 FOLFOX 或卡培他滨 ± 奥沙利铂的辅助化疗，然后进行同期 5-FU/ 放疗。

(2) T_3 直肠癌和淋巴结阳性直肠癌：术后病理证实为 PT_3、N_0、M_0 或任何 T、$N_{1\sim2}$、M_0，术前 5-FU 持续输注 / 放疗是首选方案 (对淋巴结阳性者为 1 类)。接受术前放疗的患者应在新辅助治疗结束 5 ～ 10 周内施行经腹切除，总疗程大约为 6 个月的术前和术后化疗 (不论术后病理结果如何)，方案可以是 5-FU±LV 或 FOLFOX 或卡培他滨 ± 奥沙利铂。

(3) T_4 直肠癌和 (或) 局部不可切除直肠癌：T_4 和 (或) 局部无法切除直肠癌应进行术前 5-FU 持续输注 / 放疗或 5-FU 推注＋ LV/ 放疗或卡培他滨 / 放疗。放化疗后能切除者应考虑予以切除，不管术后病理如何均应接受为期 6 个月的辅助治疗。

(4) 术后需定期复查：直肠癌手术后绝大多数患者复发于手术后 2 年内。如果能及时发现复发的患者，进行积极的治疗，仍可获得良好的预后。术后随访包括询问病史及仔细体格检查，定期检测血清 CEA 水平，进行纤维结肠镜、钡灌肠检查及腹腔 B 超、胸片、CT、MRI 检查等。应 6 周左右检测血清 CEA 水平一次，每年应做一次纤维结肠镜检查，检查吻合口有无复发及是否有新生腺瘤并做及时治疗，如果无新的病变 5 年后改为每 2 ～ 3 年做一次结肠镜检查。

2. 复发的治疗

(1) 吻合口复发：直肠癌吻合口复发较为常见，直肠癌手术切断肿瘤远侧直肠前，需经肛门做直肠腔内冲洗，可清除残端直肠内脱落的癌细胞。同时应保证下切缘在安全范围，可避免吻合口复发。如果肿瘤较低，考虑下切缘范围不能保证不残留癌细胞，则应放弃保留肛门手术，应保证所实施的手术符合根治术的原则。

(2) 盆腔内复发：是直肠癌术后最常见的复发部位，多因手术未完全清除肉眼未见的微小病灶所致，复发病灶在盆壁浸润性生长，常浸润盆腔神经丛引起相应部位症状，表现为臀部、会阴区、骶尾区的酸胀及剧痛，少数患者可因足跟痛或大腿内侧、膝部痛为首发症状。肿瘤距肛门距离越低，盆腔复发率越高。直肠癌行腹、会阴切除术后患者盆腔检查困难，必要时，应做盆腔 CT 检查，女性患者应行常规阴道检查。

(3) 会阴部复发：对于会阴复发的患者要了解肿瘤的上界，因为孤立的会阴复发仍可以做手术切除，还有治愈的机会，而盆腔已有肿瘤浸润则失去了手术切除机会。对于直肠癌术前或术后的辅助放疗，以及"夹心"放疗可明显降低直肠癌根治术后的盆腔及会阴复发率。有条件的地方，对局部偏晚的直肠癌患者应常规给予放射治疗，以减少局部复发率。

（四）直肠癌术后并发症治疗

1. 术后出血

轻度出血。局部用消毒棉签或纱布压迫 5 ～ 10min，多数可以止血。如果属于缝合不够紧密，则需要重新加针缝合。出血较多，一般多为活动性的动脉出血，需要重新止血、缝合。

2. 肠梗阻

肿瘤复发或术后肠腔狭窄可致肠内容物通过障碍，而导致机械性肠梗阻。但在临床上肿瘤性急性肠梗阻并非因肿瘤增生完全阻塞肠腔所致，在很多情况下是在肿瘤造成严重狭窄的基础上，局部发生炎性水肿、食物阻塞或肠道准备给予甘露醇等诱发。除了内科保守治疗，可根据情况行外科手术治疗。

3. 癌性穿孔

常见穿孔的原因：肿瘤致肠梗阻，其穿孔的部位往往不是肿瘤所在部位，而是肿瘤所致梗阻的近端；溃疡型和浸润型的癌肿，可无肠梗阻存在，而是因肿瘤的不断生长，癌中心部营养障碍，发生组织坏死、破溃、脱落而致肠穿孔。穿孔早期临床上往往以高热、局限性腹痛、血常规白细胞升高、腹部触及包块等为主要表现，而并不一定有急腹症表现；还有一种因肿瘤浸润性生长与周围脏器如膀胱、子宫、小肠、阴道等产生粘连，当癌灶坏死，脱落，可穿透受累邻近器官而形成内瘘。据报道癌性内瘘的发生占所有肠癌性穿孔的 5% ～ 28%。应争取行肿瘤和穿孔灶的切除。如患者病情危重，腹腔污染严重或穿孔后伴有休克，不能耐受较大手术者，行Ⅰ期造口，腹腔引流，Ⅱ期肿瘤切除吻合术为宜。

4. 切口种植复发

手术过程中要严格执行不接触技术，最大限度地减少术中肿瘤细胞医源性播散。腹壁切开后，要保护好腹壁手术切口，防止癌肿切口接种；用纱布条先结扎肿瘤近远侧肠管，防止肿瘤细胞脱落，接种吻合，肿瘤远近侧肠腔内注射抗癌药物，如 5-FU。如出现切口种植复发应主要依靠静脉化疗，病灶局限时可考虑二次手术。

5. 直肠癌重要脏器转移引起的相关症状

直肠癌出现重要脏器转移可引起相关症状，对不能手术切除的转移性病变患者或术后发生转移性病变的患者通常采用全身化疗。能够良好耐受强烈化疗转移性直肠癌患者的初始治疗，推荐：FOLFOX(如 FOLFOX4 或 mFOLFOX6)，CapeOX，FOLFIR，或 5-FU 输注 /LV。作为初始治疗，上述任何一种均可联合贝伐珠单抗。FOLFOX 加贝伐珠单抗和 CapeOX 加贝伐珠单抗可以替换使用，这两种联合方案和 FOLFIRI 加贝伐珠单抗代表了目前转移性结直肠癌初始治疗的标准。

伴有可切除肝或肺转移的Ⅳ期直肠癌 (任何 T，任何 N，M_1) 的初始治疗方法包括：分期或同时切除直肠原发灶和转移瘤；持续 5-FU 输注 / 盆腔放疗或 5-FU 推注＋ LV/ 放疗或卡培他滨 / 放疗；或者联合化疗 (FOLFOX 或 FOLFIRI 或 CapeOX，联合贝伐珠单抗)。

对上述后两种治疗模式，应该在新辅助化疗完全结束后 5 ～ 10 周进行手术切除。

伴有不可切除转移灶或者因为机体本身原因不能耐受手术切除的患者，治疗主要取决于是否出现症状。有症状者可以单纯化疗，或者采用 5-FU/ 放疗或卡培他滨 / 放疗的综合治疗，切除受累的肠段或激光通肠或造口手术或直肠支架置入以解除梗阻。无症状者应接受针对晚期或转移性疾病的化疗。

在弥散转移性结直肠癌的治疗中使用多种有效的药物，无论是联合治疗还是单药治疗，主要药物有 5-FU/LV、卡培他滨、伊立替康、奥沙利铂、贝伐珠单抗、西妥昔单抗和帕尼单抗。治疗的选择主要取决于既往化疗的类型和时限，以及治疗方案构成中各种药物不同的不良反应谱。举例来说，在初始治疗中使用的奥沙利铂，因为逐渐加重的神经毒性，在治疗 12 周后或更早时候停用，此时方案中继续使用的其他药物仍应视为初始治疗。治疗开始时即该考虑的原则包括在患者无进展或出现疾病进展情况，西妥昔单抗单药或联合伊立替康可以作为结直肠癌初始治疗后进展的选择，而帕尼单抗仅限于单药使用。疾病第一次或第二次进展后，如果使用这两个药物中的任意一个作为单药治疗，帕尼单抗和西妥昔单抗也可以互相替换。

第三节　原发性肝癌

一、概述

原发性肝癌是我国常见的恶性肿瘤之一。病死率高，在恶性肿瘤死亡顺位中仅次于胃癌、食管癌而居第三，在部分地区的农村中则占第二位，仅次于胃癌。我国每年死于肝癌约 14 万人，约占全世界肝癌死亡人数的 50%。由于肝癌起病隐匿，早期没有症状，且多数患者缺乏普查意识，往往出现症状才到医院就诊而被诊断为晚期肝癌，晚期肝癌的生存期一般只有 3 ～ 6 个月。正因如此，肝癌曾被称为“癌中之王”。经过几十年的努力，尽管肝癌的诊疗水平得到了显著提高，但总体肝癌患者的 5 年生存率并无明显提高，仍然低于 12%。如何提高肝癌患者的生存率仍然是广大肝肿瘤临床工作者的首要任务。

二、诊断

（一）诊断依据

1. 临床表现

早期诊断必须确立于临床表现出现之前，故有赖于采用血清 AFP 并辅以超声显像进行普查，尤其是高危人群的定期随访，早期肝癌的检出率较高。凡遇有不明原因肝区不适或疼痛，或原有肝病症状加重伴全身不适、胃纳减退、乏力、发热、体重减轻均应纳入检查范围。肝脏进行性肿大、压痛、质地坚硬和表面有结节隆起虽为有诊断价值的体征，但已属中晚期。

2. 实验室检查

(1) AFP：AFP 是当前诊断肝细胞肝癌最特异的标志物。AFP 是胎儿时期肝脏合成的一种胚胎蛋白，当成人肝细胞恶变后可重新获得这一功能。由于孕妇、新生儿及睾丸或卵巢的生殖腺胚胎癌亦可出现，故 AFP 对肝细胞肝癌仅有相对特异的诊断价值。因检测方法灵敏度的提高，在一部分肝炎、肝硬化及少数消化道癌如胃癌、结肠癌、胰腺癌等转移性肝癌亦可测得低浓度 AFP。故 AFP 检测结果，必须联系临床才有诊断意义。目前多采用放射免疫法 (RIA) 或 AFP 单克隆抗体酶免疫 (EIA) 快速测定法检测血清 AFP 含量，正常人血清中可测出数量小于 20μg/L 水平。因肝细胞肝癌而增高者占 70% ～ 90%。通常 AFP 浓度与肿瘤大小相关，但个体差异较大，一般认为病理分化接近正常肝细胞或分化程度极低者 AFP 常较低或测不出。国外公认标准往往偏高，易于漏诊。我国重视中等和低浓度 AFP 增高的动态观察。临床实践中对 AFP 低浓度者常需结合影像诊断技术进行随访，如此有助于及早确立诊断。肝癌常发生在慢性活动性肝病基础上，故需加以鉴别。慢性肝炎，肝炎后肝硬化有 19.9% ～ 44.6% 的患者 AFP 增高，浓度多在 25 ～ 200μg/L，良性肝病活动常先有谷丙转氨酶明显升高，AFP 呈相随或同步关系，先高后低，一般在 1 ～ 2 个月随病情好转，转氨酶下降，AFP 随之下降呈“一过性”。有时良性肝病活动 AFP 亦可呈反复波动、持续低浓度等动态变化，但必须警惕肝病活动的同时可能有早期癌存在。

(2) 其他肝癌标志物的检测：近年来发现血清 AFP 阴性的原发性肝癌有增多趋势。因此，开发更新、更特异、更敏感的标志物已成为紧迫的课题，寻找癌胚特性的同工酶及异质体；寻找特异性亚组成分成为当前肝癌血清标志物研究的方向。近年来，国内外报道对肝癌诊断具有较高价值的有：r-GT 同工酶 (GGT Ⅱ)：应用聚丙烯酰胺梯度电泳分离法可显示同工酶 12 条带。Ⅰ、Ⅱ带原发性肝癌的特异条带，阳性率为 79.7%，AFP 阴性者此酶阳性率为 72.7%；甲胎蛋白异质体 (FucAFP)：目前以扁豆凝集素 (LCA) 亲和交叉免疫自显影法测定 AFP 异质体诊断价值为高。有两种异质体，即 LCA 非结合型 (AFP-N-L) 和 LCA 结合型 (AFP-R-L)。肝癌含 AFP-N-L 平均 49.13%±27.20%(0% ～ 100%)，＜ 75% 为肝癌诊断标准，阳性率为 86.0%，随病情变化而降低。非癌肝病 AFP-N-L 为 93.30%±7.66%，假阳性率为 1.6%；异常凝血酶原：肝脏合成凝血酶无活性前体，经维生素 K，r 羧化为活性形成。肝癌时，肝癌细胞微粒体内维生素 K 依赖性羧化体系功能障碍，羧化酶活力下降，导致谷氨酸羧化不全，从而形成异常凝血酶原。最近人们发现肝癌细胞自身具有合成释放异常凝血酶原的功能。国内用放射免疫自显影法测定异常凝血酶原 ≥ 250μg/L 为标准，肝癌阳性率为 69.4%，AFP 低浓度和 AFP 阴性肝癌的阳性率分别为 68.3% 和 65.5%，小肝癌符合率为 62.2%，多数资料表明异常凝血酶原对原发性肝癌有较高的特异性，各种非癌肝病、继发性肝癌及良性肝肿瘤的假阳性率极低，可能成为有价值的肝癌标志物；血清岩藻糖苷酶 (AFu)：AFu 属溶酶体酸性水解酶类，主要生理功能是参与含岩藻糖基的糖蛋白、糖脂等生物活性大分子的分解代谢。AFu 超过 110nKat/L 应考虑原发性肝癌，国内报道 AFu 诊断原发性肝癌的阳性率为 81.2%，对 AFP 阴性肝癌和小肝癌阳性率分别为 76.1% 和 70.8%，继发性肝癌、良性肝占位病变呈阴性，但肝硬化、慢性肝炎的假性率较高；M_2 型丙酮酸激素 (MIPyK)：丙酮酸激酶 (PyK) 是糖酵解中的关键酶，有 L、R、M_1 和 M_2(k) 型 4 种同工酶，胎肝及肝癌组织中主要是 M_2(k)，可视为一种癌胚蛋白，EUSA 夹心法可测到 pg 级微量灵敏度高的癌标志。正常值为 575.8±259.5mg/L，肝癌患者较正常高 5 倍，在小肝癌阶段即已明显增高，分解道肿瘤亦可升高，而肝炎、良性肝肿瘤不高；同工铁蛋白 (AIF)：同工铁蛋白在肝癌时由于肝癌细胞合成增多，释放速度加快，故对肝癌诊断有一定意义。正常人为 16 ～ 210μg/L，300μg/L 为诊断界值，肝癌患者 72.1% 超过此值，假阳性为 10.3%，AFP 阴性或低浓度 AFP 肝癌阳性率为 66.6%，＜ 5cm 的小肝癌阳性率为 62.5%；1- 抗胰蛋白酶 (AAT)：人肝癌细胞具有合成分泌 AAT 的功能，当肿瘤合并细胞坏死和炎症时升高，用免疫过氧化酶技术显示肝癌时高于 4000ng/L 者占 74.9%，良性肝病为 3% ～ 12.9%，AFP 阴性肝癌阳性率为 22.7%；醛缩酶同工酶 A(ALD-A)：肝癌时 ALD-A 出现并增高，＞ 800ng/mL 时有助诊断，AFP 阴性肝癌阳性率为 73.6%。

综上所述，肝癌标志物对原发性肝癌尤其是 AFP 阴性病例的诊断有辅助意义，但仍不能取代 AFP 在肝癌诊断中的地位。根据实践经验联合检测优于单项检测，血清 AFP 检测联合 1 ～ 2 项肝癌标志物即可明显提高原发性肝癌的阳性检出率。临床分析中尚应结合病史、影像诊断学或组织学资料综合判断，才能得出准确结论。

3. 病理

近年来，在实时超声或 CT 引导下活检或细针穿刺行组织学或细胞学检查，是目前获得 2cm 直径以下小肝癌确诊的有效方法。但近边缘的肝癌易引起癌肿破裂，此外，尚有针道转移的危险。

综上所述，若 AFP 明显升高，加上典型超声图像可初步诊断原发性肝癌。对 AFP 阴性或低浓度者应适当选择 AFP 以外的肝癌标志物，影像诊断亦有定性、定位诊断价值，CT 检查造影剂增强或动态增强扫描，有助于肝癌诊断。磁共振的特征性表现有助于肝癌的诊断和鉴别诊断，放射免疫显像诊断有较高特异性。微小肝癌的诊断和与某些小的良性病变的鉴别尚有待深入研究。

三、药物治疗

（一）药物治疗原则

根据癌细胞具有不断增生、无限生长、分化障碍，以及代谢旺盛、幼嫩而不成熟的特点，采用化疗药物阻止癌细胞的增生、浸润、转移，直至最终杀灭癌组织；或选择肝癌细胞特异的分子靶点，应用针对该靶点的药物进行治疗，在取得明显疗效的同时，又避免对正常细胞的伤害；或采用生物反应调节剂与常规疗法配合使用，以减轻手术、化疗及放疗的不良反应，控制残存的微小病灶，以达到抑制肿瘤的复发和转移，有效延长患者的生存期，提高生存质量。

（二）药物选择

选择药物：甲苯磺酸索拉非尼、顺氯氨铂、吉西他滨、奥沙利铂、5- 氟尿嘧啶。

参考文献

[1] 张抗怀 . 全科用药指南 [M]. 西安：西安交通大学出版社， 2017.
[2] 冯原 . 呼吸内科疾病诊疗与用药指导 [M]. 西安：西安交通大学出版社， 2015.
[3] 黄刚，姚宏 . 药物学基础学习指导 [M]. 北京：人民卫生出版社，2016.
[4] 曹霞，陈美娟 . 临床药物治疗学 [M]. 北京：中国医药科技出版社，2016.
[5] 马育霞 . 呼吸科医师处方手册 [M]. 郑州：河南科学技术出版社， 2020.
[6] 杨晶 . 实用药物学基础 [M]. 北京：中国轻工业出版社，2018.
[7] 焦桂梅 . 常见肿瘤的诊断与治疗 [M]. 长春：吉林科学技术出版社， 2019.
[8] 符秀华，覃隶莲 . 药物学基础 [M]. 北京：科学出版社，2015.
[9] 梁惠 . 肿瘤疾病临床诊疗与病理学 [M]. 天津：天津科学技术出版社， 2019.
[10] 杨传梅 . 内分泌科疾病诊疗新进展 [M]. 西安：西安交通大学出版社，2015.
[11] 林典义 . 呼吸内科疾病诊疗新进展 [M]. 西安：西安交通大学出版社，2015.
[12] 王顺年 . 临床合理用药指南 [M]. 北京：人民军医出版社，2015.